莱姆病机制与治疗研究

宝福凯　柳爱华　李冰雪　编著

科学出版社

北京

内 容 简 介

本书总结了近年来我们有关莱姆病机制与治疗研究的最新进展。本书内容包括莱姆病的致病机制的系列研究，包括伯氏疏螺旋体毒力因子作用机制、宿主可能的相关受体、信号转导机制、炎症相关的细胞因子风暴；莱姆关节炎昆明小鼠动物模型的建立；同时研究了两种特色植物天然产物对莱姆关节炎可能的治疗作用和作用机制。

本书可供莱姆病研究人员、传染病免疫研究人员、临床医师、卫生防疫工作者、医学院校师生和其他相关专业人员参考。

图书在版编目（CIP）数据

莱姆病机制与治疗研究/宝福凯，柳爱华，李冰雪编著. —北京：科学出版社，2021.1

ISBN 978-7-03-059628-4

Ⅰ. ①莱… Ⅱ. ①宝… ②柳… ③李… Ⅲ. ①螺旋体病–诊疗–研究 Ⅳ. ①R514

中国版本图书馆 CIP 数据核字（2018）第 272125 号

责任编辑：朱 华 / 责任校对：贾娜娜
责任印制：李 彤 / 封面设计：陈 敬

科学出版社 出版
北京东黄城根北街 16 号
邮政编码：100717
http://www.sciencep.com
北京凌奇印刷有限责任公司 印刷
科学出版社发行 各地新华书店经销
*
2021 年 1 月第 一 版 开本：787×1092 1/16
2023 年 1 月第二次印刷 印张：11 1/4
字数：258 000
定价：**98.00 元**
（如有印装质量问题，我社负责调换）

前　言

　　莱姆病是 20 世纪 70 年代中期首先在美国发现的一种以蜱作为传播媒介，由伯氏疏螺旋体感染所致的人畜共患传染病。1975 年，美国康涅狄格州卫生部得知该州旧莱姆镇（Old Lyme）及附近地区有许多孩子患幼年类风湿关节炎，科学家在对此病进行流行病学调查中发现其与欧洲早已报道过的慢性游走性红斑（ECM）极为相似。他们以莱姆关节炎（Lyme arthritis）报道了此病，1978 年改称为莱姆病（Lyme disease）。

　　莱姆病在世界上分布广泛，60 多个国家存在本病流行或发现本病，主要分布在美国东北部、中西部、西部，加拿大东南部，欧洲中部及北部，亚洲东部。我国艾承绪等 1986 ~ 1987 年相继在黑龙江省和吉林省发现此病，现在已证实至少在 27 个省（自治区、直辖市）有此病发生。

　　我们于 2017 年总结了近年莱姆病研究的主要进展，并结合自己的研究工作，编写了《莱姆病基础与临床》和《莱姆病发病机制研究》，以期为临床医学、基础医学和预防医学相关专业人员提供比较系统的参考资料。本书则进一步总结了近二十年来我们实验室有关莱姆病研究的最新进展。本书内容包括莱姆病的致病机制的系列研究，包括伯氏疏螺旋体毒力因子作用机制、宿主可能的相关受体、信号转导机制、炎症相关的细胞因子风暴；莱姆关节炎昆明小鼠动物模型的建立；同时研究了两种特色植物天然产物对莱姆关节炎可能的治疗作用和作用机制。

　　本书的编写和出版受到国家自然科学基金项目（81860644、81060134、81371835、31560051、81560596），云南省应用基础研究计划项目（2007C069M），云南省科技厅-昆明医科大学联合专项（2010CD221、2011FB244、2012FB011、2013FZ057、2014FA011、2014FB001、2017FE467-001、2019FE001-002）的资助，也受到云南省儿童重大疾病重点实验室、云南省热带传染病示范型国际科技合作基地、云南省高校热带传染病重点实验室和昆明医科大学重大成果培育项目的大力支持，在此深表感谢。感谢实验室历届研究生做出的贡献。由于我们学识所限，本书可能存在不足之处，敬请读者不吝指正。

编　者

2019 年 11 月

目　　录

第一章 莱姆病螺旋体毒力因子BmpA在刺激 THP-1 细胞产生趋化因子中的作用

第一节 概　述

一、研究背景

莱姆病（Lyme disease，LD）是 20 世纪 70 年代由 Steere 博士在美国康涅狄格州旧莱姆镇首先发现并命名的一种人畜共患传染病，该病以蜱作为传播媒介，由伯氏疏螺旋体（*Borrelia burgdorferei*，Bb）感染所致[1]。莱姆病患者受到全身多器官、多系统的损害，临床表现复杂多样，主要表现包括慢性游走性红斑（erythema chronicum migrans，ECM）、莱姆关节炎（Lyme arthritis，LA）、慢性萎缩性肢端皮炎（acrodermatitis chronica atrophicans，ACA）、脑炎、心肌炎及神经损伤等[2]。莱姆病每年在全球的发病人数约有 30 万[3]。莱姆病在世界上分布广泛，目前已在多个欧洲国家、美国、俄罗斯远东地区和一些亚洲国家发现此病[2]。我国于 1986 年由艾承绪等[4]首次发现在黑龙江省海林县的人群中有莱姆病的发生和流行，并首次成功分离出 3 株伯氏疏螺旋体。张哲夫等于 1987~1996 年对我国 22 个省（自治区、直辖市）的 60 个县/区进行莱姆病调查发现，人群莱姆病血清阳性率平均为 5.06%（1724/34 104），病原学调查证实 17 个省（自治区、直辖市）存在莱姆病的自然疫源地[5]。然而，即使是在莱姆病流行的地区，该病的感染率依然很低[6]，所以目前在中国关于莱姆病的研究进行得较少。因此，对莱姆病开展一系列深入的研究与探索有非常重要的实际意义和科研价值。

（一）莱姆病的历史回顾与发病特点

1975 年，Steere 博士在美国康涅狄格州旧莱姆镇调查当地多名孩子所患幼年类风湿关节炎时发现其与欧洲发生的慢性游走性红斑极为相似，随后以莱姆关节炎报道了此病，在 1978 年改称为莱姆病。1977 年，Steere 发现了蜱是引起欧洲慢性游走性红斑的媒介。在 1982 年昆虫学家 Willy Burgdorfer 对蜱成虫进行研究时发现，在蜱的消化道研碎物内有许多外形不规则的螺旋体，用纯培养后的螺旋体检验莱姆病患者血清，呈现明显的抗体反应[6]。1984 年，明尼苏达大学医学院的 Russell C.Johnson 及其同事根据该螺旋体的基因型和表型特征，将它鉴定为疏螺旋体属的一个新种，将这个新种命名为伯氏疏螺旋体。

莱姆病的自然病程分为三个阶段。感染初期会出现皮疹和类似流感的症状，但尚未发现确切的临床特点（除游走性红斑）。随后的几天到几周可能进展到第二个阶段，也就是传播阶段。之后再经过几个月的时间会发展到晚期阶段。中晚期莱姆病的患者以莱姆关节炎、慢性萎缩性肢端皮炎、神经系统损害和心脏损害为主要症状，其中以莱姆关节炎的发生率最高，危害也最大。对于莱姆病的治疗，有一些有效的抗生素治疗方案，其对急性感染一般反应良好，但是在治疗发展到后期的慢性病症时一直不太成功。该病早期病症不明显，被蜱虫叮咬之后的人早期也往往不进行治疗，但是在发病数月后，该病又会严重影响患者的健康和生活质量[2, 7]。

（二）我国莱姆病的流行病学研究

我国首先于 1986、1987 年在黑龙江省和吉林省发现莱姆病，随后在辽宁、宁夏、内蒙古、河北、安徽、江苏、贵州、新疆、福建、四川、山东、湖北、湖南、广东和北京等地的患者、蜱或动物中分离出伯氏疏螺旋体，证实在上述地区都存在莱姆病的自然疫源地。血清流行病学研究表明，莱姆病在我国分布范围广泛，东北林区、内蒙古林区和西北林区是莱姆病主要流行地区[8]。莱姆病的发病季节与当地媒介蜱的数量及活动高峰期相一致，主要在夏季。不同年龄段均有莱姆病患者，以青壮年人群感染率较高，男女感染率差别不显著，野外工作者、林业工人感染率较高[5]。生物媒介调查结果显示，在我国北方的全沟硬蜱、日本血蜱、长角血蜱、粒形硬蜱、锐跗硬蜱、嗜群血蜱、草原革蜱和森林革蜱等 10 种蜱中都能够分离出伯氏疏螺旋体，在我国南方的粒形硬蜱、二棘血蜱和台湾角血蜱中也能够分离出伯氏疏螺旋体[8]。另外，多种小型啮齿动物不仅是幼蜱和若蜱的主要吸血宿主，亦是伯氏疏螺旋体的储存宿主[9]。

（三）莱姆病病原学研究现况

伯氏疏螺旋体属于原核生物界、疏螺旋体属，其基本结构类似于细菌；革兰氏染色呈阴性，且不易着色，Giemsa 或 Wright 染色效果佳[10]。菌体长度 $3 \sim 20\mu m$，直径 $0.2 \sim 0.5\mu m$，每个螺旋体有 $3 \sim 7$ 个螺旋[11]。伯氏疏螺旋体有很强的适应性，在节肢动物蜱、多种动物及鸟类中都有检出。伯氏疏螺旋体寄生于细胞外，在组织间迁移，与宿主细胞粘连并逃避免疫杀伤，然而对其基因组的生物信息学分析和体内外研究未发现明显的毒力因子，如鞭毛、菌毛、荚膜、内毒素、外毒素或致病性酶类等[7, 12]。

1997 年，伯氏疏螺旋体菌株国际标准株 B31 的全部基因组测序完成[13, 14]。这是伯氏疏螺旋体基因组研究的一个里程碑。随后 N40，JD1 和 297 三个最常见的研究实验室菌株的基因组测序也完成，代表不同的伯氏疏螺旋体主要遗传谱系、遗传多样性和进化的有机体的信息收集完成[14]。这些研究发现，莱姆病螺旋体线性染色体的基因除了在右端≤20kbp质粒部分外，其余异常稳定。还有少数的质粒，包括线性 lp54 和圆形 CP26，基因也很稳定。尽管几乎所有的线性质粒都经历了一个或多个的质粒重排，但是这些重排不影响质粒含量的差异，不同的菌株的整体基因保持相对恒定。在中国的莱姆病病原体研究中，通过质粒分析发现，中国菌株的质粒组成呈现明显的不均一性和多样性，且中国菌株的质粒与北美菌株同源性较弱[15]；张哲夫的研究结果也表明，仅有几个中国菌株与 B31 菌株有完全一致的 DNA 酶谱，大部分中国菌株与北美菌株不同[8]。

伯氏疏螺旋体含有 100 多种不同的蛋白质[16]。其中主要的蛋白抗原有 41kDa 的鞭毛蛋白，$20 \sim 25$kDa 的外膜表面蛋白 C（OspC），$30 \sim 32$kDa 的外膜表面蛋白 A（OspA），$34 \sim 36$kDa 的外膜表面蛋白 B（OspB），以及膜脂蛋白 BmpA（39kDa）和 BmpB 等。不同地理和生物来源的菌株的蛋白带基本一致，但有差异，如美国菌株一般缺 OspC[8]。莱姆病患者感染早期出现抗 41kDa 鞭毛蛋白抗体，具有较高特异性，具有诊断意义，在后续阶段，其他抗体如抗 OspA、抗 OspB 等才相继出现[17]。一些学者认为伯氏疏螺旋体的致病物质主要是菌体表面的膜蛋白尤其是外膜表面脂蛋白（outer surface protein, Osp），其作用类似脂多糖（lipopolysaccharide, LPS），有较强的致炎作用[12, 18]。然而后来的研究发现 OspA 为伯氏螺旋体主要的外膜蛋白，是一种黏附素（adhesion），对螺旋体在硬蜱中肠定居至关重要[19]，但在哺乳类宿主体内不表达，而在哺乳类宿主体外和蜱体内表达量高，所以 OspA 作为伯氏疏螺旋体的一种重要免疫原性蛋白在血清中诊断人的莱姆病时不被推荐，但在应用多聚合酶链反应（polymerase chain reaction，PCR）的分子生物学检测时 OspA 编码基因为主要检测靶基因[20]。OspC 具有高度异质性和强抗原性，能在感染后引起早期免疫反应，而且 OspC 在从蜱媒介传播到哺乳动物后会出现表达上调，可以帮助伯氏疏螺旋体转移到唾液腺，进而感染哺乳类动物[21-24]。伯氏疏螺旋体膜蛋白 A（*Borrelia burgdorferi* membrance protein A，BmpA）是伯氏疏螺旋体的主要抗原之一，为层粘连蛋白结合蛋白，是莱姆关节炎的重要致病因子[25]。在 1990 年，Simpson W.J.等在研究莱姆病血清学特异诊断抗原时发现一种 39kDa 的蛋白 P39 可能是血清学确认莱姆病的有用的抗原[26]。在随后的研究中发现，P39 抗原是莱姆病病原体伯氏疏螺旋体的一种特异的、高度稳定表达的免疫原性蛋白。测定该蛋白质的基因编码发现有两段串联排列的开放阅读框，这两个开放阅读框被指定为编码基因 *P39* 的 BmpA 和由第二开放阅读框编码的基因推定的 BmpB[27]。Verma 发现 BmpA 及其三个旁系同源蛋白质（BmpB、BmpC 和 BmpD）均结合到哺乳动物层粘连蛋白，并且抗 BmpA 抗体可以显著抑制伯氏疏螺旋体与层粘连蛋白的黏附[28, 29]。

（四）莱姆关节炎与 *BmpA* 基因

莱姆病发展到中期和晚期的主要表现为慢性关节炎（莱姆关节炎）、心脏疾病和神经系统疾病，其中以莱姆关节炎发生率最高（约 60%的感染者都会有关节炎症状），危害也最大[30]。2008 年宝福凯教授在伯氏疏螺旋体感染的小鼠模型中，找到了在关节中高表达的伯氏疏螺旋体基因 *BB0382* 和 *BB0383*（即 *BmpA* 和 *BmpB* 基因），证明伯氏疏螺旋体在小鼠关节组织中存在独特的基因表达谱，这些在关节中特异表达的基因可能与莱姆关节炎的发生、发展有关，其中 BmpA、BmpB 表达升高最为显著，是膀胱表达量的 32 倍，皮肤表达量的 24 倍，随后对莱姆病患者关节与皮肤 BmpA、BmpB 表达的检测也发现关节表达量明显高于皮肤[31]。研究相继发现用缺乏 *BmpA* 基因和 *BmpB* 基因的伯氏疏螺旋体分别感染小鼠时，伯氏疏螺旋体无法诱发严重的关节炎症状，证明伯氏疏螺旋体 *BmpA* 和 *BmpB* 基因与莱姆关节炎有直接的关系，Yang 还发现 BmpA 可通过激活的 NF-κB 和 p38 MAP 激酶途径诱导滑膜细胞因子应答并因此促进莱姆关节炎的发生[18, 32]。可见，*BmpA* 基因及其产物在莱姆关节炎的发病中发挥重要作用。

在昆明医科大学实验室（本书简称本实验室）带头人宝福凯教授的带领下，成功构建了表达重组 *BmpA* 基因的大肠埃希菌原核表达系统，并且在基因水平和蛋白水平上得到鉴定，同时亦找到了高效表达重组 *BmpA* 基因的最佳方案[33]。在此基础上，本实验室开展了一系列有关重组 BmpA（rBmpA）蛋白诱发关节炎机制的研究，并且得到了一些结果。其中包括：研究 rBmpA 蛋白对体外小鼠脾脏淋巴细胞的作用，发现 rBmpA 蛋白可刺激小鼠淋巴细胞增殖并且分泌白细胞介素（interleukin）-6（IL-6）、IL-17 等细胞因子；rBmpA 蛋白对 THP-1 细胞有比较显著的刺激作用，可刺激 THP-1 细胞分泌 IL-1β、IL-6、IL-8、IL-12p70、肿瘤坏死因子（tumor necrosis factor，TNF）-α 等炎性因子；rBmpA 蛋白作用后的小鼠巨噬细胞株 RAW264.7 细胞中的趋化因子 MCP-5 和 MIP-2 分泌表达量均明显增高；rBmpA 蛋白能够诱导小鼠巨噬细胞株 RAW264.7 细胞活化分泌释放 IL-6 及 TNF-α，并且异佛司可林（isoforskolin，ISOF）能够显著抑制 rBmpA 蛋白诱导小鼠巨噬细胞株 RAW264.7 细胞活化分泌释放 IL-6 及 TNF-α；rBmpA 蛋白能显著诱导小鼠神经小胶质细胞株 BV2 细胞活化分泌释放趋化因子 CXCL2、CCL22 和 CCL5。

（五）莱姆关节炎与趋化因子风暴

另外，综合国外学者对莱姆关节炎致病机制的研究结果，在伯氏疏螺旋体诱导的关节中，趋化因子的作用可能非常重要[34]。Brown 在关节炎易感小鼠（C3H）和耐受小鼠（C57BL/6J）的踝关节接种伯氏疏螺旋体[35]，通过比较产生的 12 种抗炎或促炎的细胞因子及趋化因子，发现两种小鼠关节中抗炎或促炎细胞因子的产生没有显著的差别，但中性粒细胞趋化因子 CXCL1 和单核巨噬细胞趋化因子 CCL2 在伯氏疏螺旋体感染的 C3H 小鼠关节中过度表达，引起中性粒细胞和单核细胞在关节组织浸润，从而导致关节炎的发生。Strle 对 49 名莱姆关节炎患者的关节液样本进行趋化因子和细胞因子的检测分析，发现患者关节液中的某些趋化因子和细胞因子（如 CXCL9、CXCL10 和 IL-6）的水平增高约 15 倍[36]。Wang 研究发现在感染伯氏疏螺旋体的 TLR2 缺陷的 C3H 小鼠中[37]，T 细胞趋化因子 CXCL9 和 CXCL10 在关节组织中大量表达，引起关节组织中 T 细胞增多，T 细胞的增多可诱导单核细胞及其他炎性细胞向关节组织浸润，从而导致严重莱姆关节炎的发生。Shin 对莱姆关节炎患者外周血单个核细胞（peripheral blood mononuclear cell，PBMC）和单核巨噬细胞（mononuclear phagocyte）进行体外培养，用伯氏疏螺旋体刺激后，可诱导产生趋化因子 CXCL9、CXCL10、CCL2 和 CCL4[38]。

近年的研究表明，Toll 样受体（Toll-like receptors，TLRs）的活化和由此导致的促炎趋化因子的产生可能是莱姆病组织炎症的重要原因[39]。Dennis 等报道，活的莱姆病螺旋体可以通过刺激 TLR1/TLR2 诱导 THP-1 细胞产生促炎趋化因子 TNF-α、IL-6、IL-8[40]。Bernardino 研究证明，莱姆病螺旋体及其脂蛋白可以通过刺激猴小胶质细胞和星形胶质细胞的 TLR1、TLR2 和 TLR5 产生促炎趋化因子，推测可能与神经莱姆病发生有关[41]。这些结果表明，莱姆病螺旋体可以刺激某些 TLRs，诱导致炎细胞因子产生。

于是，我们提出假说：莱姆病螺旋体通过其表面蛋白 BmpA、BmpB 刺激免疫细胞的特定 TLRs，产生促炎趋化因子风暴，吸引炎性细胞特别是中性粒细胞和淋巴细胞向关节部位趋化和活化，从而导致莱姆关节炎的发生发展。

二、研 究 意 义

我们的研究中已经发现：BmpA 蛋白可刺激 THP-1 细胞分泌 IL-1β、IL-6、IL-8、IL-12p70 和 TNF-α，结合伯氏疏螺旋体通过其表面蛋白 BmpA 刺激免疫细胞产生促炎趋化因子风暴的假说。本课题即对培养的 THP-1 细胞给予 BmpA 蛋白刺激，通过人趋化因子抗体芯片（human chemokine antibody array）G1 筛选及酶联免疫吸附测定（enzyme-linked immunosorbent assay，ELISA），实时定量基因扩增荧光检测系统（QRT-PCR）法检测确认趋化因子表达量的变化，验证莱姆病螺旋体通过其表面蛋白 BmpA 刺激免疫细胞产生促炎趋化因子风暴的假说，以进一步研究人莱姆关节炎发病的机制。在莱姆关节炎发生的过程中，巨噬细胞（macrophage）的作用占有重要地位。巨噬细胞，是一种位于组织内的白细胞，源自单核细胞，在脊椎动物体内参与非特异性防卫（先天性免疫）和特异性防卫（细胞免疫）。它的主要功能是以固定细胞或游离细胞的形式对细胞残片及病原体进行噬菌作用（即吞噬及消化），并激活淋巴细胞或其他免疫细胞，令其对病原体做出反应。巨噬细胞属免疫细胞，有多种功能，是研究细胞吞噬、细胞免疫和分子免疫学的重要对象。然而巨噬细胞属不繁殖细胞群，在条件适宜时可生活 2～3 代，多用作原代培养，难以长期生存。所以在本课题中使用巨噬细胞细胞株来代替原代细胞，即人单核巨噬细胞（THP-1 细胞）。THP-1 细胞株，由本实验室保存，来源于美国标准生物品收藏中心（American Type Culture Collection，ATCC），是从急性单核细胞白血病患者体内分离而来，具有典型单核细胞特征，THP-1 细胞无表面和胞质免疫球蛋白，在佛伯酯（PMA）的作用下可发育成熟为单核巨噬细胞[42, 43]。

本课题不仅研究莱姆病螺旋体表面蛋白 BmpA 刺激免疫细胞产生促炎趋化因子，还关注云南特色天然药物异佛司可林对莱姆关节炎相关信号通路的干预机制，研究异佛司可林对 BmpA 蛋白刺激巨噬细胞分泌炎性因子的作用。异佛司可林是药用植物毛喉鞘蕊花（*Coleus forskohlii*）的主要活性成分之一。毛喉鞘蕊花主要分布在印度及尼泊尔，在中国仅云南省有分布。古印度称毛喉鞘蕊花为"万灵草"，民间用于治疗呼吸系统疾病、平喘、抗炎等[44]。1980 年开始，中国的科研人员开始对云南省分布的毛喉鞘蕊花进行活性成分提取、鉴定、药效学及种植等广泛研究，1996 年该植物被收载于《云南省药品标准》[45-47]。现有研究充分证明，异佛司可林是云南特有的毛喉鞘蕊花植物中含量较高的主要活性成分之一[48]。一些学者对异佛司可林的药理作用进行了总结，认为异佛司可林作为一种治疗心血管疾病、充血性心力衰竭、肿瘤转移、青光眼、支气管哮喘、皮肤病等的新药，具有良好的应用前景[49, 50]，而且在抗炎、抗感染性急性肺损伤方面有很好的作用[51]。

本课题即是通过上述研究背景，从细胞水平对 BmpA 蛋白致莱姆关节炎的机制进行探索，从而阐释莱姆关节炎的发生机制；并研究异佛司可林对炎性细胞因子释放的抑制作用，以验证异佛司可林对莱姆关节炎的抗炎治疗作用，为莱姆病、莱姆关节炎和相关慢性关节炎的防治提供理论依据和实用方法。

第二节　趋化因子芯片检测 rBmpA 对 THP-1 细胞分泌趋化因子的作用

趋化因子是一类小分子蛋白质，可定向趋化炎性细胞到炎症部位，活化并增强免疫细胞的吞噬杀伤功能，通过促进释放炎症蛋白和炎症介质，直接参与炎症的发生发展过程。近年来研究发现，趋化因子与急、慢性炎症性疾病和自身免疫病都有密切的关系。关注国内外有关莱姆病和莱姆关节炎发病机制的最新研究成果，发现其中多项研究都表明，莱姆关节炎的发生与致炎免疫细胞（包括 Th1、Th17 细胞和单核巨噬细胞）的活化及相关趋化因子的表达关系密切，趋化因子在莱姆关节炎的发生发展中有十分重要的作用。

本章的实验应用具有高通量、高集成、特异性强、灵敏度高等优点的蛋白芯片技术[52]，检测 rBmpA 刺激后的 THP-1 细胞的细胞培养上清液中 38 种人趋化因子的分泌水平，再结合莱姆关节炎的相关研究，筛选出其中分泌水平变化较大的和可能对莱姆关节炎影响较大的趋化因子作进一步的研究，目标是探索出 rBmpA 在莱姆关节炎发生过程中对免疫细胞分泌趋化因子的作用。

一、实 验 材 料

1. 主要仪器（表 1-1）

表 1-1　主要仪器

仪器	厂商
Thermo 超低温冰箱（907）	Thermo Fisher Scientific（Gibico）公司
Haier 卧式低温冷柜（DW 40W100）	青岛海尔医用低温科技有限公司
Haier 立式冷藏柜（SC-316）	青岛海尔特种电冰柜有限公司
双人单面净化工作台（SW-CJ-2FD）	苏州净化设备有限公司
立式压力灭菌锅	上海博迅医疗生物仪器股份有限公司
电子天平 Heal Force Water	梅特勒-托利多仪器（上海）有限公司
Purification System（NW10VF）（AL204）	Shanghai Canrex Analytic Instrument Co，Ltd
低速离心机（LC-4012）	科大创新股份有限公司中佳分公司
SIGMA 小型台式高速离心机（1-14）	德国 Sigma 公司
旋涡混合器（QL-901）	海门市其林贝尔仪器制造有限公司
低速离心机	湖南湘仪离心机仪器有限公司
电热恒温水温箱（HH-W21-Cu600）	上海医疗器械七厂
7200 型可见分光光度计	尤尼柯（上海）仪器有限公司
SHP-250 型生化培养箱	上海森信实验仪器有限公司
单道手动可调移液器	百得实验仪器（苏州）有限公司
大龙 TopPette 手动 8 道移液器	上海万го仪器科技有限公司
iMark 酶标仪	美国 Bio-Rad 公司
Mshot 倒置显微镜（MI12）	广州明美科技有限公司
Countstar 自动细胞计数仪（IC1000）	上海睿钰生物科技有限公司
0.22μm 滤器	Millipore 公司
注射器	上海安亭微量进样器厂
一次性吸量管	美国 Thermo 公司
50ml/10ml 离心管	Corning，New York
96 孔培养板	Corning，New York

2. 主要试剂（表 1-2）

表 1-2　主要试剂

试剂	厂商
细胞株：人单核巨噬细胞株 THP-1 细胞	购自中国科学院昆明动物研究所
重组 BmpA（rBmpA）	由本实验室纯化获得
RPMI1640 培养基（BC028-500ml）	生工生物工程（上海）股份有限公司
青霉素/链霉素溶液（BS732-10ml）	生工生物工程（上海）股份有限公司
胎牛血清（FBS，SV30087.02-500ml）	赛默飞世尔生物化学制品有限公司
锥虫蓝（TT1140-10g）	生工生物工程（上海）股份有限公司
吉姆萨工作液（G1010-100ml）	Solarbio
佛波酯（PMA，P1585-1mg）	Sigma 公司

续表

试剂	厂商
脂多糖（LPS，L-2880-10mg）	Sigma 公司
二甲基亚砜（DMSO）	北京博奥拓达科技有限公司，分析纯
异丙醇	天津市风船化学试剂科技有限公司
RayBio® Human Growth Factor G1	RayBiotech，Inc.

3. 主要试剂的配制

（1）10%FBS-RPMI1640 培养基（100ml）：①RPMI1640 培养液 89ml；②FBS10ml；③含青霉素（10 000U/ml）、链霉素（10mg/ml）双抗的抗生素溶液 1ml；④配制时需在无菌条件下进行，4℃保存。

（2）无血清 RPMI1640 培养基（100ml）：①RPMI1640 培养液 99ml；②含青霉素（10 000U/ml）、链霉素（10mg/ml）双抗的抗生素溶液 1ml；③配制时需在无菌条件下进行，4℃保存。

（3）FBS：①根据培养基配制所需的量将 FBS 分装，冷冻保存（-20℃）；②使用前于-20℃取出所需用量，于 4℃解冻，用 0.22μm 滤器过滤除菌后加入培养基中。

（4）锥虫蓝染液：①称取 0.2g 锥虫蓝；②加入 100ml 细胞培养用 1×PBS（磷酸盐缓冲液）后搅拌溶解；③用 0.22μm 滤器过滤除菌，于室温保存。

（5）脂多糖（LPS）的配制：①称取 10mg LPS；②加入 5ml 细胞培养用 1×PBS 中，混匀，得到浓度为 2mg/ml 的 LPS；③50μl/份分装，于-20℃保存。

（6）佛波酯（PMA）的配制：①称取 1mg PMA；②加入 10ml DMSO，混匀，得到浓度为 0.1mg/ml 的 PMA；③用 0.22μm 滤器过滤除菌；④100μl/份分装，于-20℃保存。

（7）rBmpA 蛋白液的配制：①取出-20℃保存的本实验室纯化好的已知浓度的 rBmpA 蛋白储存液一份，置于 4℃解冻；②用已配制好的 10%FBS-RPMI1640 培养基稀释，现配现用。

二、实 验 方 法

1. THP-1 细胞的培养及 rBmpA 刺激试验

（1）THP-1 细胞的培养传代及诱导：取出在液氮罐中冷冻保存的装有 THP-1 细胞株的冻存管 2 支，立即放入 37℃环境中解冻；解冻后离心，离心条件为 1000r/min，时间 5min；离心后弃去上清液，加入事先配制好的含 10% FBS-RPMI1640 培养基 10ml；使用移液枪轻轻吹打混匀细胞后再次离心，离心条件为 1000r/min，时间 5min；离心后再次弃去上清液，如此反复 3 次，目的是清洗冻存细胞株上残余的细胞冻存液成分；清洗完毕后加入含 10% FBS-RPMI1640 培养基 15ml，转移至 75cm^2 细胞培养瓶，放入细胞培养箱中培养，细胞培养箱的条件为 CO_2 浓度 5%，温度 37℃。

在培养箱中培养 3~4 天后，若细胞生长状况良好即可进行细胞传代。肉眼可以观察到细胞培养液颜色变为橙色或黄色，在放大倍数为 1000 倍的显微镜下 THP-1 细胞呈现圆形或椭圆形，并且成团聚集悬浮生长于细胞培养液中（图 1-1）。传代时将原有细胞液先转移到 50ml 离心管中，离心条件为 1000r/min，时间 5min；然后弃去上清液，加入新的含

10%FBS-RPMI1640 培养基 30ml；用移液枪轻轻吹打混匀细胞后将细胞液转移至 2 个 75cm^2 细胞培养瓶中，每瓶 15ml；随后继续放入细胞培养箱中培养，细胞培养箱的条件为 CO_2 浓度 5%，温度 37℃。

当细胞培养至第 3~4 代时，THP-1 细胞的数量及活性都已经能够达到下一步实验的要求，细胞活率能够大于 95%。取 20μl 经锥虫蓝染色的混合均匀的细胞培养液，使用 Countstar 自动细胞计数仪检测细胞培养液中细胞的浓度和活率。经本实验室李小曼的前期工作发现，THP-1 细胞的浓度在 $5×10^5$/ml 时，用于后续的细胞刺激试验效果最好。所以在检测得到细胞的浓度之后，根据所测浓度加入新的细胞培养液将细胞浓度稀释至 $5×10^5$/ml。然后将该浓度细胞转移至 96 孔板中，每孔 100μl。在 THP-1 细胞培养液中加入终浓度为 0.1mg/ml 的 PMA 培养 24h 能够将其诱导成为巨噬细胞。诱导成功后可以在显微镜下观察到 THP-1 细胞生出大量伪足，并且贴壁生长（图 1-2）。在诱导成功后，弃去原有细胞培养液，加入新的无血清 RPMI1640 培养基，每孔 100μl，培养 12h。此步骤名为细胞的饥饿处理，目的是使细胞周期同步化，避免细胞所处的状态不同造成实验的误差[53]。

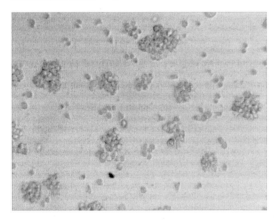 

图 1-1　THP-1 细胞形态（10×100）（1）　　　　图 1-2　THP-1 细胞形态（10×100）（2）

（2）THP-1 细胞的 rBmpA 刺激试验：为了发现 rBmpA 对于 THP-1 细胞的作用，以及 rBmpA 浓度不同可能会对试验结果的影响，本试验设计了对四个试验组进行 24h 和 48h 两个时间的处理。这四个试验组分别为：空白阴性对照组，LPS 阳性对照组，rBmpA 低浓度处理组及 rBmpA 高浓度处理组。空白阴性对照组的 THP-1 细胞只加入含 10% FBS-RPMI1640 培养基；LPS 阳性对照组加入 LPS 的终浓度为 1μg/ml 的含 10% FBS-RPMI1640 培养基；rBmpA 低浓度处理组加入 rBmpA 的终浓度为 20μg/ml 的含 10% FBS-RPMI1640 培养基；rBmpA 高浓度处理组加入 rBmpA 的终浓度为 40μg/ml 的含 10% FBS-RPMI1640 培养基。加入 rBmpA 刺激后 24h 和 48h 将 THP-1 细胞在放大 1000 倍显微镜下观察其形态（图 1-3、图 1-4）。

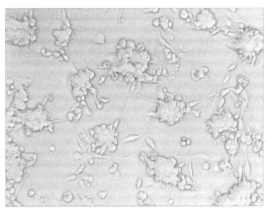

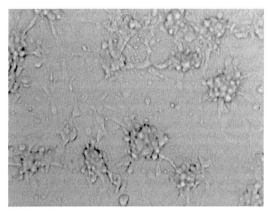

图 1-3　THP-1 细胞形态（10×100）（3）　　　　图 1-4　THP-1 细胞形态（10×100）（4）

2. 趋化因子芯片检测 rBmpA 对 THP-1 细胞分泌趋化因子的影响　RayBio® Human Growth Factor G1 是同时对 38 种人趋化因子进行半定量检测的芯片系统。实验仅需 8 个（100μl/个）经不同处理（见表 1-3）的细胞上清样品，通过对荧光的激光扫描信号进行数据提取，最后利用统计分析软件来进行数据分析，得到实验结果。

将 rBmpA 刺激试验得到的各组细胞培养上清液各 100μl 送至广州瑞博奥生物科技有限公司（RayBiotech，Inc.），采用 RayBiotech 人趋化因子抗体芯片检测法进行 38 种人趋化因子检测试验（RayBio® Human Growth Factor G1 microarray slides），实验操作由该公司完成，分别获得 24h 实验组和 48h 各实验处理组的细胞培养上清液中 38 种人趋化因子的相对含量，将结果进行统计分析后，筛选出其中变化量较大，可能在 rBmpA 对莱姆关节炎有较大作用的 3 种趋化因子做进一步研究，为下一步实验做铺垫。

三、实　验　结　果

趋化因子芯片检测 rBmpA 诱导后 THP-1 细胞产生趋化因子的结果　RayBiotech 人趋化因子抗体芯片检测实验一共对 38 种人趋化因子进行检测，检测结果如下（表 1-3）：

表 1-3　THP-1 细胞培养上清液 38 种人趋化因子检测信号值

	24 h-阴性对照组	24 h-LPS 阳性对照组	24 h-rBmpA 低浓度处理组	24 h-rBmpA 高浓度处理组	48 h-阴性对照组	48 h-LPS 阳性对照组	48 h-rBmpA 低浓度处理组	48 h-rBmpA 高浓度处理组
BLC	8	276	58	111	12	1417	346	422
CCL28	13	16	30	20	20	26	22	21
Ckb8-1	0	6	3	4	0	0	0	1
CTACK	47	38	42	43	19	44	28	38
CXCL16	414	469	741	1 023	695	731	560	791
ENA-78	0	0	12	4	10	35	112	201
Eotaxin	6	0	2	4	0	0	0	0

续表

	24 h-阴性对照组	24 h-LPS 阳性对照组	24 h-rBmpA 低浓度处理组	24 h-rBmpA 高浓度处理组	48 h-阴性对照组	48 h-LPS 阳性对照组	48 h-rBmpA 低浓度处理组	48 h-rBmpA 高浓度处理组
Eotaxin-2	2 407	1 531	1 752	2 325	1 979	1 958	2 479	2 554
Eotaxin-3	18	23	37	19	15	16	25	25
Fractalkine	17	11	13	6	8	1	0	0
GCP-2	23	39	30	36	32	74	18	39
GRO	11 615	25 713	25 991	27 285	25 847	23 210	12 152	19 786
GROa	59	246	117	162	110	337	255	309
HCC-4	84	73	82	84	66	83	39	72
I309	195	2 312	1 260	2 210	1 258	1 300	1 033	1 120
I-TAC	0	97	7	7	0	120	8	26
IL-8	15 142	10 991	11 167	13 983	15 317	10 649	7 925	8 215
IP-10	890	3 282	2 112	4 102	1 351	2 617	3 007	2 287
Lymphotactin	0	3	5	0	0	0	0	0
MCP-1	52 997	32 827	35 653	42 528	47 213	26 134	32 352	35 177
MCP-2	74	706	189	671	450	1 039	537	908
MCP-3	264	3 017	544	2 261	2 358	12 169	5 853	6 256
MCP-4	17	20	38	28	29	28	12	18
MDC	373	596	591	728	545	417	622	569
MIG	58	73	50	55	82	171	111	120
MIP-1a	653	1 058	1 207	1 393	944	768	1 169	1 000
MIP-1b	8 507	8 438	8 226	7 444	6 842	6 980	8 003	9 514
MIP-1d	3	0	4	3	0	0	0	3
MIP-3a	2 582	4 445	6 368	9 161	4 622	5 716	5 825	7 549
MIP-3b	4	114	47	107	4	182	81	120
MPIF-1	64	72	78	76	104	89	90	115
NAP 2	0	27	26	2	23	27	27	22
PARC	7	9	36	17	20	13	23	9
RANTES	14 460	12 217	14 958	15 341	7 532	11 519	11 428	12 435
SDF-1a	4	0	1	0	1	0	0	6
SDF-1b	9	25	14	14	18	15	10	7
TARC	5	76	55	87	86	324	208	244
TECK	7	19	13	7	23	14	13	7

第三节　ELISA 检测 rBmpA 对 THP-1 细胞分泌趋化因子 CXCL13、CXCL5 和 CCL1 的影响

通过利用可以一次检测多种蛋白质的 RayBio® Human Growth Factor G1 microarray slides，即通过使用蛋白芯片技术筛选趋化因子，已经初步对 rBmpA 刺激过的 THP-1 细胞

进行了 38 种人趋化因子的检测。在蛋白芯片检测结果的基础之上，为更清楚地了解 rBmpA 对 THP-1 细胞分泌趋化因子产生趋化因子风暴的作用效果，本实验从蛋白芯片检测的结果中挑选出 3 种变化较大的趋化因子（CXCL13、CXCL5 和 CCL1），采用 ELISA 法检测 THP-1 细胞在 rBmpA 刺激后产生这 3 种趋化因子的变化，研究 rBmpA 引起趋化因子风暴的机制。

一、实　验　材　料

1. 主要仪器（表 1-4）

表 1-4　主要仪器

仪器	厂商
Thermo 超低温冰箱（907）	Thermo Fisher Scientific（Gibico）公司
Haier 卧式低温冷柜（DW 40W100）	青岛海尔医用低温科技有限公司
Haier 立式冷藏柜（SC-316）	青岛海尔特种电冰柜有限公司
双人单面净化工作台（SW-CJ-2FD）	苏州净化设备有限公司
立式压力灭菌锅	上海博迅医疗生物仪器股份有限公司
电子天平 Heal Force Water	梅特勒-托利多仪器（上海）有限公司
Purification System（NW10VF）（AL204）	Shanghai Canrex Analytic Instrument Co，Ltd
低速离心机（LC-4012）	科大创新股份有限公司中佳分公司
SIGMA 小型台式高速离心机（1-14）	德国 Sigma 公司
旋涡混合器（QL-901）	海门市其林贝尔仪器制造有限公司
低速离心机	湖南湘仪离心机仪器有限公司
电热恒温水温箱（HH-W21-Cu600）	上海医疗器械七厂
7200 型可见分光光度计	尤尼柯（上海）仪器有限公司
SHP-250 型生化培养箱	上海森信实验仪器有限公司
单道手动可调移液器	百得实验仪器（苏州）有限公司
大龙 TopPette 手动 8 道移液器	上海万岛仪器科技有限公司
iMark 酶标仪	美国 Bio-Rad 公司
Mshot 倒置显微镜（MI12）	广州明美科技有限公司
Countstar 自动细胞计数仪（IC1000）	上海睿钰生物科技有限公司
0.22μm 滤器	Millipore 公司
注射器	上海安亭微量进样器厂
一次性吸量管	美国 Thermo 公司
50ml/10ml 离心管	Corning，New York
96 孔培养板	Corning，New York

2. 主要试剂（表 1-5）

表 1-5　主要试剂

试剂	厂商
细胞株：人单核巨噬细胞株 THP-1 细胞	购自中国科学院昆明动物研究所
重组 BmpA（rBmpA）	由本实验室纯化获得

续表

试剂	厂商
RPMI1640 培养基（BC028-500ml）	生工生物工程（上海）股份有限公司
青霉素/链霉素溶液（BS732-10ml）	生工生物工程（上海）股份有限公司
胎牛血清（FBS，SV30087.02-500ml）	赛默飞世尔生物化学制品有限公司
锥虫蓝（TT1140-10g）	生工生物工程（上海）股份有限公司
吉姆萨工作液（G1010-100ml）	Solarbio
佛波酯（PMA，P1585-1mg）	Sigma 公司
脂多糖（LPS，L-2880-10mg）	Sigma 公司
二甲基亚砜（DMSO）	国产，分析纯
Human BLC ELISA 试剂盒	RayBio 公司
Human ENA-78 ELISA 试剂盒	RayBio 公司
Human I309 ELISA 试剂盒	RayBio 公司

3. 主要溶液试剂配制

（1）10%FBS-RPMI1640 培养基（100ml）：①RPMI1640 培养液 89ml；②胎牛血清 10ml；③含青霉素（10 000U/ml）、链霉素（10mg/ml）双抗的抗生素溶液 1ml；④配制时需在无菌条件下进行，4℃保存。

（2）无血清 RPMI1640 培养基：①RPMI1640 培养液 99ml；②含青霉素（10 000U/ml）、链霉素（10mg/ml）的抗生素溶液 1ml；③配制时需在无菌条件下进行，4℃保存。

（3）FBS：①根据培养基配制所需的量将 FBS 分装，冷冻保存（-20℃）；②使用前于-20℃取出所需用量，于4℃解冻，用 0.22μm 滤器过滤除菌后加入培养基中。

（4）锥虫蓝染液：①称取 0.2g 锥虫蓝；②加入 100ml 细胞培养用 1×PBS 后搅拌溶解；③用 0.22μm 滤器过滤除菌，于室温保存。

（5）脂多糖（LPS）的配制：①称取 10mg LPS；②加入 5ml 细胞培养用 1×PBS 中，混匀，得到的浓度为 2mg/ml；③50μl/份分装，于-20℃保存。

（6）佛波酯（PMA）的配制：①称取 1mg PMA；②加入 10ml DMSO，混匀，得到的浓度为 0.1mg/ml；③用 0.22μm 滤器过滤除菌；④100μl/份分装，于-20℃保存。

（7）rBmpA 蛋白液的配制：①取出-20℃保存的本实验室纯化好的已知浓度的 rBmpA 蛋白储存液一份，于4℃解冻；②用已配制好的 10%胎牛血清 RPMI1640 培养基稀释，现配现用。

二、实 验 方 法

1. THP-1 细胞的培养及 rBmpA 刺激试验

方法同本章第二节。

2. ELISA 试剂盒检测 rBmpA 对 THP-1 细胞分泌趋化因子的影响

将 rBmpA 刺激试验中得到的细胞培养液的上清液样品在室温条件下解冻，使用 ELISA 检测试剂盒分别对各个样品的趋化因子 BLC（CXCL13）、ENA-78（CXCL5）和 I309（CCL1）浓度进行检测。此步骤操作均严格按照各趋化因子 ELISA 检测试剂盒说明书进行。每个样本均在同一块检测板上检测 2 次，最终结果使用美国 Bio-Rad 公司 iMark 酶标仪读取 450nm 波长下的吸光度值（OD_{450}），并根据已知浓度的标准品的 OD_{450}，使用 Curve Expert1.3 软件得到各趋化因子浓度吸光度的标准曲线，并依据标准曲线计算各个样本中各趋化因子的浓度，最后进行统计分析。

　　3. 统计学处理　使用 GraphPad Prism 6.0 专业统计软件进行数据的统计分析与作图，各组实验数据用均数 ± 标准差进行统计描述，组间对比分析使用单因素方差分析统计。统计结果用 $P<0.05$ 表示差异有统计学意义，$P<0.01$ 表示差异有显著统计学意义；$P>0.05$ 表示差异无统计学意义。

三、实验结果

　　1. rBmpA 对 THP-1 细胞分泌趋化因子 BLC（CXCL13）的影响　通过 ELISA 试剂盒检测得到的趋化因子 BLC 浓度的描述性统计结果如表 1-6 所示。

表 1-6　BLC 浓度检测结果（均数±标准差）　　　　　　单位：pg/ml

处理时间（h）	空白阴性对照组	LPS 阳性对照组	rBmpA 低浓度处理组	rBmpA 高浓度处理组
24	59.77±1.15	208.40±19.11	88.00±7.97	104.80±12.06
48	75.73±5.26	926.70±86.53	289.50±10.66	367.10±35.60

　　对各试验组 ELISA 检测 BLC 浓度的差异进行统计学分析，结果如下所述：

　　在 24 h 处理试验中：LPS 阳性对照组趋化因子 BLC 浓度的均值比空白阴性对照组的高，差异有极显著统计学意义（$P<0.0001$）；rBmpA 低浓度处理组趋化因子 BLC 浓度的均值比空白阴性对照组的高，但差异无统计学意义（$P>0.05$）；rBmpA 高浓度处理组趋化因子 BLC 浓度的均值比空白阴性对照组的高，但差异无统计学意义（$P>0.05$）；LPS 阳性对照组趋化因子 BLC 浓度的均值比 rBmpA 低浓度处理组的高，差异有显著统计学意义（$P<0.01$）；LPS 阳性对照组趋化因子 BLC 浓度的均值比 rBmpA 高浓度处理组的高，差异有显著统计学意义（$P<0.01$）；rBmpA 高浓度处理组趋化因子 BLC 浓度的均值比 rBmpA 低浓度处理组的高，但差异无统计学意义（$P>0.05$）（图 1-5A）。

　　在 48 h 处理试验中：LPS 阳性对照组趋化因子 BLC 浓度的均值比空白阴性对照组的高，差异有极显著统计学意义（$P<0.0001$）；rBmpA 低浓度处理组趋化因子 BLC 浓度的均值比空白阴性对照组的高，差异有极显著统计学意义（$P<0.0001$）；rBmpA 高浓度处理组趋化因子 BLC 浓度的均值比空白阴性对照组的高，差异有极显著统计学意义（$P<0.0001$）；LPS 阳性对照组趋化因子 BLC 浓度的均值比 rBmpA 低浓度处理组的高，差异有极显著统计学意义（$P<0.0001$）；LPS 阳性对照组趋化因子 BLC 浓度的均值比 rBmpA 高浓度处理组的高，差异有极显著统计学意义（$P<0.0001$）；rBmpA 高浓度处理组趋化因子 BLC 浓度的均值比 rBmpA 低浓度处理组的高，但无统计学意义（$P>0.05$）（图 1-5A）。

　　比较相同处理方式在 24h 与 48h 不同时间点的趋化因子 BLC 浓度的结果：空白阴性对照组趋化因子 BLC 浓度的均值在 48h 时间点比在 24h 时间点稍高，但无统计学意义（$P>0.05$）；LPS 阳性对照组趋化因子 BLC 浓度的均值在 48h 时间点比在 24h 时间点高许多，差异有极显著统计学意义（$P<0.0001$）；rBmpA 低浓度处理组趋化因子 BLC 浓度的均值在 48h 时间点比在 24h 时间点高，差异有极显著统计学意义（$P<0.0001$）；rBmpA 高浓度处理组趋化因子 BLC 浓度的均值在 48h 时间点比在 24h 时间点高，差异有极显著统计学意

义（$P < 0.0001$）（图 1-5B）。

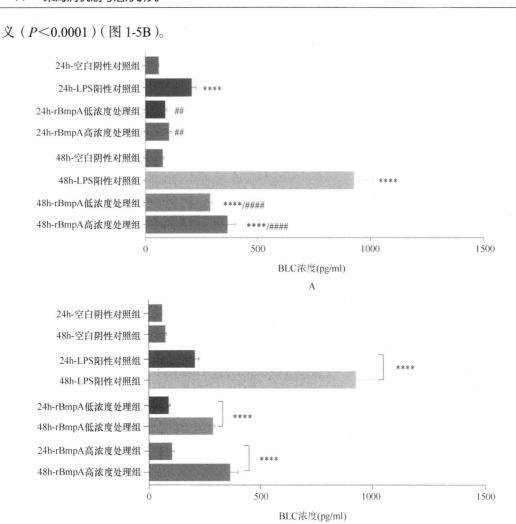

B

图 1-5　BLC 的浓度

注：图中短线代表标准差，柱长代表均数。图 1-5A 为同一时间点各组比较。在图 1-5A 中，****代表该组与同时间的空白对照组的差异有极显著统计学意义，$P < 0.001$；##代表该组与同时间的 LPS 阳性对照组的差异有统计学意义，$P < 0.01$；###代表该组与同时间的 LPS 阳性对照组的差异有极显著统计学意义，$P < 0.001$。图 1-5B 为不同时间点同组比较。在图 B 中，****代表该组与其处理相同组的差异有极显著统计学意义，$P < 0.001$

2. rBmpA 对 THP-1 细胞分泌趋化因子 ENA-78（CXCL5）的影响　通过 ELISA 试剂盒检测得到的趋化因子 ENA-78 浓度的描述性统计结果如表 1-7 所示。

表 1-7　ENA-78 浓度检测结果（均数±标准差）　　　　　　单位：pg/ml

处理时间（h）	空白阴性对照组	LPS 阳性对照组	rBmpA 低浓度处理组	rBmpA 高浓度处理组
24	11.92±23.84	55.36±95.83	1.77±3.53	61.26±122.50
48	572.20±65.38	2295.00±249.20	2686.00±57.03	2926.00±564.90

对各试验组 ELISA 检测 ENA-78 浓度的差异进行统计学分析结果如下所述：

在 24h 处理试验中：LPS 阳性对照组趋化因子 ENA-78 浓度的均值比空白阴性对照组

的高，但差异无统计学意义（$P>0.05$）；rBmpA 低浓度处理组趋化因子 ENA-78 浓度的均值比空白阴性对照组的低，但差异无统计学意义（$P>0.05$）；rBmpA 高浓度处理组趋化因子 ENA-78 浓度的均值比空白阴性对照组的高，但差异无统计学意义（$P>0.05$）；LPS 阳性对照组趋化因子 ENA-78 浓度的均值比 rBmpA 低浓度处理组的高，但差异无统计学意义（$P>0.05$）；LPS 阳性对照组趋化因子 ENA-78 浓度的均值比 rBmpA 高浓度处理组的低，但差异无统计学意义（$P>0.05$）；rBmpA 高浓度处理组趋化因子 ENA-78 浓度的均值比 rBmpA 低浓度处理组的高，但差异无统计学意义（$P>0.05$）（图 1-6A）。

在 48h 处理试验中：LPS 阳性对照组趋化因子 ENA-78 浓度的均值比空白阴性对照组的高，差异有极显著统计学意义（$P<0.0001$）；rBmpA 低浓度处理组趋化因子 ENA-78 浓度的均值比空白阴性对照组的高，差异有极显著统计学意义（$P<0.0001$）；rBmpA 高浓度处理组趋化因子 ENA-78 浓度的均值比空白阴性对照组的高，差异有极显著统计学意义（$P<0.0001$）；LPS 阳性对照组趋化因子 ENA-78 浓度的均值比 rBmpA 低浓度处理组的低，但差异无统计学意义（$P>0.05$）；LPS 阳性对照组趋化因子 ENA-78 浓度的均值比 rBmpA 高浓度处理组的低，差异有统计学意义（$P<0.05$）；rBmpA 高浓度处理组趋化因子 ENA-78 浓度的均值比 rBmpA 低浓度处理组的高，但差异无统计学意义（$P>0.05$）（图 1-6A）。

比较相同处理方式在 24h 与 48h 不同时间点的趋化因子 ENA-78 浓度的结果：空白阴性对照组趋化因子 ENA-78 浓度的均值在 48h 时间点比在 24h 时间点的高，差异有极显著统计学意义（$P<0.05$）；LPS 阳性对照组趋化因子 ENA-78 浓度的均值在 48h 时间点比在 24h 时间点的高很多，差异有极显著统计学意义（$P<0.0001$）；rBmpA 低浓度处理组趋化因子 ENA-78 浓度的均值在 48h 时间点比在 24h 时间点的高，差异有极显著统计学意义（$P<0.0001$）；rBmpA 高浓度处理组趋化因子 ENA-78 浓度的均值在 48h 时间点比在 24h 时间点的高，差异有极显著统计学意义（$P<0.0001$）（图 1-6B）。

3. rBmpA 对 THP-1 细胞分泌趋化因子 I309（CCL1）的影响　通过 ELISA 试剂盒检测得到的趋化因子 I309 浓度的描述性统计结果如表 1-8 所示。

对各试验组 ELISA 检测 I309 浓度的差异进行统计学分析，结果如下所述：

在 24h 处理试验中：LPS 阳性对照组趋化因子 I309 浓度的均值比空白阴性对照组的高，差异有显著统计学意义（$P<0.01$）；rBmpA 低浓度处理组趋化因子 I309 浓度的均值比空白阴性对照组的高，但差异无统计学意义（$P>0.05$）；rBmpA 高浓度处理组趋化因子 I309 浓度的均值比空白阴性对照组的高，但差异无统计学意义（$P>0.05$）；LPS 阳性对照组趋化因子 I309 浓度的均值比 rBmpA 低浓度处理组的高，差异有统计学意义（$P<0.05$）；LPS 阳性对照组趋化因子 I309 浓度的均值比 rBmpA 高浓度处理组的高，差异有统计学意义（$P<0.05$）；rBmpA 高浓度处理组趋化因子 I309 浓度的均值比 rBmpA 低浓度处理组的高，但差异无统计学意义（$P>0.05$）（图 1-7A）。

在 48h 处理试验中：LPS 阳性对照组趋化因子 I309 浓度的均值比空白阴性对照组的高，差异有极显著统计学意义（$P<0.0001$）；rBmpA 低浓度处理组趋化因子 I309 浓度的均值比空白阴性对照组的高，差异有极显著统计学意义（$P<0.0001$）；rBmpA 高浓度处理组趋化因子 I309 浓度的均值比空白阴性对照组的高，差异有极显著统计学意义（$P<0.0001$）；

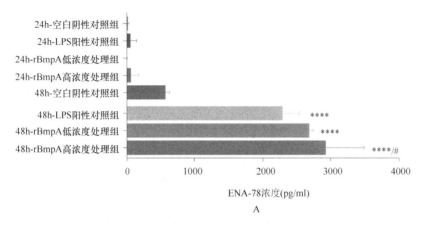

A

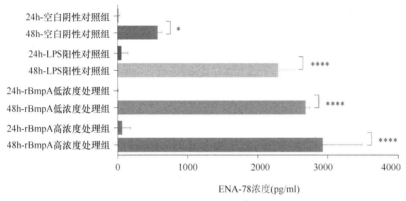

B

图 1-6　ENA-78 的浓度

注：图中短线代表标准差，柱长代表均数。图 1-6A 为同一时间点各组比较。在图 1-6A 中，****代表该组与同时间的空白对照组的差异有极显著统计学意义，$P<0.001$；#代表该组与同时间的 LPS 阳性对照组的差异有统计学意义，$P<0.05$。图 1-6B 为不同时间点同组比较。在图 1-6B 中，*代表该组与其处理相同组的差异有显著统计学意义，$P<0.05$；****代表该组与其处理相同组的差异有极显著统计学意义，$P<0.001$

表 1-8　I309 浓度检测结果（均数±标准差）　　　　　　　单位：pg/ml

处理时间（h）	空白阴性对照组	LPS 阳性对照组	rBmpA 低浓度处理组	rBmpA 高浓度处理组
24	1 478.00±44.34	35 691.00±3 481.00	5 664.00±669.70	7 884.00±339.40
48	8 039.00±591.20	255 232.00±8 506.00	75 756.00±4113.00	139 879.00±28 468.00

LPS 阳性对照组趋化因子 I309 浓度的均值比 rBmpA 低浓度处理组的高，差异有极显著统计学意义（$P<0.0001$）；LPS 阳性对照组趋化因子 I309 浓度的均值比 rBmpA 高浓度处理组的高，差异有极显著统计学意义（$P<0.0001$）；rBmpA 高浓度处理组趋化因子 I309 浓度的均值比 rBmpA 低浓度处理组的高，差异有极显著统计学意义（$P<0.0001$）（图 1-7A）。

比较相同处理方式在 24h 与 48h 不同时间点的趋化因子 I309 浓度的结果：空白阴性对照组趋化因子 I309 浓度的均值在 48h 时间点比在 24h 时间点的高，但差异无统计学意义（$P>0.05$）；LPS 阳性对照组趋化因子 I309 浓度的均值在 48h 时间点比在 24h 时间点的高,差异有极显著统计学意义($P<0.0001$);rBmpA 低浓度处理组趋化因子 I309 浓度的均值在 48h 时间点比在 24h 时间点的高,差异有极显著统计学意义($P<0.0001$);rBmpA 高浓度处理组趋化因子 I309 浓度的均值在 48h 时间点比在 24h 时间点的高,差异有极显著统计学意义($P<0.0001$)(图 1-7B)。

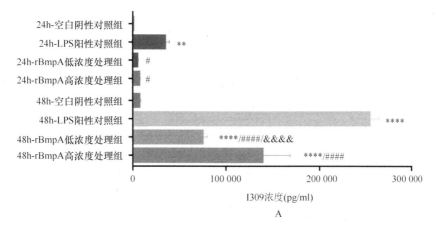

A

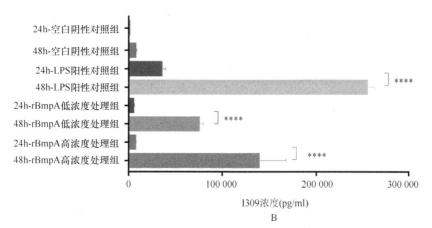

B

图 1-7 I309 的浓度

注:图中短线代表标准差,柱长代表均数。图 1-7A 为同一时间点各组比较。在图 1-7A 中,**代表该组与同时间的空白对照组的差异有显著统计学意义,$P<0.01$;****代表该组与同时间的空白对照组的差异有极显著统计学意义,$P<0.001$;#代表该组与同时间的 LPS 阳性对照组的差异有极显著统计学意义,$P<0.05$;####代表该组与同时间的 LPS 阳性对照组的差异有极显著统计学意义,$P<0.001$;&&&&代表该组与同时间的高浓度处理组的差异有极显著统计学意义,$P<0.001$。图 1-7B 为不同时间点同组比较,在图 1-7B 中,****代表该组与其处理相同组的差异有极显著统计学意义,$P<0.001$

第四节 QRT-PCR 检测 rBmpA 对 THP-1 细胞分泌趋化因子 CXCL13、CXCL5 和 CCL1 的影响

在本章第三节的试验中,通过使用 ELISA 试剂盒检测的方式已经对 THP-1 细胞分泌趋化因子 CXCL13、CXCL5 和 CCL1 的分泌量进行了分析。为了进一步研究 rBmpA 对 THP-1 细胞分泌趋化因子 CXCL13、CXCL5 和 CCL1 产生的影响,本部分采用 QRT-PCR 法在基因表达层面对 rBmpA 刺激 THP-1 细胞分泌趋化因子进行检测。QRT-PCR 是通过在 PCR

扩增反应中对每一次循环后产物的荧光信号进行实时检测，从而实现对起始模板的半定量分析。其基本过程是提取基因组总 RNA 并逆转录为 cDNA，然后以此 cDNA 为模板，采用待测基因的引物和管家基因引物同时扩增，通过检测到达设定荧光阈值时所经历的循环数分析待测基因的初始表达量。实时荧光 PCR 主要有荧光染料掺入法（SYBR Green）和探针法（TaqMan），本试验采用的是 SYBR Green 法。

一、实验材料

1. 主要仪器（表 1-9）

表 1-9　主要仪器

仪器	厂商
Thermo 超低温冰箱（907）	Thermo Fisher Scientific（Gibico）公司
Haier 卧式低温冷柜（DW 40W100）	青岛海尔医用低温科技有限公司
Haier 立式冷藏柜（SC-316）	青岛海尔特种电冰柜有限公司
双人单面净化工作台（SW-CJ-2FD）	苏州净化设备有限公司
立式压力灭菌锅	上海博迅医疗生物仪器股份有限公司
电子天平 Heal Force Water	梅特勒-托利多仪器（上海）有限公司
Purification System（NW10VF）（AL204）	Shanghai Canrex Analytic Instrument Co，Ltd
低速离心机（LC-4012）	科大创新股份有限公司中佳分公司
SIGMA 小型台式高速离心机（1-14）	德国 Sigma 公司
旋涡混合器（QL-901）	海门市其林贝尔仪器制造有限公司
低速离心机	湖南湘仪离心机仪器有限公司
电热恒温水温箱（HH-W21-Cu600）	上海医疗器械七厂
7200 型可见分光光度计	尤尼柯上海仪器有限公司
SHP-250 型生化培养箱	上海森信实验仪器有限公司
单道手动可调移液器	百得实验仪器（苏州）有限公司
大龙 TopPette 手动 8 道移液器	上海万岛仪器科技有限公司
iMark 酶标仪	美国 Bio-Rad 公司
Mshot 倒置显微镜（MI12）	广州明美科技有限公司
Countstar 自动细胞计数仪（IC1000）	上海睿钰生物科技有限公司
0.22μm 滤器	Millipore 公司
注射器	上海安亭微量进样器厂
一次性吸量管	美国 Thermo 公司
50ml/10ml 离心管	Corning，New York
96 孔培养板	Corning，New York
1.5ml Microcentrifuge Tubes（KG2211）	KIRGEN Solutions For Science
100~1000μl Tips（KG1313）	KIRGEN Solutions For Science
1~200μl Tips（KG1212）	KIRGEN Solutions For Science

2. 主要试剂（表 1-10）

表 1-10　主要试剂

试剂	厂商
细胞株：人单核巨噬细胞株 THP-1 细胞	购自中国科学院昆明动物研究所
重组 BmpA（rBmpA）	由昆明医科大学实验室纯化获得
RPMI1640 培养基（BC028-500ml）	生工生物工程（上海）股份有限公司
青霉素/链霉素溶液（BS732-10ml）	生工生物工程（上海）股份有限公司
胎牛血清（FBS，SV30087.02-500ml）	赛默飞世尔生物化学制品有限公司
锥虫蓝（TT1140-10g）	生工生物工程（上海）股份有限公司

续表

试剂	厂商
吉姆萨工作液（G1010-100ml）	Solarbio
佛波酯（PMA，P1585-1mg）	Sigma 公司
脂多糖（LPS，L-2880-10mg）	Sigma 公司
二甲基亚砜（DMSO）	国产，分析纯
Trizol（总 RNA 提取试剂-100ml）	天根生化科技（北京）有限公司
异丙醇	天津市风船化学试剂科技有限公司
75%乙醇消毒液	昆明南天化工药业有限公司
氯仿	天津市化学试剂一厂
无水乙醇	天津市大茂化学试剂厂
cDNA 第一链合成试剂盒	宝生物工程（大连）有限公司
SYBR 荧光定量试剂	宝生物工程（大连）有限公司
RNase-free water	宝生物工程（大连）有限公司
引物合成	生工生物工程（上海）股份有限公司

3. 主要溶液试剂配制

（1）10%FBS-RPMI1640 培养基（100ml）：①RPMI1640 培养液 89ml；②FBS10ml；③含青霉素（10 000U/ml）、链霉素（10mg/ml）双抗的抗生素溶液 1ml；④配制时需在无菌条件下进行，4℃保存。

（2）无血清 RPMI1640 培养基：①RPMI1640 培养液 99ml；②含青霉素（10 000U/ml）、链霉素（10mg/ml）双抗的抗生素溶液 1ml；③配制时需在无菌条件下进行，4℃保存。

（3）FBS：①根据培养基配制所需的量将 FBS 分装，冷冻保存（–20℃）；②使用前于–20℃取出所需用量，于 4℃解冻，用 0.22μm 的滤器过滤除菌后加入培养基中。

（4）锥虫蓝染液：①称取 0.2g 锥虫蓝；②加入 100ml 细胞培养用 1×PBS 后搅拌溶解；③用 0.22μm 的滤器过滤除菌，于室温保存。

（5）脂多糖（LPS）的配制：①称取 10mg LPS；②加入 5ml 细胞培养用 1×PBS 中，混匀，得到的浓度为 2mg/ml；③50μl/份分装，于–20℃保存。

（6）佛波酯（PMA）的配制：①称取 1mg PMA；②加入 10ml DMSO，混匀，得到的浓度为 0.1mg/ml；③用 0.22μm 滤器过滤除菌；④100μl/份分装，于–20℃保存。

（7）rBmpA 蛋白液的配制：①取出于–20℃保存的本实验室纯化好的已知浓度的 rBmpA 蛋白储存液一份，于 4℃解冻；②用已配制好的 10%胎牛血清 RPMI1640 培养基稀释，现配现用。

二、实 验 方 法

1. rBmpA 刺激后的 THP-1 细胞裂解液的制备

（1）THP-1 细胞的培养传代及诱导：具体步骤参见第一章第二节。

（2）THP-1 细胞的 rBmpA 刺激试验：为了发现 rBmpA 对于 THP-1 细胞的作用，以及 rBmpA 浓度不同可能会对试验结果的影响，本试验设计了四个试验组。这四个试验组分别为空白阴性对照组、LPS 阳性对照组、rBmpA 低浓度处理组及 rBmpA 高浓度处理组。空白阴性对照组的 THP-1 细胞只加入含 10%FBS-RPMI1640 培养基；LPS 阳性对照组加入 LPS 的终浓度为 1μg/ml 的含 10%FBS-RPMI1640 培养基；rBmpA 低浓度处理组加入 rBmpA 的终浓度为 20μg/ml 的含 10%FBS-RPMI1640 培养基；rBmpA 高浓度处理组加入 rBmpA

的终浓度为 40μg/ml 的 10%FBS-RPMI1640 培养基。

根据人趋化因子蛋白芯片的结果分析，THP-1 细胞的 rBmpA 刺激试验在 72h 后细胞因子的表达量都已经下降到很低的水平，再次试验分析将没有意义，故本次试验只进行 24h 和 48h 处理试验。为了避免在使用 96 孔板培养细胞的过程中，周边孔的细胞生长情况和实验数据与其他孔有系统误差的边缘效应，在 THP-1 细胞的 rBmpA 刺激试验中不使用 96 孔板的最外一排孔。

（3）THP-1 细胞裂解液的制备：在 rBmpA 刺激试验完成后，在 24h 和 48h 两个时间点以 150μl/孔的量加入 Trizol，然后吹打混匀转移至事先标记好的冻存管内，得到细胞内 RNA 保存完好的细胞裂解液，此步骤在冰上操作，最后将得到的细胞裂解液置于–80℃条件下冻存。

2. THP-1 细胞总 RNA 的提取及逆转录

（1）THP-1 细胞总 RNA 的提取：取出已经冻存的加入了 Trizol 的 THP-1 细胞裂解液样品，将其置于 4℃解冻，待其融化；将 THP-1 细胞裂解液样品放入 4℃离心机进行离心，转速为 12 000r/min，时间 10min，离心结束后取上清液，弃去底部沉淀；按每 1ml Trizol 试剂配 200μl 氯仿的比例加入氯仿，振荡 15s 混匀，在室温条件下安静放置 15min（注：此步骤振荡不能使用旋涡振荡器，以避免基因组断裂影响试验结果；若样品蛋白含量较高，可重复抽提一次）；再次将样品放入 4℃离心机进行离心，转速为 12 000r/min，时间 15min，此时离心管中液体分层清晰，小心吸取上层水相，移至另一离心管中，吸取过程中不能吸取中间界面，否则会影响下一步结果，因为只提取其中的 RNA，所以其余部分不要；加入上清液 0.7～1.0 倍体积的异丙醇，置于–20℃过夜；再次将样品放入 4℃离心机进行离心，转速为 12 000r/min，时间为 10min，弃去上清液，RNA 多时可以见到离心管底部的 RNA；按每 1ml Trizol 试剂配以 1ml 75%乙醇的比例加入 75%乙醇，温和振荡离心管，将 RNA 沉淀悬浮；再次将样品放入 4℃离心机进行离心，转速为 12 000r/min，时间为 5min，尽量弃去上清液；室温干燥 5min。加入 20μl 用 DEPC 处理的双蒸水（ddH$_2$O）溶解 RNA 样品。

将已提取的基因组总 RNA 2μl 加至核酸蛋白检测仪的检测孔中，检测其浓度和纯度。因为 RNA 纯品在 OD$_{260}$ 处有显著吸收峰，RNA 浓度（ng/μl）=OD$_{260}$×40×稀释倍数；检测后选择 OD$_{260}$/OD$_{280}$ 的值在 1.7～2.1 的 RNA 作为继续下一步逆转录为 cDNA 实验的样本。

（2）THP-1 细胞总 RNA 逆转录为 cDNA：在这一步试验中我们使用的是宝生物工程（大连）有限公司生产的 cDNA 合成试剂盒。使用该试剂盒进行细胞总 RNA 逆转录需要两个步骤：首先是去除已经得到的基因组总 RNA 中可能混有的 DNA；然后加入逆转录酶及其他反应物完成反应。在此实验过程中，全部操作均在冰上完成，最后得到的 cDNA 样品置于–20℃条件下保存。

第一步（去除基因组 DNA 反应）的反应体系：

gDNA Eraser	1μl
Total RNA	7μl
5×gDNA Eraser Buffer	2μl
Total	10μl

反应条件为温度 42℃，时间 2min。

第二步（逆转录反应）的反应体系：

PrimeScript RT Enzyme Mix I	1μl
RT Primer Mix	1μl
5×PrimeScript Buffer 2（for Real Time）	4μl
RNase Free dH$_2$O	4μl
步骤一所得的反应液	10μl
Total	20μl

反应条件为先温度 37℃，时间 15min，然后温度 85℃，时间 5s。

3. QRT-PCR 检测试验

（1）查阅相关文献进行引物设计[54-57]

1）人 *CXCL13* 基因扩增引物：

上游引物 F（5′-3′）：GAGGCAGATGGAACTTGAGC

下游引物 R（5′-3′）：CTGGGGATCTTCGAATGCTA

2）人 *CXCL5* 基因扩增引物：

上游引物 F（5′-3′）：GTGTTGAGAGAGCTGCGTTG

下游引物 R（5′-3′）：CTATGGCGAACACTTGCAGA

3）人 *CCL1* 基因扩增引物：

上游引物 F（5′-3′）：AATACCAGCTCCATCTGCTCCAA

下游引物 R（5′-3′）：GAACCCATCCAACTGTGTCCAAG

4）人 *β-actin* 基因扩增引物：

上游引物 F（5′-3′）：CAAGGCCAACCGCGAGAAGA

下游引物 R（5′-3′）：GGATAGCACAGCCTGGATAG

（2）委托生工生物工程（上海）股份有限公司按照以上引物序列进行引物合成。依据这些引物的说明书使用 RNase-free dH$_2$O 将引物稀释为 10μmol/L，分装成小份置于–20℃条件下保存。

（3）QRT-PCR 反应：试验使用宝生物工程（大连）有限公司生产的 SYBR 荧光定量 QRT-PCR 反应配套试剂，所有操作均严格按照要求在冰上完成。每个样本的目的基因和内参基因均做 2 个复孔。

QRT-PCR 反应体系（20μl）：

SYBR®*Premix Ex Taq* II（2×）	10μl
正向引物（10μmol/L）	0.8μl
反向引物（10μmol/L）	0.8μl
ROX Reference Dye（50×）	0.4μl
DNA 模板	2μl
RNase-free dH$_2$O	6μl
Total	20μl

QRT-PCR 反应条件（两步法）：

预变性	95℃	15s
PCR 反应	60℃	15s }共40个循环
	72℃	45s
熔解	65℃至 95℃	

（4）结果判定标准：SYBR Green 是一种双链 DNA 结合染料，在 PCR 反应过程中可能发生非特异地掺入，会导致假阳性结果出现，影响半定量计算结果。在一般 PCR 反应完成后增加一步熔解曲线（dissociation curve）检测，能够对 PCR 产物进行特异性的检测，可以用来确定不同的反应产物，包括非特异性产物。熔解曲线：随温度升高 DNA 的双螺旋结构降解程度的曲线。总的 DNA 双螺旋结构降解一半的温度称为熔解温度（T_m），不同序列的 DNA，T_m 值不同。熔解曲线是在一般的 PCR 反应完成后进行，温度从 65℃升至 95℃，每升高单位温度，仪器会自动收集荧光信号，随着温度的升高，双链 DNA 的解链，荧光信号不断降低，在 T_m 值下降速度最快，将温度与荧光强度的变化求导，即得到特异序列 DNA 的熔解曲线。当一条熔解曲线只出现一个峰时，说明扩增产物特异性好；当一条熔解曲线出现多个峰时，说明 PCR 产物中存在非特异性扩增产物，QRT-PCR 检测结果不准确。

QRT-PCR 检测的结果是通过 Bio-Rad CFX96™ 软件得到的阈值循环数（cycle threshold，Ct），即 Ct 值。Ct 值是指每个反应管内的荧光信号达到设定的阈值时所经历的循环数。每个模板的 Ct 值与该模板的起始拷贝数的对数存在线性关系，起始拷贝数越多，Ct 值越小，反之亦然。当目的基因 Ct 值范围为 15～35，内参基因 Ct 值范围为 15～25 时，QRT-PCR 的检测结果可靠。试验结果利用 $2^{-\triangle\triangle Ct}$ 法进行相对定量分析。

4. 统计学处理　使用 GraphPad Prism 6.0 专业统计软件进行数据的统计分析与作图，各组实验数据用均数 ± 标准差进行统计描述，组间对比分析使用单因素方差分析统计。统计结果用 $P<0.05$ 表示差异有统计学意义，$P<0.01$ 表示差异有显著统计学意义，$P<0.001$ 表示差异有极显著统计学意义；$P>0.05$ 表示差异无统计学意义。

三、实　验　结　果

1. rBmpA 对 THP-1 细胞分泌趋化因子 BLC（CXCL13）的影响　对各试验组 QRT-PCR 检测趋化因子 BLC 差异的统计分析结果如表 1-11 所示。

表 1-11　趋化因子 BLC 的相对表达量（均数 ± 标准差）

处理时间（h）	空白阴性对照组	LPS 阳性对照组	rBmpA 低浓度处理组	rBmpA 高浓度处理组
24	0	44.79±3.116	11.19±1.089	12.25±4.696
48	10	48.61±11.68	15.96±2.17	19.84±3.551

在 24h 处理试验中：LPS 阳性对照组趋化因子 BLC 相对表达量的均值比空白阴性对照组的高，差异有极显著统计学意义（$P<0.0001$）；rBmpA 低浓度处理组趋化因子 BLC 相对表达量的均值比空白阴性对照组的高，差异有显著统计学意义（$P<0.001$）；rBmpA 高浓度处理组趋化因子 BLC 相对表达量的均值比空白阴性对照组的高，差异有极显著统计学意义（$P<0.001$）；LPS 阳性对照组趋化因子 BLC 相对表达量的均值比 rBmpA 低浓度处理组的高，差异有极显著统计学意义（$P<0.0001$）；LPS 阳性对照组趋化因子 BLC 相对表达量的均值比 rBmpA 高浓度处理组的高，差异有极显著统计学意义（$P<0.0001$）；rBmpA 高浓度处理组趋化因子 BLC 相对表达量的均值比 rBmpA 低浓度处理组的高，但差异无统计学意义（$P>0.05$）（图 1-8A）。

在 48h 处理试验中：LPS 阳性对照组趋化因子 BLC 相对表达量的均值比空白阴性对

照组的高，差异有极显著统计学意义（$P<0.0001$）；rBmpA 低浓度处理组趋化因子 BLC 相对表达量的均值比空白阴性对照组的高，差异有统计学意义（$P<0.05$）；rBmpA 高浓度处理组趋化因子 BLC 相对表达量的均值比空白阴性对照组的高，差异有显著统计学意义（$P<0.01$）；LPS 阳性对照组趋化因子 BLC 相对表达量的均值比 rBmpA 低浓度处理组的高，差异有极显著统计学意义（$P<0.0001$）；LPS 阳性对照组趋化因子 BLC 相对表达量的均值比 rBmpA 高浓度处理组的高，差异有显著统计学意义（$P<0.001$）；rBmpA 高浓度处理组趋化因子 BLC 相对表达量的均值比 rBmpA 低浓度处理组的高，但差异无统计学意义（$P>0.05$）（图 1-8B）。

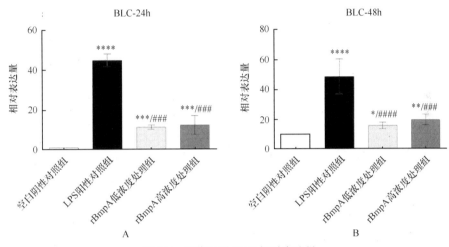

图 1-8　趋化因子 BLC 相对表达量

注：相对表达量是通过 $2^{-\Delta\Delta Ct}$ 法计算得到的，图中短线代表标准差，每组的样本量为 5。*代表该组与空白阴性对照组的差异有统计学意义，$P<0.05$；**代表该组与空白阴性对照组的差异有显著统计学意义，$P<0.01$；***代表该组与空白阴性对照组的差异有极显著统计学意义，$P<0.001$；****代表该组与空白阴性对照组的差异有极显著统计学意义，$P<0.0001$；###代表该组与 LPS 阳性对照组的差异有极显著统计学意义，$P<0.001$；####代表该组与 LPS 阳性对照组的差异有极显著统计学意义，$P<0.0001$

2. rBmpA 对 THP-1 细胞分泌趋化因子 ENA-78（CXCL5）的影响　对各试验组 QRT-PCR 检测趋化因子 ENA-78 差异的统计分析结果如表 1-12 所示。

表 1-12　趋化因子 ENA-78 的相对表达量（均数 ± 标准差）

处理时间（h）	空白阴性对照组	LPS 阳性对照组	rBmpA 低浓度处理组	rBmpA 高浓度处理组
24	0	41.49±7.464	34.27±9.029	27.41±12.3
48	0	10.45±0.8634	11.57±4.314	13.48±1.984

在 24h 处理试验中：LPS 阳性对照组趋化因子 ENA-78 相对表达量的均值比空白阴性对照组的高，差异有极显著统计学意义（$P<0.001$）；rBmpA 低浓度处理组趋化因子 ENA-78 相对表达量的均值比空白阴性对照组的高，差异有显著统计学意义（$P<0.01$）；rBmpA 高浓度处理组趋化因子 ENA-78 相对表达量的均值比空白阴性对照组的高，差异有统计学意义（$P<0.05$）；LPS 阳性对照组趋化因子 ENA-78 相对表达量的均值比 rBmpA 低浓度处理组的高，但差异无统计学意义（$P>0.05$）；LPS 阳性对照组趋化因子 ENA-78 相对表达量的均值比 rBmpA 高浓度处理组的高，但差异无统计学意义（$P>0.05$）；rBmpA

高浓度处理组趋化因子 ENA-78 相对表达量的均值比 rBmpA 低浓度处理组的高，但差异无统计学意义（$P>0.05$）（图 1-9A）。

在 48h 处理试验中：LPS 阳性对照组趋化因子 ENA-78 相对表达量的均值比空白阴性对照组的高，差异有极显著统计学意义（$P<0.001$）；rBmpA 低浓度处理组趋化因子 ENA-78 相对表达量的均值比空白阴性对照组的高，差异有统计学意义（$P<0.05$）；rBmpA 高浓度处理组趋化因子 ENA-78 相对表达量的均值比空白阴性对照组的高，差异有极显著统计学意义（$P<0.001$）；LPS 阳性对照组趋化因子 ENA-78 相对表达量的均值比 rBmpA 低浓度处理组的低，但差异无统计学意义（$P>0.05$）；LPS 阳性对照组趋化因子 ENA-78 相对表达量的均值比 rBmpA 高浓度处理组的低，但差异无统计学意义（$P>0.05$）；rBmpA 高浓度处理组趋化因子 ENA-78 相对表达量的均值比 rBmpA 低浓度处理组的高，但差异无统计学意义（$P>0.05$）（图 1-9B）。

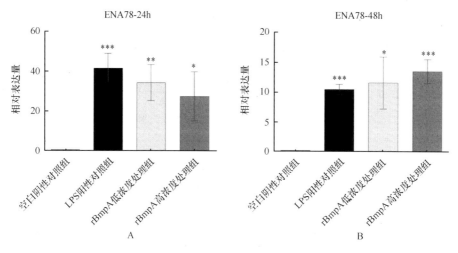

图 1-9　趋化因子 ENA-78 相对表达量

注：相对表达量是通过 $2^{-\Delta\Delta Ct}$ 法计算得到的，图中短线代表标准差，每组的样本量为 5。*代表该组与空白阴性对照组的差异有统计学意义，$P<0.05$；**代表该组与空白阴性对照组的差异有显著统计学意义，$P<0.01$；***代表该组与空白阴性对照组的差异有极显著统计学意义，$P<0.001$

3. rBmpA 对 THP-1 细胞分泌趋化因子 I309（CCL1）的影响　对各试验组 QRT-PCR 检测趋化因子 I309 差异的统计分析结果如表 1-13 所示。

表 1-13　趋化因子 I309 的相对表达量（均数+标准差）

处理时间（h）	空白阴性对照组	LPS 阳性对照组	rBmpA 低浓度处理组	rBmpA 高浓度处理组
24	1±0	62.46±7.758	10.68±2.952	15.47±8.435
48	1±0	65.34±12.11	63.84±5.056	75.21±24.78

在 24h 处理试验中：LPS 阳性对照组趋化因子 I309 相对表达量的均值比空白阴性对照组的高，差异有极显著统计学意义（$P<0.001$）；rBmpA 低浓度处理组趋化因子 I309 相对表达量的均值比空白阴性对照组的高，差异有显著统计学意义（$P<0.01$）；rBmpA 高浓度处理组趋化因子 I309 相对表达量的均值比空白阴性对照组的高，差异有统计学意义（$P<0.05$）；LPS 阳性对照组趋化因子 I309 相对表达量的均值比 rBmpA 低浓度处理组

的高，差异有极显著统计学意义（$P<0.001$）；LPS 阳性对照组趋化因子 I309 相对表达量的均值比 rBmpA 高浓度处理组的高，差异有显著统计学意义（$P<0.01$）；rBmpA 高浓度处理组趋化因子 I309 相对表达量的均值比 rBmpA 低浓度处理组的高，但差异无统计学意义（$P>0.05$）（图 1-10A）。

在 48h 处理试验中：LPS 阳性对照组趋化因子 I309 相对表达量的均值比空白阴性对照组的高，差异有显著统计学意义（$P<0.01$）；rBmpA 低浓度处理组趋化因子 I309 相对表达量的均值比空白阴性对照组的高，差异有极显著统计学意义（$P<0.0001$）；rBmpA 高浓度处理组趋化因子 I309 相对表达量的均值比空白阴性对照组的高，差异有显著统计学意义（$P<0.01$）；LPS 阳性对照组趋化因子 I309 相对表达量的均值比 rBmpA 低浓度处理组的高，但差异无统计学意义（$P>0.05$）；LPS 阳性对照组趋化因子 I309 相对表达量的均值比 rBmpA 高浓度处理组的低，但差异无统计学意义（$P>0.05$）；rBmpA 高浓度处理组趋化因子 I309 相对表达量的均值比 rBmpA 低浓度处理组的高，但差异无统计学意义（$P>0.05$）（图 1-10B）。

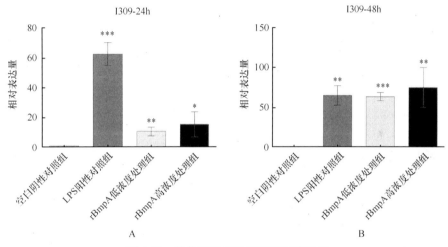

图 1-10　趋化因子 I309 基因相对表达量

注：相对表达量是通过 $2^{-\triangle\triangle Ct}$ 法计算得到的，图中短线代表标准差，每组的样本量为 5。*代表该组与空白阴性对照组的差异有统计学意义，$P<0.05$；**代表该组与空白阴性对照组的差异有显著统计学意义，$P<0.01$；***代表该组与空白阴性对照组的差异有极显著统计学意义，$P<0.001$

第五节　QRT-PCR 检测 ISOF 对 rBmpA 导致的 THP-1 细胞分泌炎性因子的抑制作用

异佛司可林（isoforskolin，ISOF）是云南特有的药用植物毛喉鞘蕊花的主要活性成分之一。已经有研究发现异佛司可林在抗炎、抗感染性急性肺损伤方面有很好的作用。本课题组的王艳红也在其研究中证实异佛司可林能够抑制 rBmpA 诱导的小鼠巨噬细胞株 RAW264.7 细胞活化分泌炎性细胞因子 IL-6 和 TNF-α。为了进一步验证异佛司可林对人感染莱姆病螺旋体有明显的抗炎作用，本试验选择人类 THP-1 细胞作为试验对象，检测异佛司可林对 rBmpA 致莱姆关节炎的抑制作用。

一、实 验 材 料

1. 主要仪器（表 1-14）

表 1-14　主要仪器

仪器	厂商
Thermo 超低温冰箱（907）	Thermo Fisher Scientific（Gibico）公司
Haier 卧式低温冷柜（DW 40W100）	青岛海尔医用低温科技有限公司
Haier 立式冷藏柜（SC-316）	青岛海尔特种电冰柜有限公司
双人单面净化工作台（SW-CJ-2FD）	苏州净化设备有限公司
立式压力灭菌锅	上海博迅医疗生物仪器股份有限公司
电子天平 Heal Force Water	梅特勒-托利多仪器（上海）有限公司
Purification System（NW10VF）（AL204）	Shanghai Canrex Analytic Instrument Co，Ltd
低速离心机（LC-4012）	科大创新股份有限公司中佳分公司
SIGMA 小型台式高速离心机（1-14）	德国 Sigma 公司
旋涡混合器（QL-901）	海门市其林贝尔仪器制造有限公司
低速离心机	湖南湘仪离心机仪器有限公司
电热恒温水温箱（HH-W21-Cu600）	上海医疗器械七厂
7200 型可见分光光度计	尤尼柯上海仪器有限公司
SHP-250 型生化培养箱	上海森信实验仪器有限公司
单道手动可调移液器	百得实验仪器（苏州）有限公司
大龙 TopPette 手动 8 道移液器	上海万岛仪器科技有限公司
iMark 酶标仪	美国 Bio Rad 公司
Mshot 倒置显微镜（MI12）	广州明美科技有限公司
Countstar 自动细胞计数仪（IC1000）	上海睿钰生物科技有限公司
0.22μm 滤器	Millipore 公司
注射器	上海安亭微量进样器厂
一次性吸量管	美国 Thermo 公司
50ml/10ml 离心管	Corning，New York
96 孔培养板	Corning，New York
1.5ml Microcentrifuge Tubes（KG2211）	KIRGEN Solutions For Science
100～1000μl Tips（KG1313）	KIRGEN Solutions For Science
1～200μl Tips（KG1212）	KIRGEN Solutions For Science

2. 主要试剂（表 1-15）

表 1-15　主要试剂

试剂	厂商
细胞株：人单核巨噬细胞株 THP-1 细胞	购自中国科学院昆明动物研究所
重组 BmpA（rBmpA）	由本实验室纯化获得
RPMI1640 培养基（BC028-500ml）	生工生物工程（上海）股份有限公司
青霉素/链霉素溶液（BS732-10ml）	生工生物工程（上海）股份有限公司
胎牛血清（FBS，SV30087.02-500ml）	赛默飞世尔生物化学制品有限公司
锥虫蓝（TT1140-10g）	生工生物工程（上海）股份有限公司

续表

试剂	厂商
吉姆萨工作液（G1010-100ml）	Solarbio
佛波酯（PMA，P1585-1mg）	Sigma 公司
脂多糖（LPS，L-2880-10mg）	Sigma 公司
二甲基亚砜（DMSO）	国产，分析纯
Trizol（总 RNA 提取试剂-100ml）	天根生化科技（北京）有限公司
异丙醇	天津市风船化学试剂科技有限公司
75%乙醇消毒液	昆明南天化工药业有限公司
氯仿	天津市化学试剂一厂
无水乙醇	天津市大茂化学试剂厂
cDNA 第一链合成试剂盒	宝生物工程（大连）有限公司
SYBR 荧光定量试剂	宝生物工程（大连）有限公司
RNase-free water	宝生物工程（大连）有限公司
引物合成	生工生物工程（上海）股份有限公司

3. 主要溶液试剂配制

（1）10%FBS-RPMI1640 培养基（100ml）：①RPMI1640 培养液 89ml；②FBS10ml；③含青霉素（10 000U/ml）、链霉素（10mg/ml）双抗的抗生素溶液 1ml；④配制时需在无菌条件下进行，4℃保存。

（2）无血清 RPMI1640 培养基：①RPMI1640 培养液 99ml；②含青霉素（10 000U/ml）、链霉素（10mg/ml）双抗的抗生素溶液 1ml；③配制时需在无菌条件下进行，4℃保存。

（3）FBS：①根据培养基配制所需的量将 FBS 分装，冷冻保存（-20℃）；②使用前于-20℃取出所需用量，于 4℃解冻，用 0.22μm 的滤器过滤除菌后加入培养基中。

（4）锥虫蓝染液：①称取 0.2g 锥虫蓝；②加入 100ml 细胞培养用 1×PBS 后搅拌溶解；③用 0.22μm 的滤器过滤除菌，于室温保存。

（5）脂多糖（LPS）的配制：①称取 10mg LPS；②加入 5ml 细胞培养用 1×PBS 中，混匀，得到的浓度为 2mg/ml；③50μl/份分装，于-20℃保存。

（6）佛波酯（PMA）的配制：①称取 1mg PMA；②加入 10ml DMSO，混匀，得到的浓度为 0.1mg/ml；③用 0.22μm 滤器过滤除菌；④100μl/份分装，于-20℃保存。

（7）rBmpA 蛋白液的配制：①取出于-20℃保存的本实验室纯化好的已知浓度的 rBmpA 蛋白储存液一份，于 4℃解冻；②用已配制好的 10%胎牛血清 RPMI1640 培养基稀释，现配现用。

（8）ISOF 溶解液的配制：①使用电子天平称取 ISOF 20.5mg，加入经过 0.22μm 滤器滤过除菌的 DMSO 0.5ml 完全溶解，混匀后得到浓度为 $1×10^5$μmol/L 的 ISOF 溶液，20μl 一支进行分装，置于-20℃保存；②用已配制好的 10%胎牛血清 RPMI1640 培养基稀释至所需浓度，现配现用。

二、实验方法

1. rBmpA 刺激后的 THP-1 细胞裂解液的制备

（1）THP-1 细胞的培养传代及诱导：取出在液氮罐中冷冻保存的装有 THP-1 细胞株的冻存管 2 支，立即放入 37℃环境中解冻；解冻后离心，离心条件为 1000r/min，时间 5min；离心后弃去上清液，加入事先配制好的含 10%FBS-RPMI1640 培养基 10ml；使用移液枪轻轻吹打混匀细胞后再次离心，离心条件为 1000r/min，时间 5min；离心后再次弃去上清液，如此反复 3 次，目的是清洗冻存细胞株上残余的细胞冻存液成分；清洗完毕后加入含 10%FBS-RPMI1640 培养基 15ml，转移至 75cm^2 细胞培养瓶，放入细胞培养箱中培养，细胞培养箱的条件为 CO_2 浓度 5%，温度 37℃。

在培养箱中培养 3～4 天后，若细胞生长状况良好即可进行细胞传代。肉眼可以观察到细胞培养液颜色变为橙色或黄色，在放大倍数为 1000 倍的显微镜下 THP-1 细胞呈现圆形或椭圆形，并且成团聚集悬浮生长于细胞培养液中。传代时将原有细胞液先转移到 50ml 离心管中，离心条件为 1000r/min，时间 5min；然后弃去上清液，加入新的含 10%FBS-RPMI1640 培养基 30ml；用移液枪轻轻吹打混匀细胞后将细胞液转移至 2 个 75cm^2 细胞培养瓶中，每瓶 15ml；随后继续放入细胞培养箱中培养，细胞培养箱的条件为 CO_2 浓度 5%，温度 37℃。

当细胞培养至第 3～4 代时，THP-1 细胞的数量及活性都已经能够达到下一步实验的要求，计算细胞的活率可以大于 95%。取 20μl 经锥虫蓝染色的混合均匀的细胞培养液，使用 Countstar 自动细胞计数仪检测细胞培养液中细胞的浓度和活率。THP-1 细胞的浓度在 $5×10^5$/ml 时，用于后续的细胞刺激试验效果最好。所以在检测得到细胞的浓度之后，根据所测浓度加入新的细胞培养液将细胞浓度稀释至 $5×10^5$/ml。然后将该浓度细胞转移至 96 孔板中，每孔 100μl。在 THP-1 细胞培养液加入终浓度为 0.1mg/ml 的 PMA 培养 24h 能够将其诱导成为巨噬细胞。诱导成功后可以在显微镜下观察到 THP-1 细胞生出大量伪足，并且贴壁生长。在诱导成功后，弃去原有细胞培养液，加入新的无血清 RPMI1640 培养基，每孔 100μl，培养 12h。此步骤名为细胞的饥饿处理，目的是使细胞周期同步化，避免细胞所处的状态不同造成实验的误差。

（2）ISOF 对 rBmpA 导致的 THP-1 细胞分泌炎性因子的抑制作用试验：为了发现 ISOF 对 rBmpA 导致的 THP-1 细胞分泌炎性因子的抑制作用，本试验设计了 5 个试验组。这 5 个试验组分别为：空白阴性对照组，DMSO 溶剂对照组，LPS 阳性对照组，rBmpA 处理组及 ISOF 与 rBmpA 共同处理组。空白阴性对照组的 THP-1 细胞只加入含 10%FBS-RPMI1640 培养基；DMSO 溶剂对照组的 THP-1 细胞只加入 ISOF 的溶剂 DMSO 溶液；LPS 阳性对照组加入 LPS 的终浓度为 1μg/ml 的含 10%FBS-RPMI1640 培养基；rBmpA 处理组加入 rBmpA 的终浓度为 20μg/ml 的含 10%FBS-RPMI1640 培养基；ISOF 与 rBmpA 共同处理组同时加入 rBmpA 的终浓度为 20μg/ml 的含 10%FBS-RPMI1640 培养基和浓度为 100μmol/L 的 ISOF 溶液。

本实验室王艳红已经在她的研究中发现，ISOF 溶液与 rBmpA 溶液无论是同时加入到小鼠 RAW264.7 细胞培养液中还是分先后顺序间隔 2h 加入到小鼠 RAW264.7 细胞培养液中，对 ISOF 产生的抑制炎性因子分泌的效果都没有产生影响。在此事实基础之上，为了避免重复浪费，本试验选择 ISOF 与 rBmpA 同时加入 THP-1 细胞培养液。在使用 96 孔板培养细胞的过程中，会出现周边孔的细胞生长情况和实验数据与其他孔有系统误差的边缘效应，试验通常不使用 96 孔板的最外一排孔避免边缘效应。

（3）THP-1 细胞裂解液的制备：在分组刺激试验完成后，在 24h、48h 和 72h 3 个时间点以 150μl/孔的量加入 Trizol，然后吹打混匀转移至事先标记好的冻存管内，得到细胞内 RNA 保存完好的细胞裂解液，此步骤在冰上操作，最后将得到的细胞裂解液置于 -80℃ 条件下冻存。

2. THP-1 细胞总 RNA 的提取及逆转录

（1）THP-1 细胞总 RNA 的提取：取出已经冻存的加入了 Trizol 的 THP-1 细胞裂解液样品，将其置于 4℃解冻，待其融化；将 THP-1 细胞裂解液样品放入 4℃离心机进行离心，转速为 12 000r/min，时间为 10min，离心结束后取上清液，弃去底部沉淀；按每 1ml Trizol 试剂配 200μl 氯仿的比例加入氯仿，振荡 15s 混匀，在室温条件下安静放置 15min（注：此步骤振荡不能使用旋涡振荡器，以避免基因组断裂影响试验结果；若样品蛋白含量较高，可重复抽提一次）；再次将样品放入 4℃离心机进行离心，转速为 12 000r/min，时间为 15min，此时离心管中液体分层清晰，小心吸取上层水相，移至另一离心管中，吸取过程中不能吸取中间界面，否则影响下一步结果，因为只提取其中的 RNA，所以其余部分不要；加入上清液 0.7～1.0 倍体积的异丙醇，置于 –20℃过夜；再次将样品放入 4℃离心机进行离心，转速为 12 000r/min，时间为 10min，弃去上清液，RNA 多时可以见到离心管底部的 RNA；按每 1ml Trizol 试剂配以 1ml 75%乙醇的比例加入 75%乙醇，温和振荡离心管，将 RNA 沉淀悬浮；再次将样品放入 4℃离心机进行离心，转速为 12 000r/min，时间为 5min，尽量弃去上清液；室温干燥 5min。加入 20μl 用 DEPC 处理的 ddH$_2$O 溶解 RNA 样品。

将已提取的基因组总 RNA 2μl 加至核酸蛋白检测仪的检测孔中，检测其浓度和纯度。因为 RNA 纯品在 OD$_{260}$ 处有显著吸收峰，RNA 浓度（ng/μl）=OD$_{260}$×40×稀释倍数；检测后选择 OD$_{260}$/OD$_{280}$ 的值在 1.7～2.1 的 RNA 作为继续下一步逆转录为 cDNA 实验的样本。

（2）THP-1 细胞总 RNA 逆转录为 cDNA：在这一步试验中我们使用的是宝生物工程（大连）有限公司生产的 cDNA 合成试剂盒。使用该试剂盒进行细胞总 RNA 逆转录需要两个步骤：首先是去除已经得到的基因组总 RNA 中可能混有的 DNA；然后加入逆转录酶及其他反应物完成反应。在此实验过程中，全部操作均在冰上完成，最后得到的 cDNA 样品置于 –20℃条件下保存。

第一步（去除基因组 DNA 反应）的反应体系：

gDNA Eraser	1μl
Total RNA	7μl
5×gDNA Eraser Buffer	2μl
Total	10μl

反应条件为温度 42℃，时间 2min。

第二步（逆转录反应）的反应体系：

PrimeScript RT Enzyme Mix I	1μl
RT Primer Mix	1μl
5×PrimeScript Buffer 2（for Real Time）	4μl
RNase Free dH$_2$O	4μl
步骤一所得的反应液	10μl
Total volume	20μl

反应条件为先温度 37℃，时间 15min，然后再温度 85℃，时间 5s。

3. QRT-PCR 检测试验

（1）查阅相关文献进行引物设计[57,58]

1）人 *β-actin* 基因扩增引物：

上游引物 F（5′-3′）：CAAGGCCAACCGCGAGAAGA

下游引物 R（5′-3′）：GGATAGCACAGCCTGGATAG

2）人 *IL-6* 基因扩增引物

上游引物 F（5′-3′）：ACTCACCTCTTCAGAACGAATTG

下游引物 R（5′-3′）：CCATCTTTGGAAGGTTCAGGTTG

3）人 *TNF-α* 基因扩增引物

上游引物 F（5′-3′）：CCTCTCTCTAATCAGCCCTCTG

下游引物 R（5′-3′）：GAGGACCTGGGAGTAGATGAG

（2）委托生工生物工程（上海）股份有限公司按照以上引物序列进行引物合成。依据这些引物的说明书使用 RNase-free dH₂O 将引物稀释为 10μmol/L，分装成小份置于–20℃条件下保存。

（3）QRT-PCR 反应：试验使用宝生物工程（大连）有限公司生产的 SYBR 荧光定量RT-PCR 反应配套试剂，所有操作均严格按照要求在冰上完成。每个样本的目的基因和内参基因均做 2 个复孔。

QRT-PCR 反应体系（20μl）：

SYBR®*Premix Ex Taq* Ⅱ（2×）	10μl
正向引物（10μmol/L）	0.8μl
反向引物（10μmol/L）	0.8μl
ROX Reference Dye（50×）	0.4μl
DNA 模板	2μl
RNase-free dH₂O	6μl
Total	20μl

QRT-PCR 反应条件：（两步法）

预变性	95℃	30s
PCR 反应	60℃	15s ⎫
	72℃	45s ⎬ 共40个循环
熔解	65℃至95℃	

（4）结果判定标准：SYBR Green 是一种双链 DNA 结合染料，在 PCR 反应过程中可能发生非特异地掺入，会导致假阳性结果出现，影响半定量计算结果。在一般 PCR 反应完成后增加一步熔解曲线检测，能够对 PCR 产物进行特异性的检测，可以用来确定不同的反应产物，包括非特异性产物。熔解曲线：随温度升高 DNA 的双螺旋结构降解程度的曲线。总的 DNA 双螺旋结构降解一半的温度称为熔解温度（T_m），不同序列的 DNA，T_m值不同。熔解曲线是在一般的 PCR 反应完成后进行，温度从 65℃升至 95℃，每升高单位温度，仪器会自动收集荧光信号，随着温度的升高，双链 DNA 的解链，荧光信号不断降低，在 T_m 值下降速度最快，将温度与荧光强度的变化求导，即得到特异序列 DNA 的熔解曲线。当一条熔解曲线只出现一个峰时，说明扩增产物特异性好；当一条熔解曲线出现多个峰时，说明 PCR 产物中存在非特异性扩增产物，QRT-PCR 检测结果不准确。

QRT-PCR 检测的结果是通过 Bio-Rad CFX96™ 软件得到的阈值循环数（cycle threshold，Ct），即 Ct 值。Ct 值是指每个反应管内的荧光信号达到设定的阈值时所经历的循环数。每个模板的 Ct 值与该模板的起始拷贝数的对数存在线性关系，起始拷贝数越多，Ct 值越小，反之亦然。当目的基因 Ct 值范围为 15～35，内参基因 Ct 值范围为 15～25 时，QRT-PCR 的检测结果可靠。试验结果利用 $2^{-\Delta\Delta Ct}$ 法进行相对定量分析。

4. 统计学处理　使用 GraphPad Prism6.0 专业统计软件进行数据的统计分析与作图，各组实验数据用均数±标准差进行统计描述，组间对比分析使用单因素方差分析统计。统计结果用 $P<0.05$ 表示差异有统计学意义，$P<0.01$ 表示差异有显著统计学意义；$P<0.001$ 表示差异有极显著统计学意义；$P>0.05$ 表示差异无统计学意义。

三、实 验 结 果

1. ISOF 对 rBmpA 导致的 THP-1 细胞分泌炎性因子 IL-6 的影响　对各试验组 QRT-PCR 检测炎性因子 IL-6 差异的统计分析结果如表 1-16 所示。

表 1-16　炎性因子 IL-6 的相对表达量（均数±标准差）

处理时间（h）	空白阴性对照组	DMSO 溶剂对照组	LPS 阳性对照组	rBmpA 处理组	ISOF 与 rBmpA 共同处理组
24	1±0	0.98±0.18	640.60±59.90	475.90±72.17	339.10±53.40
48	1±0	0.78±0.31	4.40±2.22	8.41±4.37	11.59±4.11
72	1±0	0.69±0.20	4.15±0.65	10.54±2.13	16.70±4.59

在 24h 处理试验中：DMSO 溶剂对照组炎性因子 IL-6 相对表达量的均值比空白阴性对照组的低，差异无统计学意义（$P>0.05$）；LPS 阳性对照组炎性因子 IL-6 相对表达量的均值比空白阴性对照组的高，差异有极显著统计学意义（$P<0.0001$）；rBmpA 处理组炎性因子 IL-6 相对表达量的均值比空白阴性对照组的高，差异有极显著统计学意义（$P<0.0001$）；ISOF 与 rBmpA 共同处理组炎性因子 IL-6 相对表达量的均值比空白阴性对照组的高，差异有极显著统计学意义（$P<0.0001$）；LPS 阳性对照组炎性因子 IL-6 相对表达量的均值比 rBmpA 处理组的高，差异有极显著统计学意义（$P<0.0001$）；LPS 阳性对照组炎性因子 IL-6 相对表达量的均值比 ISOF 与 rBmpA 共同处理组的高，差异有极显著统计学意义（$P<0.0001$）；rBmpA 处理组炎性因子 IL-6 相对表达量的均值比 ISOF 与 rBmpA 共同处理组的高，差异有极显著统计学意义（$P<0.001$）（图 1-11A）。

在 48h 处理试验中：DMSO 溶剂对照组炎性因子 IL-6 相对表达量的均值比空白阴性对照组的低，差异无统计学意义（$P>0.05$）；LPS 阳性对照组炎性因子 IL-6 相对表达量的均值比空白阴性对照组的高，差异无统计学意义（$P>0.05$）；rBmpA 处理组炎性因子 IL-6 相对表达量的均值比空白阴性对照组的高，差异有显著统计学意义（$P<0.01$）；ISOF 与 rBmpA 共同处理组炎性因子 IL-6 相对表达量的均值比空白阴性对照组的高，差异有极显著统计学意义（$P<0.0001$）；LPS 阳性对照组炎性因子 IL-6 相对表达量的均值比 rBmpA 处理组的低，差异无统计学意义（$P>0.05$）；LPS 阳性对照组炎性因子 IL-6 相对表达量的均值比 ISOF 与 rBmpA 共同处理组的低，差异有显著统计学意义（$P<0.01$）；rBmpA 处理组炎性因子 IL-6 相对表达量的均值比 ISOF 与 rBmpA 共同处理组的低，差异无统计学意义（$P>0.05$）（图 1-11B）。

在 72h 处理试验中：DMSO 溶剂对照组炎性因子 IL-6 相对表达量的均值比空白阴性对照组的低，差异无统计学意义（$P>0.05$）；LPS 阳性对照组炎性因子 IL-6 相对表达量的均值比空白阴性对照组的高，差异无统计学意义（$P>0.05$）；rBmpA 处理组炎性因子

IL-6 相对表达量的均值比空白阴性对照组的高，差异有极显著统计学意义（$P<0.0001$）；ISOF 与 rBmpA 共同处理组炎性因子 IL-6 相对表达量的均值比空白阴性对照组的高，差异有极显著统计学意义（$P<0.0001$）；LPS 阳性对照组炎性因子 IL-6 相对表达量的均值比 rBmpA 处理组的低，差异有显著统计学意义（$P<0.01$）；LPS 阳性对照组炎性因子 IL-6 相对表达量的均值比 ISOF 与 rBmpA 共同处理组的低，差异有极显著统计学意义（$P<0.0001$）；rBmpA 处理组炎性因子 IL-6 相对表达量的均值比 ISOF 与 rBmpA 共同处理组的低，差异有显著统计学意义（$P<0.01$）（图 1-11C）。

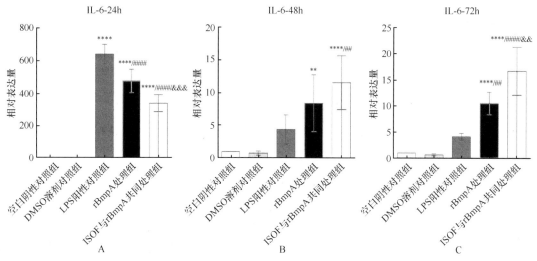

图 1-11　炎性因子 IL-6 相对表达量

注：相对表达量是通过 $2^{-\Delta\Delta Ct}$ 法计算得到的，图中短线代表标准差，每组的样本量为 5。**代表该组与空白阴性对照组的差异有显著统计学意义，$P<0.01$；****代表该组与空白阴性对照组的差异有极显著统计学意义，$P<0.0001$；##代表该组与 LPS 阳性对照组的差异有显著统计学意义，$P<0.01$；####代表该组与 LPS 阳性对照组的差异有极显著统计学意义，$P<0.0001$；&&代表该组与 rBmpA 处理组的差异有显著统计学意义，$P<0.01$；&&&代表该组与 rBmpA 处理组的差异有极显著统计学意义，$P<0.001$

2. ISOF 对 rBmpA 导致的 THP-1 细胞分泌炎性因子 TNF-α 的影响　对各试验组 QRT-PCR 检测炎性因子 TNF-α 差异的统计分析结果如表 1-17 所示。

表 1-17　炎性因子 TNF-α 的相对表达量（均数±标准差）

处理时间（h）	空白阴性对照组	DMSO 溶剂对照组	LPS 阳性对照组	rBmpA 处理组	ISOF 与 rBmpA 共同处理组
24	1±0	1.05±0.09	15.37±2.66	12.66±1.65	5.07±0.69
48	1±0	0.83±0.28	1.71±0.75	2.23±1.09	1.44±0.34
72	1±0	1.25±0.36	2.33±0.81	2.69±0.75	2.18±0.43

在 24h 处理试验中：DMSO 溶剂对照组炎性因子 TNF-α 相对表达量的均值比空白阴性对照组的高，但差异无统计学意义（$P>0.05$）；LPS 阳性对照组炎性因子 TNF-α 相对表达量的均值比空白阴性对照组的高，差异有极显著统计学意义（$P<0.0001$）；rBmpA 处理组炎性因子 TNF-α 相对表达量的均值比空白阴性对照组的高，差异有极显著统计学意义（$P<0.0001$）；ISOF 与 rBmpA 共同处理组炎性因子 TNF-α 相对表达量的均值比空白阴性对照组的高，差异有显著统计学意义（$P<0.01$）；LPS 阳性对照组炎性因子 TNF-α 相对表达量的均值比 rBmpA 处理组的高，但差异无统计学意义（$P>0.05$）；LPS 阳性对

照组炎性因子 TNF-α 相对表达量的均值比 ISOF 与 rBmpA 共同处理组的高，差异有极显著统计学意义（P＜0.0001）；rBmpA 处理组炎性因子 TNF-α 相对表达量的均值比 ISOF 与 rBmpA 共同处理组的高，差异有极显著统计学意义（P＜0.001）（图 1-12A）。

在 48h 处理试验中：DMSO 溶剂对照组炎性因子 TNF-α 相对表达量的均值比空白阴性对照组的低，但差异无统计学意义（P＞0.05）；LPS 阳性对照组炎性因子 TNF-α 相对表达量的均值比空白阴性对照组的高，但差异无统计学意义（P＞0.05）；rBmpA 处理组炎性因子 TNF-α 相对表达量的均值比空白阴性对照组的高，差异有统计学意义（P＜0.05）；ISOF 与 rBmpA 共同处理组炎性因子 TNF-α 相对表达量的均值比空白阴性对照组的高，但差异无统计学意义（P＞0.05）；LPS 阳性对照组炎性因子 TNF-α 相对表达量的均值比 rBmpA 处理组的低，但差异无统计学意义（P＞0.05）；LPS 阳性对照组炎性因子 TNF-α 相对表达量的均值比 ISOF 与 rBmpA 共同处理组的高，但差异无统计学意义（P＞0.05）；rBmpA 处理组炎性因子 TNF-α 相对表达量的均值比 ISOF 与 rBmpA 共同处理组的高，但差异无统计学意义（P＞0.05）（图 1-12B）。

在 72h 处理试验中：DMSO 溶剂对照组炎性因子 TNF-α 相对表达量的均值比空白阴性对照组的高，但差异无统计学意义（P＞0.05）；LPS 阳性对照组炎性因子 TNF-α 相对表达量的均值比空白阴性对照组的高，差异有显著统计学意义（P＜0.01）；rBmpA 处理组炎性因子 TNF-α 相对表达量的均值比空白阴性对照组的高，差异有极显著统计学意义（P＜0.001）；ISOF 与 rBmpA 共同处理组炎性因子 TNF-α 相对表达量的均值比空白阴性对照组的高，差异有统计学意义（P＜0.05）；LPS 阳性对照组炎性因子 TNF-α 相对表达量的均值比 rBmpA 处理组的低，但差异无统计学意义（P＞0.05）；LPS 阳性对照组炎性因子 TNF-α 相对表达量的均值比 ISOF 与 rBmpA 共同处理组的高，但差异无统计学意义（P＞0.05）；rBmpA 处理组炎性因子 TNF-α 相对表达量的均值比 ISOF 与 rBmpA 共同处理组的高，但差异无统计学意义（P＞0.05）（图 1-12C）。

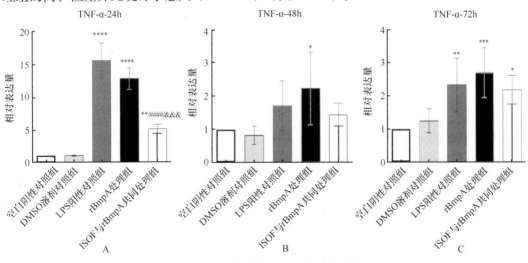

图 1-12　炎性因子 TNF-α 相对表达量

注：相对表达量是通过 $2^{-\Delta\Delta Ct}$ 法计算得到的，图中短线代表标准差，每组的样本量为 5。*代表该组与空白阴性对照组的差异有统计学意义，P＜0.05；**代表该组与空白阴性对照组的差异有显著统计学意义，P＜0.01；***代表该组与空白阴性对照组的差异有极显著统计学意义，P＜0.001；****代表该组与空白阴性对照组的差异有极显著统计学意义，P＜0.0001；####代表该组与 LPS 阳性对照组的差异有极显著统计学意义，P＜0.0001；&&&代表该组与 rBmpA 处理组的差异有极显著统计学意义，P＜0.001

第六节 讨 论

针对本章第二节实验结果，对抗体芯片结果统计分析得出，在送检的人 THP-1 细胞 24h 和 48h 细胞培养上清液样品中所测得的 38 种趋化因子中有 14 种在 rBmpA 刺激后发生了比较显著的变化（表 1-18）。

表 1-18 THP-1 细胞培养上清液中 14 种人趋化因子检测信号值相对倍数

	24h-阴性对照组	24h-LPS 阳性对照组	24h-rBmpA 低浓度处理组	24h-rBmpA 高浓度处理组	48h-阴性对照组	48h-LPS 阳性对照组	48h-rBmpA 低浓度处理组	48h-rBmpA 高浓度处理组
BLC	1	36.785	7.737	14.866	1	114.598	27.999	34.115
MIP-3b	1	32.576	13.526	30.447	1	45.999	20.365	30.436
TARC	1	16.891	12.217	19.301	1	3.792	2.429	2.853
I309	1	11.886	6.477	11.360	1	1.033	0.821	0.890
MCP-3	1	11.450	2.063	8.582	1	5.161	2.482	2.653
MCP-2	1	9.536	2.552	9.065	1	2.309	1.193	2.016
GROa	1	4.175	1.976	2.746	1	3.067	2.323	2.811
IP-10	1	3.690	2.375	4.612	1	1.937	2.226	1.693
ENA-78	1	1.000	1.000	1.000	1	3.534	11.348	20.357
PARC	1	1.372	5.560	2.559	1	0.634	1.124	0.454
MIP-3a	1	1.722	2.467	3.549	1	1.237	1.260	1.633
GRO	1	2.214	2.238	2.349	1	0.898	0.470	0.766
CXCL16	1	1.135	1.792	2.473	1	1.051	0.806	1.138
MIP-1a	1	1.620	1.849	2.133	1	0.813	1.238	1.059

从表 1-18 可以看出，在 rBmpA 刺激 THP-1 细胞后有多达 14 种的趋化因子都发生了相当大的表达量的变化。由此可见，rBmpA 的确可以刺激 THP-1 细胞产生趋化因子风暴。为进一步搞清趋化因子在 rBmpA 致莱姆关节炎中的作用机制，就要找出在产生的趋化因子风暴中最重要的趋化因子。结合本课题组宝福凯教授多年研究的经验，本实验选择 BLC（CXCL13）、ENA-78（CXCL5）和 I309（CCL1）这 3 种趋化因子作为下一步实验研究的对象。

针对第三节实验结果，在检测趋化因子 CXCL13 的实验中发现，在 rBmpA 刺激后 48h 趋化因子 CXCL13 的分泌量明显增加，与 LPS 刺激后 48h 分泌量明显增加的情况相似，但是 rBmpA 刺激后 24h 趋化因子 CXCL13 的分泌量增加并不明显，与 LPS 刺激后 24h 分泌量仍然增加明显的情况不同。从实验结果中还能看到，无论是 24h 还是 48h，高浓度的 rBmpA 刺激都会比低浓度的 rBmpA 刺激导致趋化因子 CXCL13 分泌的量多。结合现有的研究认识，即趋化因子 CXCL13 在肝、脾及淋巴结的表达很高，并且能够促进 B 淋巴细胞的迁移，所以本文认为莱姆螺旋体的表面蛋白 BmpA 会导致趋化因子 CXCL13 增多，增多情况在刺激 24h 就有发生，在刺激 48h 后明显增加，最终帮助促炎趋化因子风暴的产生。

在检测趋化因子 CXCL5 的实验中发现，rBmpA 刺激后 24h 与 LPS 刺激后 24h THP-1 细胞趋化因子 CXCL5 的分泌量都没有明显变化，但是 rBmpA 刺激后 48h 与 LPS 刺激后 48h THP-1 细胞分泌趋化因子 CXCL5 的量出现了明显大幅度的增加，并且 rBmpA 处理组的增加量更大。这说明莱姆螺旋体的表面蛋白 BmpA 也可以导致趋化因子 CXCL5 的增加。

从实验结果中还能看到，rBmpA 高浓度处理组的 rBmpA 浓度是 rBmpA 低浓度处理组 rBmpA 浓度的 2 倍，但是两组趋化因子 CXCL5 的量并没有增加那么多，这说明 rBmpA 的浓度在 20～40μg/ml 时，THP-1 细胞分泌趋化因子 CXCL5 的水平与 rBmpA 的浓度没有倍数关系。结合趋化因子 CXCL5 与炎症中性粒细胞迁移到伤口的位点有关的现有的研究认识，本文认为莱姆螺旋体的表面蛋白 BmpA 会导致趋化因子 CXCL5 在刺激 48h 后增多，促进了促炎趋化因子风暴的产生。

在检测趋化因子 CCL1 的实验中发现，rBmpA 刺激后 24h 与 LPS 刺激后 24hTHP-1 细胞趋化因子 CCL1 的浓度都有所增加，但是 rBmpA 处理组的增加量没有统计学意义，尚不能判断 rBmpA 刺激 24h 后趋化因子 CCL1 的分泌量会增加。在实验结果中还可以看到 rBmpA 刺激后 48h 与 LPS 刺激后 48h THP-1 细胞分泌趋化因子 CCL1 的量出现了明显大幅度的增加，而且 rBmpA 高浓度处理组（40μg/ml）趋化因子 CCL1 的分泌量（139 879 pg/ml）约是 rBmpA 低浓度处理组（20μg/ml）趋化因子 CCL1 的分泌量（75 756 pg/ml）的 2 倍。这些实验结果说明 rBmpA 能够刺激 THP-1 细胞产生趋化因子 CCL1，而且在浓度为 20～40μg/ml 时，趋化因子 CCL1 的分泌水平与 rBmpA 的浓度有倍数关系。结合关于趋化因子 CCL1 的已有认识，即 CCL1 为在活化的 T 细胞系中表达的基因，由多种细胞（包括淋巴细胞、朗格汉斯细胞、单核细胞、肥大细胞、内皮细胞和上皮细胞）分泌，参与调节性 T 细胞的迁移，本文认为，莱姆螺旋体的表面蛋白 BmpA 会导致趋化因子 CCL1 在刺激 48h 后增多，会促进促炎趋化因子风暴的产生。

从以上实验检测结果讨论可以得知，在 rBmpA 的作用下，THP-1 细胞会分泌趋化因子 CXCL13、CXCL5 和 CCL1，并且在刺激后都会出现分泌量明显增加的情况，结合 CXCL13、CXCL5 和 CCL1 参与调节炎性细胞迁移的已有认识，本文认为莱姆螺旋体的表面蛋白 BmpA 会导致促炎趋化因子风暴的产生。

第四节实验是通过 QRT-PCR 法在基因表达水平上检测 rBmpA 对 THP-1 细胞分泌趋化因子的作用影响。在对 THP-1 细胞中趋化因子 CXCL13 的基因表达的半定量检测中发现，在 rBmpA 刺激后 24h，趋化因子 CXCL13 的基因表达量就已经出现了增加的情况，而在第二节检测趋化因子 CXCL13 分泌量的实验中，在 rBmpA 刺激后 24h 其分泌量还未发生明显变化。这说明 rBmpA 对 THP-1 细胞产生趋化因子 CXCL13 的影响早在刺激后 24h 就已经发生，但是此时的变化发生在基因转录的阶段。在本部分实验结果中还可以看到，在 rBmpA 刺激后 48h，趋化因子 CXCL13 的基因表达量仍然维持在一个高的水平上，所以可以凭此预测在 rBmpA 刺激后 72h 趋化因子 CXCL13 的分泌量仍然会比较高。对比 LPS 刺激的阳性对照实验还可以看出，rBmpA 对 THP-1 细胞产生趋化因子 CXCL13 的影响力不及 LPS，但二者都是在刺激发生后 24h 就有作用，而且作用持续影响至 48h 以后。在 rBmpA 高低浓度刺激的对比实验中还可以看出，高浓度的 rBmpA 会对 THP-1 细胞产生趋化因子 CXCL13 有更大的作用。

在对 THP-1 细胞中趋化因子 CXCL5 的基因表达的半定量检测中发现，在 rBmpA 刺激后 24h 趋化因子 CXCL5 的基因表达量出现了明显的增加，对比第二节中在 rBmpA 刺激后 24h THP-1 细胞分泌趋化因子 CXCL5 变化不明显的实验结果，说明 rBmpA 对 THP-1 细胞产生趋化因子 CXCL5 的作用在刺激后 24h 就已经发生，但是在刺激 24h 后的变化是发生在基因转录的阶段。观察 rBmpA 刺激后 48h 的实验结果，可以发现趋化因子 CXCL5 的基因表达量虽然比阴性对照组的高，但是增加量已经变小，凭此可以预测在 rBmpA 刺激后 72h 趋化因子 CXCL5 的分泌量会增加,但是增加幅度会减小。对比 LPS 刺激的阳性对照实验还可以看出,在刺激后 24h rBmpA 对 THP-1 细胞产生趋化因子 CXCL5 的影响力不及 LPS,但是在刺激后 48h 二者的作用都在减弱,并且二者差别不大。对比高低浓度 rBmpA 对 THP-1 细胞产生趋化因子 CXCL5 的作用的实验结果,不能发现二者有明显差别,说明 THP-1 细胞在产生趋化因子 CXCL5 的机制中还有其他限制条件,这些限制条件导致了 rBmpA 浓度增加而 THP-1 细胞在产生趋化因子 CXCL5 不能相应增加的实验现象。

在对 THP-1 细胞中趋化因子 I309 的基因表达的半定量检测中发现,在 rBmpA 刺激后 24h 趋化因子 I309 的基因表达量出现了增加,但不及 LPS 刺激后 24h 趋化因子 I309 的基因表达量的增加幅度,对比第二节中趋化因子 I309 的分泌量变化情况,可以发现 LPS 的刺激作用发生得更早、强度也更高,但是 rBmpA 在刺激后 24h 也已经有效果产生,只是仅发生在基因转录阶段。观察刺激后 48h 趋化因子 I309 的基因表达量的实验结果可以看到,此时 rBmpA 组的刺激效果已经与 LPS 组相差无几,说明 rBmpA 对 THP-1 细胞产生趋化因子 I309 的作用在刺激发生后是逐渐增强的,凭此还可以预测在 rBmpA 刺激后 72h 趋化因子 I309 的分泌量仍然会在一个很高的水平。对比高低浓度 rBmpA 对 THP-1 细胞产生趋化因子 I309 的作用的实验结果,二者没有非常明显的差别,说明在 rBmpA 影响 THP-1 细胞在产生趋化因子 I309 的机制中有对高浓度 rBmpA 产生更大影响的限制条件。

第五节实验是通过 QRT-PCR 法在基因表达水平上检测 ISOF 对 rBmpA 导致的 THP-1 细胞分泌炎性因子的抑制作用。在对 THP-1 细胞中炎性因子 IL-6 的基因表达的半定量检测中发现,在 24h 时间点时,DMSO 溶剂对照组与空白阴性对照组的炎性因子 IL-6 的基因表达量相差无几,而 LPS 阳性对照组、rBmpA 处理组及 ISOF 与 rBmpA 共同处理组的炎性因子 IL-6 的基因表达都有不同程度的增高,其中 LPS 阳性对照组的增高最高,rBmpA 和 ISOF 共同处理组的增高最低。该实验结果说明:第一,rBmpA 能够刺激 THP-1 细胞分泌炎性因子 IL-6;第二,ISOF 能够减弱 rBmpA 对 THP-1 细胞分泌炎性因子 IL-6 的作用。观察 48h 和 72h 的 IL-6 的基因表达的半定量检测结果可以看出,无论是 LPS 阳性对照组还是 rBmpA 处理组抑或 rBmpA 和 ISOF 共同处理组的炎性因子 IL-6 的基因表达都较 24h 时间点有所下降,说明在 24h 之后它们对 THP-1 细胞分泌炎性因子 IL-6 的作用下降。统计结果发现,刺激后 72h rBmpA 处理组炎性因子 IL-6 相对表达量的均值比 ISOF 与 rBmpA 共同处理组的低,这个结果出乎预料,其提示可能 ISOF 在作用时间延长至 72h 后会出现促进 rBmpA 对 THP-1 细胞分泌炎性因子 IL-6 的作用,但是这个问题还有待研究确定。

观察 THP-1 细胞中炎性因子 TNF-α 的基因表达的半定量检测的结果可以得出,在刺激后 24h,DMSO 溶剂对照组与空白阴性对照组的炎性因子 TNF-α 的基因表达量差异没有统计学意义,说明溶剂 DMSO 没有对 THP-1 细胞产生影响;而 LPS 阳性对照组、rBmpA 处理组及 ISOF 与 rBmpA 共同处理组的炎性因子 TNF-α 的基因表达量都有不同程度的增高,其中 LPS 阳性对照组的增高最明显,ISOF 与 rBmpA 共同处理组的增高最不明显,这说明 rBmpA 与 LPS 一样会导致 THP-1 细胞产生炎性因子 TNF-α,而 ISOF 能够减弱 rBmpA 对 THP-1 细胞分泌炎性因子 TNF-α 的作用;观察 48h 的 TNF-α 的基因表达半定量检测结果可以得出,各实验组的炎性因子 TNF-α 基因的表达量都较 24h 降低了不少,说明在 24h 之后它们对 THP-1 细胞分泌炎性因子 TNF-α 的作用下降。观察 72h 的 TNF-α 的基因表达半定量检测结果可以得出,rBmpA 与 LPS 仍然在影响着炎性因子 TNF-α 的基因表达量,但是 ISOF 减弱 rBmpA 对 THP-1 细胞分泌炎性因子 TNF-α 的作用不再明显。

第七节　结　论

第二节实验采用 RayBiotech 人趋化因子抗体芯片高通量检测法对 rBmpA 作用后 THP-1 细胞 24h 和 48h 细胞培养上清液中 38 种趋化因子的分泌水平进行了检测。结果显示：38 种趋化因子中的 14 种均出现在 rBmpA 刺激处理后表达量发生较大的变化。抗体芯片检测的结果结合本课题组宝福凯教授多年对莱姆关节炎发病机制的研究经验，为进一步弄明白在 rBmpA 致莱姆关节炎中趋化因子的作用机制，我们选择了 BLC（CXCL13）、ENA-78（CXCL5）和 I309（CCL1）这 3 种趋化因子作为后续实验的研究对象。

第三节实验采用 ELISA 法检测 rBmpA 作用后人 THP-1 细胞趋化因子 CXCL13、CXCL5 和 CCL1 的分泌量，结果显示这 3 种趋化因子的分泌量都有明显升高。综合本部分所述，结论为莱姆病螺旋体的表面蛋白 BmpA 能够促进 THP-1 细胞分泌趋化因子 CXCL13、CXCL5 和 CCL1，这 3 种趋化因子是促炎趋化因子风暴的产生机制中的重要内容。

第四节实验采用 QRT-PCR 法检测 rBmpA 作用后人 THP-1 细胞产生趋化因子 CXCL13、CXCL5 和 CCL1 的基因表达变化情况。实验结果发现，在 rBmpA 刺激后 THP-1 细胞产生趋化因子 CXCL13、CXCL5 和 CCL1 的基因表达量都发生了明显的增加。结合现有的趋化因子 CXCL13 能够促进 B 淋巴细胞的迁移、CXCL5 与炎症中性粒细胞迁移到伤口的位点有关及 CCL1 参与调节性 T 细胞的迁移等认识，本部分结论认为莱姆螺旋体的表面蛋白 BmpA 能够促进 THP-1 细胞产生趋化因子 CXCL13、CXCL5 和 CCL1，从而验证这 3 种趋化因子是促炎趋化因子风暴的产生机制中的重要内容。

第五节实验采用 QRT-PCR 法检测 ISOF 对 rBmpA 作用后人 THP-1 细胞产生炎性因子 IL-6 和 TNF-α 的基因表达变化情况。实验结果发现在 rBmpA 刺激后 THP-1 细胞产生炎性因子 IL-6 和 TNF-α 的基因表达量都发生了明显的增加，而且 ISOF 对抑制 rBmpA 刺激 THP-1 细胞产生炎性因子 IL-6 和 TNF-α 有明显的作用。综合本部分实验，ISOF 对 rBmpA 导致的 THP-1 细胞分泌炎性因子有明显的抑制作用，ISOF 具备治疗莱姆关节炎的潜能。

参 考 文 献

[1] Steere AC. Lyme disease. New England J Med, 2001, 345（2）: 115-125.
[2] Aguero-Rosenfeld ME, Wang G, Schwartz I, et al. Diagnosis of Lyme borreliosis. Clinical Microbiol Reviews, 2005, 18（3）: 484-509.
[3] 宝福凯，柳爱华. 伯氏疏螺旋体与莱姆病研究进展.热带医学杂志, 2007, 7（11）: 1125-1127.
[4] 艾承绪，温玉欣，张永国，等. 黑龙江省海林县林区莱姆病的流行病学调查.中国公共卫生, 1987, 6（2）: 82-85.
[5] 张哲夫，万康林，张金声，等. 我国莱姆病的流行病学和病原学研究. 中华流行病学杂志.1997, 18（1）: 8-11.
[6] Sternbach G, Dibble CL,Burgdorfer W.Lyme disease. The Journal of emergency medicine, 1996, 14（5）: 631-634.
[7] 宝福凯，柳爱华，马海滨，等. 莱姆关节炎发病机理研究进展. 中国病原生物学杂志, 2009, 4（5）: 380-382, 386.
[8] 张哲夫. 中国莱姆病研究的进展. 中华流行病学杂志, 1999, 20（5）: 15-18.
[9] 许荣满，郭天宇. 莱姆病媒介和宿主动物研究进展. 寄生虫与医学昆虫学报.1998, 5（1）: 59-63.
[10] 李静，梁张，宝福凯，等. 莱姆病流行病学研究进展. 中国热带医学, 2013, 113（8）: 1035-1038.
[11] 于大川，朱东强，戴炜. 伯氏疏螺旋体多次传代后形态变化的图像定量分析. 白求恩医科大学学报, 1997, 23（1）: 40-41.
[12] Evans J. Lyme disease. Current Opinion in Rheumatology, 2000, 12（4）: 311-317.
[13] Fraser CM, Casjens S, Huang WM, et al. Genomic sequence of a Lyme disease spirochaete, *Borrelia burgdorferi*. Nature, 1997, 390（6660）: 580-586.
[14] Casjens SR, Mongodin EF, Qiu WG, et al. Genome stability of Lyme disease spirochetes: comparative genomics of *Borrelia burgdorferi* plasmids. PloS one, 2012, 7（3）: e33280.

[15] 李牧青，王建辉，张哲夫. 中国莱姆病螺旋体质粒分析. 中国媒介生物学及控制杂志，1994，5（3）：203-206.

[16] 张哲夫. 莱姆病的研究近况. 临床内科杂志，1999，16（4）：16-19.

[17] Berland R，Fikrig E，Rahn D，et al. Molecular characterization of the humoral response to the 41-kilodalton flagellar antigen of *Borrelia burgdorferi*，the Lyme disease agent. Infection and Immunity，1991，59（10）：3531-3535.

[18] Yang X，Izadi H，Coleman AS，et al. *Borrelia burgdorferi* lipoprotein BmpA activates pro-inflammatory responses in human synovial cells through a protein moiety. Microbes and Infection，2008，10（12-13）：1300-1308.

[19] Schmit VL，Patton TG，Gilmore RD，Jr. Analysis of *Borrelia burgdorferi* Surface Proteins as Determinants in Establishing Host Cell Interactions. Frontiers in Microbiology，2011，2：141.

[20] Eshoo MW，Crowder CC，Rebman AW，et al. Direct molecular detection and genotyping of *Borrelia burgdorferi* from whole blood of patients with early Lyme disease. PLoS One，2012，7（5）：e36825.

[21] Eicken C，Sharma V，Klabunde T，et al. Crystal structure of Lyme disease antigen outer surface protein C from *Borrelia burgdorferi*. The Journal of biological chemistry，2001，276（13）：10010-10015.

[22] Pal U，Yang X，Chen M，et al. OspC facilitates *Borrelia burgdorferi* invasion of Ixodes scapularis salivary glands. Journal Clinical Investigation，2004，113（2）：220-230.

[23] Ramamoorthi N，Narasimhan S，Pal U，et al. The Lyme disease agent exploits a tick protein to infect the mammalian host. Nature，2005，436（7050）：573-577.

[24] Grimm D，Tilly K，Byram R，et al. Outer-surface protein C of the Lyme disease spirochete：a protein induced in ticks for infection of mammals. Proc National Acad Sci USA，2004，101（9）：3142-3147.

[25] 宝福凯，赖名耀，张云波，等. 伯氏疏螺旋体膜蛋白 BmpA 研究进展. 生命科学研究，2012，16（5）：462-465.

[26] Simpson WJ，Schrumpf ME，Schwan TG. Reactivity of human Lyme borreliosis sera with a 39-kilodalton antigen specific to *Borrelia burgdorferi*. J Clin Microbiol，1990，28（6）：1329-1337.

[27] Simpson WJ，Cieplak W，Schrumpf ME，et al. Nucleotide sequence and analysis of the gene in *Borrelia burgdorferi* encoding the immunogenic P39 antigen. FEMS Microbiol letters，1994，119（3）：381-387.

[28] Verma A，Brissette CA，Bowman A，et al. *Borrelia burgdorferi* BmpA is a laminin-binding protein. Infection and Immunity，2009，77（11）：4940-4946.

[29] Bryksin AV，Godfrey HP，Carbonaro CA，et al. *Borrelia burgdorferi* BmpA，BmpB，and BmpD proteins are expressed in human infection and contribute to P39 immunoblot reactivity in patients with Lyme disease. Clin Diagnostic Lab Immunol，2005，12（8）：935-940.

[30] Feder HM，Jr.，Johnson BJ，O'Connell S，et al. A critical appraisal of "chronic Lyme disease". New England J Med，2007，357（14）：1422-1430.

[31] 宝福凯，Fikerig E. 伯氏螺旋体在小鼠宿主中的关节特异性转录谱（英文）. 科技通报，2008，24（6）：832-838，846.

[32] Pal U，Wang P，Bao F，et al. *Borrelia burgdorferi* basic membrane proteins A and B participate in the genesis of Lyme arthritis. J Exp Med，2008，205（1）：133-141.

[33] 宝福凯，赖名耀，文霞，等. 莱姆病螺旋体优势抗原 BmpA 分子克隆、高效表达与亚细胞定位. 中国病原生物学杂志，2012，7（11）：801-806.

[34] 汪玉娇，宝福凯，柳爱华. Toll 样受体和趋化因子与莱姆关节炎发病的相关性. 中国热带医学，2012，12（11）：1412-1415.

[35] Brown CR，Blaho VA，Loiacono CM. Susceptibility to experimental Lyme arthritis correlates with KC and monocyte chemoattractant protein-1 production in joints and requires neutrophil recruitment via CXCR2. J Immunol，2003，171（2）：893-901.

[36] Strle K，Shin JJ，Glickstein LJ，et al. Association of a Toll-like receptor 1 polymorphism with heightened Th1 inflammatory responses and antibiotic-refractory Lyme arthritis. Arthritis Rheumatism，2012，64（5）：1497-1507.

[37] Wang X，Ma Y，Yoder A，et al. T cell infiltration is associated with increased Lyme arthritis in TLR2-/- mice. FEMS Immunol Med Microbiol，2008，52（1）：124-133.

[38] Shin JJ，Strle K，Glickstein LJ，et al. *Borrelia burgdorferi* stimulation of chemokine secretion by cells of monocyte lineage in patients with Lyme arthritis. Arthritis Research Therapy，2010，12（5）：R168.

[39] Singh SK，Girschick HJ. Toll-like receptors in *Borrelia burgdorferi*-induced inflammation. Clin Microbiol Infection，2006，12（8）：705-717.

[40] Dennis VA，Dixit S，O'Brien SM，et al. Live *Borrelia burgdorferi* spirochetes elicit inflammatory mediators from human monocytes via the Toll-like receptor signaling pathway. Infection and Immunity，2009，77（3）：1238-1245.

[41] Bernardino AL，Myers TA，Alvarez X，et al. Toll-like receptors：insights into their possible role in the pathogenesis of lyme

neuroborreliosis. Infection and Immunity. 2008，76（10）：4385-4395.

[42] Li JM，Isler P，Dayer JM，et al. Contact-dependent stimulation of monocytic cells and neutrophils by stimulated human T-cell clones. Immunology，1995，84（4）：571-576.

[43] 张萃. LPS 等丝裂原所致 THP-1 细胞活化增殖的优化因素. 山西医科大学学报，2010，41（3）：222-224.

[44] 王宗玉，吴大刚. 我国毛喉鞘蕊花的发掘与研究进展. 天然产物研究与开发，1995，7（2）：73-75.

[45] 陈植和，王新华，马国义，等. 滇产毛喉鞘蕊花提取成分的药理作用. 昆明医学院学报，1991，12（1）：19-22.

[46] 陈植和，王新华. 毛喉鞘蕊花乙酸乙酯提取物对呼吸道平滑肌的解痉作用. 昆明医学院学报，1990，11（3）：1-3.

[47] 单玉培，孔令义. 毛喉鞘蕊花中的萜类成分. 中国天然药物，2006，4（4）：271-274.

[48] 沈云亨，姚春所，董旭俊，等. 毛喉鞘蕊花化学及生理活性研究进展. 天然产物研究与开发，2005，17（3）：358-361.

[49] 夏伟，刘江. 毛喉鞘蕊花的研究进展. 云南中医中药杂志，2012，33（7）：64-67.

[50] 强东进，张敏，陈国珍，等. 滇产毛喉鞘蕊花提取成分对缓激肽诱导豚鼠肺微血管渗漏的影响. 昆明医学院学报，2008，29（5）：29-32.

[51] Yang W，Qiang D，Zhang M，et al. Isoforskolin pretreatment attenuates lipopolysaccharide-induced acute lung injury in animal models. International Immunopharmacology，2011，11（6）：683-692.

[52] 张爱英，尹成增，赵元顺，等. 蛋白芯片研究进展. 中国医学装备，2014，11（S1）：150-151.

[53] 郭志刚，吴平生，李建华，等. 巨噬细胞 ABCA1 对 Ox-LDL 诱导的炎症因子的调节及其意义. 中山大学学报（医学科学版），2007，28（1）：6-10.

[54] Biswas S，Sengupta S，Roy Chowdhury S，et al. CXCL13-CXCR5 co-expression regulates epithelial to mesenchymal transition of breast cancer cells during lymph node metastasis. Breast Cancer Research Treatment，2014，143（2）：265-276.

[55] Almine JF，Wise SG，Hiob M，et al. Elastin sequences trigger transient proinflammatory responses by human dermal fibroblasts. FASEB Journal，2013，27（9）：3455-3465.

[56] Jun KJ，Lee MJ，Shin DC，et al. Identification of CCL1 as a Gene Differentially Expressed in CD4 T Cells Expressing TIM-3. Immune Network，2011，11（4）：203-209.

[57] Winner M，Leng L，Zundel W，et al. Macrophage migration inhibitory factor manipulation and evaluation in tumoral hypoxic adaptation. Methods in Enzymol，2007，435：355-369.

[58] Mu Z，Liu X，Zhao Y，et al. Cytotoxic effects of sodium dodecyl benzene sulfonate on human keratinocytes are not associated with proinflammatory cytokines expression. Chinese Medical Journal，2014，127（21）：3777-3781.

第二章 BmpA 通过特定 TLRs 刺激 THP-1 细胞产生促炎趋化因子的研究

第一节 概　　述

伯氏疏螺旋体基因组是螺旋体科不同属螺旋体基因组中较小的，但是含有较多的蛋白编码基因，特别是含有多达 150 个脂蛋白编码基因。伯氏疏螺旋体外膜富含脂质和大量的脂蛋白，螺旋体外膜表面蛋白（outer surface protein，Osp）种类繁多，如 OspA、OspB、OspC 到 OspF[1]。伯氏疏螺旋体内蛋白大小多在 20～100 kDa。其主要的致病性功能蛋白按分子质量从小到大依次为 OspC（20～25 kDa）、OspA（30～32 kDa）、OspB（34～36 kDa）、膜脂蛋白 A *（Borrelia* membrance protein A，BmpA）和膜脂蛋白 B（*Borrelia* membrance protein B，BmpB）、鞭毛蛋白（41 kDa）等[2]。

膜蛋白在伯氏疏螺旋体的毒性、传播及蜱虫体内的存活方面起着重要的作用。伯氏疏螺旋体在未吸血的硬蜱肠道中表达 OspA、OspB 和 OspD，以延长吸血间隙在蜱体内的停留时间[3, 4]。当蜱虫叮咬哺乳类宿主吸血时，位于蜱肠中的螺旋体开始迅速增殖并终止自身表面 OspA 的表达，同时上调表达 OspC，随后螺旋体迁移至蜱唾液腺。OspA 和 OspB 有着高度的序列相似性，OspA 促进螺旋体对肠蜱肠上皮细胞 TROSPA 蛋白的黏附，OspB 对螺旋体在蜱肠的黏附定植也有一定的作用[5, 6]。OspC 具有很强的抗原性，能与一种蜱唾液腺分泌蛋白（salivary protein 15 kDa，Slp15）特异性结合，有效保护伯氏疏螺旋体免受宿主补体杀伤，削弱树突细胞的功能[7]。

早期研究者发现患者血清中的抗体能与伯氏疏螺旋体的一种分子质量为 39 kDa 的蛋白结合，故将其命名为 P39，其是 *bmpA* 基因编码的主要抗原[8, 9]。我们此前发现，伯氏疏螺旋体感染的小鼠关节中存在独特的基因表达谱，其中 *bmpA/B* 基因的表达是上调的[10]。Pal 等[11] 发现敲除 *bmpA* 或 *bmpA/B* 基因的伯氏疏螺旋体仍有感染小鼠的能力，但 *bmpA* 突变株引起关节炎的能力显著下降，*bmpA/B* 突变株不能引起关节炎。向突变株敲入相应野生型 *bmpA* 或 *bmpA/B* 基因后，伯氏疏螺旋体恢复了致关节炎能力。Yang 等[12] 研究发现 BmpA 可以启动激活关节滑膜细胞的炎症反应，通过激活 NF-κB 和 p38MAP 激酶信号通路引起 TNF-α 和 IL-1β 促炎因子的释放，从而启动炎症反应。本实验室前期的一系列研究发现，在体内，BmpA 蛋白注射小鼠关节可引起明显的关节炎。在体外，重组 BmpA 强力刺激免疫细胞产生炎性细胞因子和趋化因子，莱姆螺旋体 BmpA 与莱姆关节炎的发生发展密切相关。

从目前研究情况看，趋化因子可能在伯氏疏螺旋体诱导的莱姆关节炎中起着十分重要的作用[13]。Brown 等[14] 对小鼠关节接种伯氏疏螺旋体后，比较了关节炎易感小鼠与耐受小鼠分泌的炎症相关细胞因子（包括促炎细胞因子、抗炎细胞因子和趋化因子），结果表明中性粒细胞趋化因子 CXCL1 和单核巨噬细胞趋化因子 CCL2 在关节炎易感小鼠中过表达，从而引起中性粒细胞和单核巨噬细胞在关节组织的浸润，引起关节炎的发生。Strle 等[15] 对莱姆关节炎患者的关节液样本中细胞因子和趋化因子水平进行分析，发现抗生素耐药患者趋化因子和细胞因子水平明显高于抗生素敏感患者。

　　Toll 样受体（Toll-like receptors，TLRs）是一组在天然免疫系统中发挥重要作用的 I 型跨膜糖蛋白，属模式识别受体，在白细胞（巨噬细胞、树突细胞、NK 细胞）、淋巴细胞、非免疫细胞（上皮细胞、内皮细胞、成纤维细胞）表面均有表达。目前，哺乳动物 Toll 样受体家族成员已确认的至少有 10 个。其配体包括各种不同来源的疾病相关分子模式（pathogen-associated molecules pattern，PAMP），如三乙酰脂蛋白、肽聚糖、脂多糖各种蛋白及核酸等来源于病原体的具有保守结构的分子[16]。Toll 样受体与免疫原性伯氏疏螺旋体外膜蛋白之间的相互作用在莱姆病发病机制的初始阶段中起着重要的作用[17]。一些伯氏疏螺旋体的外膜蛋白可被 Toll 样受体识别。尤其是 TLR1 和 TLR2 被认为是与莱姆病最密切相关的 Toll 样受体[18]。伯氏疏螺旋体可通过激活 TLR1/TLR2 诱导 THP-1 细胞产生趋化因子，还能激活猴小胶质细胞、星形胶质细胞 TLR1、TLR2、TLR5 产生促炎趋化因子，这可能与莱姆神经炎的发生相关[19, 20]。伯氏疏螺旋体的识别、固有免疫系统的激活、促炎细胞因子的产生、宿主适应性反应的调节均是由 Toll 样受体引发的。

　　莱姆关节炎的发生是固有免疫和适应性免疫共同参与的结果，Toll 样受体作为连接固有免疫和适应性免疫的桥梁，与相应配体结合后，可通过一系列信号转导环节引发下游促炎信号级联反应，最终活化 NF-κB，诱发致炎趋化因子风暴，启动固有免疫应答和炎症反应。Toll 样受体和趋化因子在莱姆关节炎的致病机制中可能发挥重要作用[17]。

第二节　rBmpA 的表达纯化鉴定及 THP-1 的培养

　　我们的实验室成功构建了表达载体为 pGEX-6P1-bmpA 的重组大肠杆菌表达系统，该系统能够高效表达重组 BmpA（rBmpA）。实验所用人单核巨噬细胞株 THP-1 为悬浮生长细胞。本部分实验旨在提取高质量的 rBmpA 并研究人单核巨噬细胞细胞株 THP-1 细胞的体外培养方法，同时探索其在 96 孔、6 孔培养板上的适宜培养浓度，为后面几部分的研究奠定基础。

一、rBmpA 蛋白的表达、纯化和鉴定

（一）实验仪器及试剂

1. 实验仪器（表 2-1）

表 2-1　实验仪器

仪器名称	厂商
Heal Force 水净化系统 NW10VF	上海 Canrex Analytic 器械有限公司
立式压力灭菌锅	上海博迅实业有限公司
梅特勒-托利多电子分析天平	上海垒固仪器有限公司
海尔立式 4℃冰箱	青岛海尔特种电冰柜有限公司
中科美菱−86℃卧式冰箱	广州市深华实验仪器设备有限公司
Thermo Scientific 立式低温冰箱	Thermo Scientific 公司
Airtech 超净工作台	苏净集团苏州安泰空气技术有限公司
恒温振荡器	上海赫田科学仪器有限公司
Unico 7200 分光光度仪	北京华威兴业科技有限公司
制冰机	凯利制冷设备有限公司

续表

仪器名称	厂商
多用途旋转摇床 QB-206	海门市其林贝尔仪器有限公司
水平摇床	沃德生物医学仪器公司
IKA C-MAG 电磁炉	海门市其林贝尔仪器有限公司
BioRad Econo-pac column 过滤柱	美国 Bio-Rad 公司
Heal Force 低温离心机 Neofuge 13R	力康生物医疗科技控股有限公司
超声波细菌破碎机	宁波新芝生物技术股份有限公司
低速离心机 LC-4012	科大创新股份有限公司中佳分公司
恒温培养箱	赛飞中国有限公司
pH 计	科大创新股份有限公司中佳分公司
微量核酸蛋白检测仪	美国 ACTGene 公司
Baygene 600i 电泳仪	北京百晶生物技术有限公司
BioRad 凝胶成像仪	美国 Bio-Rad 公司
0.22μm 滤器	美国 Millipore 公司
2ml 离心管	Corning，New York
50ml 离心管	Corning，New York
250ml 烧瓶	四川蜀玻（集团）有限公司
1L 的烧瓶	四川蜀玻（集团）有限公司
一次性使用塑料培养皿 90mm	浙江柏美特医用塑料有限公司
微量移液器	Gilson 公司

2. 主要试剂（表 2-2）

表 2-2 主要试剂

试剂名称	厂商
重组大肠杆菌	宝福凯实验室自有
氨苄西林	北京鼎国生物技术有限公司
Triton × 100	美国 GE 公司
50% Glutathione Sepharose 4B（结合树脂）	美国 GE 公司
Pre-Scission proteinase（蛋白酶）	美国 GE 公司
4×Protein SDS PAGE Loading BufferProtein Marker（上样缓冲液）	宝生物工程（大连）有限公司
G250 考马斯亮蓝快速染色液	福州贝尔曼生物技术有限公司
胰蛋白胨（tryptone）	英国 OXOID 公司
酵母提取物（yeast extract）	英国 OXOID 公司
NaCl	天津欧博凯化工有限公司
NaOH	汕头市西陇化工厂有限公司
ddH_2O	
琼脂粉（Agar）	北京鼎国生物技术有限公司
IPTG	北京鼎国生物技术有限公司
Na_2HPO_4	美国 INALCO 公司
NaH_2PO_4	天津市风船化学试剂科技有限公司
1mol/L Tris-HCl	天津市风船化学试剂科技有限公司
$Na_2EDTA \cdot 2H_2O$	碧云天生物科技公司
二硫苏木糖（DTT）	天津市北辰方正试剂厂
BioRad 预制胶	美国 INALCO 公司
Tris base	美国 Bio-Rad 公司
甘氨酸（Glycine）	美国 Seaskybio 公司
十二烷基硫酸钠（SDS）	北京鼎国生物技术有限公司
过硫酸铵（APS）	美国 Sigma 公司
TEMED	

3. 溶液配制

（1）2mol/L NaOH 20ml：①取 16ml ddH₂O、1.6g NaOH 小心加入塑料烧杯中，轻缓搅拌；②充分溶解后用 ddH₂O 定容至 20ml；③密封好后室温保存。

（2）氨苄西林（Amp）100mg/ml：①取 5g 氨苄西林、40ml ddH₂O 于 50ml 的离心管内；②溶解后定容至 50ml；③0.22μm 滤器过滤，1ml/份，−20℃保存。

（3）LB/Amp 平板培养基 100ml：①称取胰蛋白胨 1g、酵母提取物 0.5g、NaCl 1g 置于 100 ml 烧杯中；②加 ddH₂O 80ml 搅拌至溶解；③滴加 2mol/L NaOH，调节 pH 至 7.0；④加 ddH₂O 定容至 100 ml，再加入 1.5 g Agar 并搅拌使其完全溶解；⑤高温高压灭菌后，待温度降至 60℃左右，加入 100μl 100mg/ml 氨苄西林充分混匀；⑥30 ml/90mm 培养皿，快速铺制平板。

（4）LB/Amp 液体培养基：①称取胰蛋白胨（tryptone）10g、酵母提取物（yeast extract）5g、NaCl 10g 置于 1L 烧杯中；②加 ddH₂O 800ml 充分搅拌至完全溶解；③滴加 2mol/L NaOH，调节 pH 至 7.0；④加 ddH₂O 将培养基定容至 1L；⑤高温高压灭菌后，冷却至 60℃左右时，加入 1000μl 氨苄西林（100mg/ml）充分混匀，4℃保存备用。

（5）24mg/ml IPTG：①称量 1.2g IPTG 置于 50ml 的离心管内；②加入 40ml 的灭菌水，充分溶解，定容至 50ml；③0.22μm 滤器过滤，1ml/份，−20℃保存。

（6）0.01mol/L PBS 的配制

1）母液的配制

A．0.2mol/L Na₂HPO₄：称取 7.16g Na₂HPO₄·12H₂O，溶于 100ml 水。

B．0.2mol/L NaH₂PO₄：称取 3.12g NaH₂PO₄·2H₂O，溶于 100ml 水。

2）0.2mol/L PBS（pH=7.4，10ml）：取 1.9ml 0.2mol/L 的 NaH₂PO₄，加入 8.1ml 0.2mol/L 的 Na₂HPO₄。

3）0.01mol/L PBS（pH=7.4）：取 5ml 0.2mol/L PBS，加水稀释至 100ml。

（7）50%结合树脂（Glutathione Sepharose 4B）（1.2ml）：①取 Glutathione Sepharose 4B 分两管装，每管 0.6ml，每管另加入 0.6ml PBS；②500×g 离心 5min；③弃去上清液，将两次离心后的 Glutathione Sepharose 4B 汇集在一起，加入等体积 PBS，室温储存备用。

（8）5mol/L NaCl：①称取 146.1g NaCl 置于 1L 烧杯中，加 400ml ddH₂O；②完全溶解后加 ddH₂O 定容至 1L，小份分装；③高温高压灭菌后室温保存。

（9）0.5mol/L EDTA（pH8.0）：①称取 186.1g Na₂EDTA·2H₂O，置于 1L 烧杯中；②加入约 800ml 的 ddH₂O，充分搅拌；③用 NaOH 调节 pH 至 8.0；④加 ddH₂O 定容至 1L；⑤适量分装后，高温高压灭菌，室温保存。

（10）1mol/L DTT（二硫苏糖醇）：①称取 3.09g DTT，加入到 50ml 塑料离心管内；②加 20ml 的 0.01mol/L NaOAc（pH5.2）；③−20℃保存。

（11）裂解缓冲液（cleavage buffer）：①取 50ml 离心管 1 个，依次加入以下试剂：1 mol/L Tris-HCl（pH7.6）2.5ml，5 mol/L NaCl 1.5ml，0.5 mol/L EDTA（pH8.0）100μl，0.1 mol/L DTT 100μl，dH₂O 45.8ml；②颠倒混匀，现配现用。

（12）10%过硫酸铵（APS）10ml：①称取 1g 过硫酸铵；②加入 10ml 的 ddH₂O 后搅拌溶解；③4℃贮存，2 周内可用。

（13）1×Running buffer：①称取 Tris base 3.03g，甘氨酸 14.4g 加入 IL 烧瓶中；②加入 500ml ddH₂O，加入 SDS 1g；③定容至 1L 并充分搅拌使其溶解。

（二）实验方法

1. 重组大肠杆菌的克隆、扩增 从 -80℃ 冰箱取出重组大肠杆菌置于 4℃ 冰箱。溶解成液态后，取菌在 LB/Amp 平板上进行分区画线，于 37℃ 细菌恒温箱中过夜；取 4 个 50ml 离心管，每管 10ml LB/Amp 液体培养基，用接种环尽可能多地挑取单克隆菌落至管中，充分混匀，37℃ 振荡过夜培养；取 4 个 250ml 烧瓶，每瓶加入 40ml LB/Amp 液体培养基，将上一步中过夜培养的 10ml 细菌培养液全部加到烧瓶内，37℃ 振荡培养，每隔 15min 测定一次 OD_{600}；当 OD_{600} 值达到 0.8～1.0 时，将 4 瓶 250ml 细菌培养液转至 4 个 1L 烧瓶中（每瓶中加入 200ml LB/Amp 液体培养基），37℃ 振荡培养，每隔 15min 测定一次 OD_{600} 值，当 OD_{600} 值在 0.6～0.8 时，按 1ml：1μl 比例加入 24mg/ml IPTG 250μl，37℃ 振荡培养 6h 诱导目的蛋白表达；用 20 个 50ml 离心管收集菌液，4℃ 3000r/min 离心 15min。沉淀菌体集中至 1 个离心管中。

2. 重组菌的超声破碎及胞内总蛋白的提取 向收集离心后菌体的离心管内加入 25ml 1%Triton PBS 溶液。在盛有冰水的容器中进行超声破碎（条件：能量 60%，超声 10s，停顿 20s，总时间 16min）。将超声后菌液离心（条件：4℃，14 000r/min，15min），留取上层澄清液体。0.22μm 滤菌器过滤，收集过滤液。

3. rBmpA 蛋白的纯化 将 1ml 50% Glutathione Sepharose 4B 加到过滤液中，用旋转摇床在室温旋转颠倒混匀 30min。将上述混合物转移至过滤柱（Biorad Econo-pac column），用 15ml PBS 冲洗 2 次，再用 15ml 裂解缓冲液冲洗 1 次。关闭过滤柱的下端，加入 1ml 含 60 IU 蛋白酶（pre-Scission proteinease）的裂解缓冲液，进行酶切，置 4℃ 冰箱内，每隔 30min 画圈摇晃，反复多次，4℃ 过夜酶切。次日，打开过滤柱下端收取滤液，第一管收集滤柱内液体，然后用 2ml PBS 两次冲洗过滤柱并收集滤液，再用 2ml 裂解缓冲液冲洗一次，收集滤液。

4. rBmpA 蛋白鉴定 将配胶用到的玻璃板、梳子等先用清水冲洗，再喷上乙醇后用纸擦净；使用 BioRad 预混胶，按照说明书配好分离胶和压缩胶。分离胶沿一侧一次性缓慢加入，压缩胶通过缓慢来回滑动加入。静置 30～40min 待其凝固。将上样缓冲液（4×Protein SDS PAGE Loading Buffer）与样品按 3：1 进行混合，90～95℃ 煮 5min 后迅速放入 4℃ 冰箱，再平衡至室温，加样前应进行简短离心。上样体积为 20μl，安装电泳槽，加入电泳液（内部缓冲室 200 ml，外部缓冲室 800 ml）。用 1ml 加样枪吸取电泳液，对准孔，快速冲洗。最左边的孔中加入 Marker，无蛋白的孔用 Loading buffer 与 ddH_2O 补上。连接电极，250V，电泳 35min。完成电泳后，取出胶放入容器中加入适量蒸馏水加热至沸腾，弃去水加入 G250 快速染色液加热至沸腾后弃去染液，再加入蒸馏水加热至沸腾后倾去蒸馏水，重复脱色至背景清晰后，观察条带。

（三）实验结果

利用 50% Glutathione Sepharose 4B 纯化 rBmpA 原液，收集到的酶切原液 SDS-PAGE 电泳结果如图 2-1 所示，目标蛋白分子质量为 39kDa。

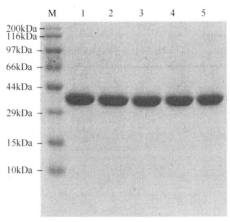

图 2-1 纯化重组菌表达 rBmpA 蛋白 SDS-PAGE 电泳图

二、人单核巨噬细胞株 THP-1 培养

（一）实验材料

1. 主要仪器（表 2-3）

表 2-3 主要仪器

仪器	厂商
海尔立式 4℃冰箱	青岛海尔特种电冰柜有限公司
Haier 卧式低温冷柜	青岛海尔医用低温科技有限公司
中科美菱–86℃卧式冰箱	广州市深华实验仪器设备有限公司
Thermo Scientific 立式低温冰箱	Thermo Scientific 公司
Heal Force 二氧化碳培养箱（HF90）	上海立申科学仪器有限公司
双人单面净化工作台	苏净集团苏州安泰空气技术有限公司
Heal Force 水净化系统（NW10VF）	上海 Canrex Analytic 器械有限公司
Heal Force 低温离心机（Neofuge 13R）	北京华威兴业科技有限公司
低速离心机（LC-4012）	科大创新股份有限公司中佳分公司
Mshot 倒置显微镜（MI12）	广州明美科技有限公司
低速离心机（LC-4012）	科大创新股份有限公司中佳分公司
FASTPETTE 电动移液控制器（V-2）	美国 Labnet 公司
DELL 一体电脑（inspiron ONE 2020）	戴尔（中国）有限公司
工业用二氧化碳	昆明天贝特种气体有限公司
Cryo 1℃ Freezing Container	美国 NALGENE 公司
mLine 单道手动可调移液器	百得实验室仪器（苏州）有限公司
电热恒温水温箱（HH-W21-Cu600）	上海医疗器械七厂
Countstar 自动细胞计数仪	上海睿钰生物科技有限公司
5ml costar. STRIPETTE 4487	Corning Incorporated
10ml costar. STRIPETTE 4488	Corning Incorporated
25ml costar. STRIPETTE 4489	Corning Incorporated
50ml Serological Pipette KG1461	KIRGEN Solutions For Science
15ml Polypropylene Conical CentrifugeTube	KIRGEN Solutions For Science
50ml Polypropylene Conical	KIRGEN Solutions For Science
100～1000µl 枪头 KG1313	KIRGEN Solutions For Science
1～200µl 枪头 KG1212	Corning Incorporated
CORNING 75cm² 细胞培养瓶 430641	Merck Millipore Ltd
96 孔细胞培养板	江西庐乐医疗器械有限公司
6 孔细胞培养板	Corning, New York
一次性使用口罩、手套、帽子	Corning, New York
0.22µm 滤器	江西庐乐医疗器械有限公司
2ml 离心管	美国 Millipore 公司
50ml 离心管	Corning, New York
微量移液器	Corning, New York
	Gilson 公司

2. 主要试剂（表2-4）

表2-4　主要试剂

试剂	厂商
人单核巨噬细胞株THP-1	中国科学院昆明动物研究所惠赠
RPMI1640培养基（BC028-500ml）	生工生物工程（上海）股份有限公司
1×磷酸盐缓冲液（1×PBS，SH30256.01B）	赛默飞世尔生物化学制品有限公司
二甲基亚砜（DMSO）	西陇化工股份有限公司
75%乙醇消毒液	昆明南天化工药业有限公司
青霉素/链霉素溶液（BS732）	生工生物工程（上海）股份有限公司
胎牛血清（FBS，SV30087.02）	生工生物工程（上海）股份有限公司
锥虫蓝（TT1140）	生工生物工程（上海）股份有限公司
异丙醇	天津市风船化学试剂科技有限公司
佛波酯（PMA）	美国Sigma公司

3. 溶液配制

（1）胎牛血清（FBS）：①将–20℃储存的FBS 4℃解冻后10ml/支分装；②56℃水浴30min，目的是灭活补体；③用0.22μm滤器滤过除菌；④置于–20℃保存，使用前由–20℃取出，4℃解冻。

（2）10%FBS RPMI1640培养基：①经0.22μm滤器滤过除菌RPMI1640培养基90ml；②经0.22μm滤器滤过除菌FBS10ml；③青霉素/链霉素溶液（10 000U/ml/10mg/ml）1ml；④全程无菌操作，充分混匀，置于4℃保存，备用。

（3）无血清RPMI1640培养基：①RPMI1640培养基：经0.22μm滤器滤过除菌99ml；②青霉素（10000U/ml）链霉素（10mg/ml）溶液1ml；③全程无菌操作，充分混匀，置于4℃保存，备用。

（4）0.1mg/ml PMA：①称取PMA 1mg，加入10ml DMSO；②经0.22μm滤器滤过除菌，100μl/份分装，置于–20℃保存。

（5）0.2%锥虫蓝染液：①称取锥虫蓝0.2g，加入100ml 1×PBS，搅拌至完全溶解；②经0.22μm滤器滤过除菌，室温保存，备用。

（二）实验方法

1. THP-1细胞的复苏、传代、冻存　从液氮罐取出一支冻存的THP-1细胞，37℃水浴解冻。250×g离心5min后弃上清液，加入10% FBS-RPMI 1640培养基10ml，轻柔吹打混匀后250×g离心5min，弃上清液，再加入10% FBS-RPMI 1640培养基10ml，再离心，重复离心洗涤3次后，弃上清液。加入12ml 10% FBS-RPMI 1640培养基，移入75cm^{2}细胞培养瓶。置于培养箱中培养，条件为37℃，95%空气，5% CO$_2$。

细胞密度达到70%～80%时，培养基颜色稍有变黄。收集细胞悬液，250×g离心5min，弃上清液，加入24ml 10% FBS-RPMI 1640培养基，轻柔吹打混匀后平均分装至两个75cm^{2}细胞培养瓶，每瓶12ml，此步骤为细胞传代扩增一次，一周传代两次。

细胞冻存时，收集细胞悬液后250×g离心5min，弃上清液，10ml 1×PBS洗涤细胞2次，去除残留血清，加入750μl RPMI 1640培养基重悬细胞，移入2ml冻存管中，加入600μl

FBS 和 150μl DMSO 轻柔混匀。放入冻存盒子中置于 –80℃ 过夜，次日移入液氮罐中。

2. THP-1 细胞的铺板、诱导　传代 2～3 次的 THP-1 细胞状态好，存活率高。收集细胞悬液行锥虫蓝染色计数，调整细胞浓度，将细胞浓度依次调整为适当浓度，细胞浓度需要维持在（2～5）×10⁵ 个/ml。加入 PMA 诱导活化，每 5000 个细胞对应 1ng PMA。96 孔细胞培养板中加入细胞悬液，100μl/孔，6 孔细胞培养板中加入细胞悬液，2ml/孔。置于培养箱中培养，条件为 37℃，95% 空气，5% CO_2，观察细胞生长情况。待细胞充分贴壁后吸掉上清液，加入 RPMI1640 培养基，100μl/孔，饥饿细胞 12h，使细胞在加药刺激前同步化，以进行下一步刺激试验。

（三）实验结果

THP-1 细胞在培养瓶中密度达到 70%～80% 所需时间为 72～84h，一般一周内传代 2 次。结合实验目的，第三节 Chemokine chip 检测实验部分所用中和抗体说明书中建议细胞浓度为 2.5×10⁵ 个/ml，再考虑到抗体用量，此部分实验中采用 96 孔板，铺板浓度为 2.5×10⁵ 个/ml，每孔 100μl 细胞悬液，PMA 浓度为 50ng/ml，活化时间 24h。在第四节 QRT-PCR 试验和第五节 Western blot 实验中采用 6 孔板，铺板浓度为 5×10⁵ 个/ml，2ml/孔，PMA 浓度为 100ng/ml，活化时间 24h。

第三节　Chemokine chip 检测 rBmpA 对 TLR1、TLR2、TLR5、TLR6 中和抗体封闭的 THP-1 细胞趋化因子分泌的影响

本部分实验应用 Chemokine chip 检测技术，该技术具有高通量、高集成、特异性强、灵敏度高等优点[17]。检测四种 TLR 特异抗体封闭后 rBmpA 刺激 THP-1 细胞培养上清液中 38 种人趋化因子的分泌水平，再结合莱姆关节炎的相关研究，探索几种 TLR 在 rBmpA 所致趋化因子风暴中的作用。

一、实 验 材 料

1. 实验仪器（表 2-5）

表 2-5　实验仪器

仪器名称	厂商
海尔立式 4℃冰箱	青岛海尔特种电冰柜有限公司
Haier 卧式低温冷柜	青岛海尔医用低温科技有限公司
中科美菱 –86℃ 卧式冰箱	广州市深华实验仪器设备有限公司
热电（Thermo Scientific）立式低温冰箱	美国热电公司
Heal Force 二氧化碳培养箱（HF90）	上海立申科学仪器有限公司
微量核酸蛋白检测仪	美国 ACTGene 公司
双人单面净化工作台	苏净集团苏州安泰空气技术有限公司
Heal Force 水净化系统（NW10VF）	上海 Canrex Analytic 器械有限公司
Heal Force 低温离心机（Neofuge 13R）	北京华威兴业科技有限公司
低速离心机（LC-4012）	科大创新股份有限公司中佳分公司
Mshot 倒置显微镜（MI12）	广州明美科技有限公司

仪器名称	厂商
低速离心机（LC-4012）	科大创新股份有限公司中佳分公司
FASTPETTE 电动移液控制器（V-2）	美国 Labnet 公司
工业用二氧化碳	昆明天贝特种气体有限公司
Cryo 1℃ Freezing Container	美国 NALGENE 公司
mLine 单道手动可调移液器	百得实验室仪器（苏州）有限公司
电热恒温水温箱（HH-W21-Cu600）	上海医疗器械七厂
Countstar 自动细胞计数仪	上海睿钰生物科技有限公司
50ml Serological Pipette（KG1461）	KIRGEN Solutions For Science
RayBio® Human Chemokine Array G1	RayBiotech 公司
100～1000μl 枪头（KG1313）	Corning Incorporated
1～200μl 枪头（KG1212）	Merck Millipore Ltd
CORNING 75cm² 细胞培养瓶（430641）	江西庐乐医疗器械有限公司
6 孔细胞培养板	Corning，New York
一次性使用口罩、手套、帽子	江西庐乐医疗器械有限公司
0.22μm 滤器	美国 Millipore 公司
2ml 离心管	Corning，New York
微量移液器	Gilson 公司

2. 主要试剂（表 2-6）

表 2-6　主要试剂

试剂	厂商
人单核巨噬细胞株 THP-1	中国科学院昆明动物研究所惠赠
RPMI1640 培养基（BC028-500ml）	生工生物工程股份有限公司
1×磷酸盐缓冲液（SH30256.01B）	赛默飞世尔生物化学制品有限公司
二甲基亚砜（DMSO）	西陇化工股份有限公司
75%乙醇消毒液	昆明南天化工药业有限公司
青霉素/链霉素溶液（BS732）	生工生物工程（上海）股份有限公司
胎牛血清（FBS，SV30087.02）	生工生物工程（上海）股份有限公司
锥虫蓝（TT1140）	生工生物工程（上海）股份有限公司
异丙醇	天津市风船化学试剂科技有限公司
佛波酯（PMA）	美国 Sigma 公司
重组 BmpA（rBmpA）	本实验室纯化获得
抗人 TLR1 多克隆抗体（Polyclonal ab to human TLR1）	InvivoGen 公司
抗人 TLR2 多克隆抗体（Polyclonal ab to human TLR2）	InvivoGen 公司
抗人 TLR5 多克隆抗体（VPolyclonal ab to human TLR5）	InvivoGen 公司
抗人 TLR6 多克隆抗体（Polyclonal ab to human TLR6）	InvivoGen 公司

3. 溶液配制

（1）胎牛血清：①将 –20℃储存的 FBS 于 4℃解冻后分装（每支 10ml）；②56℃水浴 30min 灭活补体；③经 0.22μm 滤器滤过除菌；④置于 –20℃保存，使用前由 –20℃取出，于 4℃解冻。

（2）10%FBS-RPMI1640 培养基：①经 0.22μm 滤器滤过除菌 RPMI1640 培养基 89ml；②经 0.22μm 滤器滤过除菌 FBS10ml；③青霉素/链霉素溶液（10 000U/ml/10mg/ml）1ml；④全程无菌操作，充分混匀，置于 4℃保存，备用。

（3）无血清 RPMI1640 培养基：①经 0.22μm 滤器滤过除菌 RPMI1640 培养基 99ml；②青霉素（10000U/ml）、链霉素（10mg/ml）溶液 1ml；③全程无菌操作，充分混匀，置于 4℃保存，备用。

（4）0.1mg/ml PMA：①称取 PMA 1mg，加入 10ml DMSO；②经 0.22μm 滤器滤过除菌，100μl/份分装，置于 –20℃保存。

（5）0.2%锥虫蓝染液：①称取锥虫蓝 0.2g，加入 100ml 1×PBS，搅拌至完全溶解；②经 0.22μm 滤器滤过除菌，室温保存，备用。

（6）rBmpA 蛋白液：①按需要取制备好的已知浓度 rBmpA 蛋白储存液，4℃解冻；②用已配制的 10%FBS-RPMI 1640 培养基稀释，现配现用。

二、实 验 方 法

1. rBmpA 刺激 TLRs 特异抗体封闭 THP-1 细胞实验 按照第二节所叙述的方法对 THP-1 细胞进行复苏、传代、铺板、诱导。培养条件为 37℃，95%空气，5% CO_2，使用 96 孔细胞培养板进行铺板，铺板浓度为 $2.5×10^5$ cells/ml，2ml/孔。饥饿细胞 12h，吸掉上清液。之后用定位于细胞表面的 TLR 特异性抗体分别处理细胞，37℃孵育 10min，然后加入 rBmpA 刺激细胞。培养 24h 收取各组细胞上清液送至广州瑞博奥生物科技有限公司进行趋化因子芯片检测。

2. 实验分组及干预措施（表 2-7）

表 2-7 实验分组及干预措施

组别	各孔刺激方法
正常对照组	200μl 10%FBS-RPMI1640
rBmpA 组	200μl 20μg/ml rBmpA
Anti-TLR1+rBmpA 组	100μl 10ng/ml Anti-TLR1+100μl 40μg/ml rBmpA
Anti-TLR2+rBmpA 组	100μl 10ng/ml Anti-TLR2+100μl 40μg/ml rBmpA
Anti-TLR5+rBmpA 组	100μl 10ng/ml Anti-TLR5+100μl 40μg/ml rBmpA
Anti-TLR6+rBmpA 组	100μl 10ng/ml Anti-TLR6+100μl 40μg/ml rBmpA

实验分为 6 组，即以培养液刺激的正常对照组，rBmpA 刺激的 rBmpA 组，相应 TLR 抗体封闭后再加 rBmpA 刺激的 Anti-TLR1+rBmpA 组、Anti-TLR2+rBmpA 组、Anti-TLR5+ rBmpA 组、Anti-TLR6+rBmpA 组。

3. 蛋白芯片检测

（1）玻片芯片预处理：取出试剂盒，室温平衡 1h 后，打开包装袋，揭开密封条，将玻片芯片置于室温干燥 1～2h。

（2）配制标准品（图 2-2）

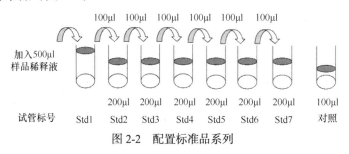

图 2-2　配置标准品系列

1）快速离心标准品小管，加入 500μl 样品稀释液至细胞因子标准品管中，轻轻地上下吹打溶解粉末，此为 Std1 管。

2）依次标记 Std2 到 Std7 和对照 7 个离心管，Std2 到 Std7 每管中先加入 200μl 样品稀释液。

3）吸取 100μl Std1 管中液体到 Std2 管中，混匀后吸取 Std2 管中液体 100μl 加到 Std3 管中，如此倍比稀释至 Std7。

4）对照管即阴性对照，加样品稀释液 100μl。

（3）芯片操作流程

1）每孔加 100μl 样品稀释液，室温摇床上孵育 1h，对芯片进行封闭。

2）吸去每个孔中的液体，加 100μl 标准液和原始样品至孔中，4℃过夜。

3）抽去每个孔中的液体，150μl/孔 1×洗液Ⅰ清洗 8 次，10min/次室温摇床振荡。抽去孔中的洗液Ⅰ，用 150μl/孔 1×洗液Ⅱ清洗 8 次，5min/次室温摇床振荡。

4）离心检测抗体混合物小管后加入 1.4ml 样品稀释液，混合均匀后再次快速离心。加检测抗体 80μl/孔，室温摇床孵育 1.5h。

5）清洗步骤同 3）。

6）Cy3-链霉亲和素小管中加样品稀释液 1.4ml，混匀。加 Cy3-链霉亲和素 80μl/孔，玻片室温、避光、摇床上孵育 1h。

7）清洗步骤同 3）。

8）荧光检测使用激光扫描仪，扫描后采用 QAM-CHE-1 数据分析软件来进行数据分析。

4. 数据处理　芯片经激光扫描仪扫描后用 QAM-CHE-1 数据分析软件进行数据分析。使用 Fold change 时在两组相比较时，将浓度变化倍数大于 1.50 或小于 0.66，同时浓度数值大于 300 的趋化因子视为差异因子。

三、实 验 结 果

RayBiotech Chemokine chip 检测 38 种人趋化因子，结果见图 2-3、表 2-8。

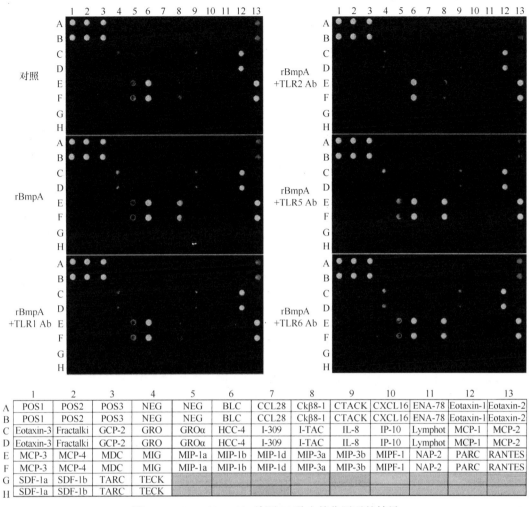

图 2-3 Chemokine chip 检测 38 种人趋化因子的结果

表 2-8 THP-1 细胞培养上清液 38 种人趋化因子检测信号值

趋化因子	对照	rBmpA	rBmpA +TLR1 Ab	rBmpA +TLR2 Ab	rBmpA +TLR5 Ab	rBmpA +TLR6 Ab
BLC	96	151	153	128	190	111
CCL28	197	299	308	231	268	254
Ckb8-1	83	75	147	101	162	118
CTACK	300	435	439	230	420	403
CXCL16	716	937	858	677	1 946	3 709
ENA-78	126	122	86	110	692	572
Eotaxin	84	130	99	60	272	3
Eotaxin-2	6 857	8 917	10 266	5 684	4 530	10 283
Eotaxin-3	201	280	212	241	113	234
Fractalkine	98	147	157	122	111	18
GCP-2	91	78	134	83	114	20
GRO	3 864	9 861	6 441	3 529	9 964	12 392
GROa	898	1 661	1 088	997	1 683	1 522
HCC-4	242	288	297	230	178	218

续表

趋化因子	对照	rBmpA	rBmpA +TLR1 Ab	rBmpA +TLR2 Ab	rBmpA +TLR5 Ab	rBmpA +TLR6 Ab
I309	672	2 163	598	583	2 225	1 435
I-TAC	81	13	12	10	4	1
IL-8	3 149	3 652	4 108	2 465	3 367	5 459
IP-10	240	217	448	288	335	188
Lymphotactin	91	3	15	1	64	0
MCP-1	64 434	72 488	78 920	57 324	67 745	109 265
MCP-2	94	125	126	96	151	67
MCP-3	385	658	353	125	1 041	885
MCP-4	47	137	77	23	54	20
MDC	229	438	358	165	1 033	456
MIG	794	1 180	866	885	785	1 008
MIP-1a	5 290	6 238	7 487	1 947	9 284	7 248
MIP-1b	29 336	27 768	35 289	19 371	37 775	48 711
MIP-1d	2	1	25	8	3	4
MIP-3a	4 491	21 553	3 941	5 583	35 723	36 901
MIP-3b	101	204	168	112	114	112
MPIF-1	339	568	582	471	511	468
NAP 2	92	73	155	64	169	117
PARC	238	292	296	243	272	263
RANTES	62 781	64 941	84 273	60 548	64 941	105 091
SDF-1a	147	222	220	240	100	188
SDF-1b	192	207	295	242	228	200
TARC	86	135	15	107	103	15
TECK	242	430	342	357	193	250

第四节　QRT-PCR 检测 rBmpA 对 THP-1 细胞 TLR1、TLR2、TLR5、TLR6 的影响

在第二节实验中，已经获得了重组的 BmpA 蛋白，确定了 THP-1 细胞的培养和处理条件。为进一步研究 rBmpA 对 THP-1 细胞 TLR1、TLR2、TLR5、TLR6 的影响，本部分采用 QRT-PCR（SYBR Green）法在基因表达层面对 rBmpA 刺激 THP-1 细胞表面 TLR1、TLR2、TLR5、TLR6 的相对表达量进行分析。

一、实验材料

1. 主要仪器（表 2-9）

表 2-9　主要仪器

仪器	厂商
海尔立式 4℃冰箱	青岛海尔特种电冰柜有限公司
Haier 卧式低温冷柜	青岛海尔医用低温科技有限公司
中科美菱-86℃卧式冰箱	广州市深华实验仪器设备有限公司

续表

仪器	厂商
Thermo Scientific 立式低温冰箱	安徽省尚马科工贸有限公司
Heal Force 二氧化碳培养箱（HF90）	上海立申科学仪器有限公司
微量核酸蛋白检测仪	美国 ACTGene 公司
双人单面净化工作台	苏净集团苏州安泰空气技术有限公司
Heal Force 水净化系统（NW10VF）	上海 Canrex Analytic 器械有限公司
Heal Force 低温离心机（Neofuge 13R）	北京华威兴业科技有限公司
低速离心机（LC-4012）	科大创新股份有限公司中佳分公司
Mshot 倒置显微镜（MI12）	广州明美科技有限公司
低速离心机（LC-4012）	科大创新股份有限公司中佳分公司
FASTPETTE 电动移液控制器（V-2）	美国 Labnet 公司
DELL 一体电脑（inspiron ONE 2020）	戴尔（中国）有限公司
工业用二氧化碳	昆明天贝特种气体有限公司
Cryo 1℃ Freezing Container	美国 NALGENE 公司
mLine 单道手动可调移液器	百得实验室仪器（苏州）有限公司
电热恒温水温箱（HH-W21-Cu600）	上海医疗器械七厂
Count Star 自动细胞计数仪	上海睿钰生物科技有限公司
50ml Serological Pipette（KG1461）	KIRGEN Solutions For Science
15ml Polypropylene Conical Centrifuge	KIRGEN Solutions For Science
50ml Polypropylene Conical	KIRGEN Solutions For Science
100～1000μl 枪头（KG1313）	Corning Incorporated
1～200μl 枪头（KG1212）	Merck Millipore Ltd
CORNING 75cm² 细胞培养瓶（430641）	江西庐乐医疗器械有限公司
6 孔细胞培养板	Corning，New York
一次性口罩、手套、帽子	江西庐乐医疗器械有限公司
0.22μm 滤器	美国 Millipore 公司
2ml 离心管	Corning，New York
微量移液器	Gilson 公司

2. 主要试剂（表 2-10）

表 2-10　主要试剂

试剂	厂商
人单核巨噬细胞株 THP-1	中国科学院昆明动物研究所惠赠
RPMI1640 培养基（BC028-500ml）	生工生物工程（上海）股份有限公司
1×磷酸盐缓冲液（SH30256.01B）	赛默飞世尔生物化学制品有限公司
二甲基亚砜（DMSO）	西陇化工股份有限公司
75%乙醇消毒液	昆明南天化工药业有限公司
青霉素/链霉素溶液（BS732）	生工生物工程（上海）股份有限公司
胎牛血清（FBS，SV30087.02）	生工生物工程（上海）股份有限公司
锥虫蓝（TT1140）	生工生物工程（上海）股份有限公司
异丙醇	天津市风船化学试剂科技有限公司
佛波酯（PMA）	美国 Sigma 公司
重组 BmpA（rBmpA）	本实验室纯化获得
Trizol	天根生化科技（北京）有限公司
异丙醇	天津市风船化学试剂科技有限公司
氯仿	天津市化学试剂一厂
无水乙醇	天津市大茂化学试剂厂
cDNA 合成试剂盒	宝生物（大连）股份有限公司
SYBR 试剂盒	宝生物（大连）股份有限公司
RNase-free water	宝生物（大连）股份有限公司
引物	生工生物工程（上海）股份有限公司

3. 溶液配制

（1）胎牛血清：①将新购入 FBS4℃解冻后按 10ml 分装；②56℃水浴 30min 灭活补体；③经 0.22μm 滤器滤过除菌；④置于–20℃保存，使用前由–20℃取出，4℃解冻。

（2）10%FBS-RPMI1640 培养基：①RPMI1640 培养基：经 0.22μm 滤器滤过除菌 89ml；②FBS：经 0.22μm 滤器滤过除菌 10ml；③青霉素/链霉素溶液（10 000U/ml 或 10mg/ml）1ml；④全程无菌操作，充分混匀，置于 4℃保存，备用。

（3）无血清 RPMI1640 培养基：①RPMI1640 培养基：经 0.22μm 滤器滤过除菌 99ml；②青霉素/链霉素溶液（10 000U/ml 或 10mg/ml）1ml；③全程无菌操作，充分混匀，置于 4℃保存，备用。

（4）0.1mg/ml PMA：①称取 PMA 1mg，加入 10ml DMSO；②经 0.22μm 滤器滤过除菌，100μl/份分装，置于–20℃保存。

（5）0.2%锥虫蓝染液：①称取锥虫蓝 0.2g，加入 100ml 1×PBS，搅拌至完全溶解；②经 0.22μm 滤器滤过除菌，室温保存，备用。

（6）rBmpA 蛋白液：①按需要取制备好的已知浓度 rBmpA 蛋白储存液，4℃解冻；②用已配制的 10%FBS-RPMI 1640 培养基稀释，现配现用。

二、实 验 方 法

1. **rBmpA 刺激 THP-1 细胞试验**　按照第二节所叙述的方法对 THP-1 细胞进行复苏、传代、铺板、诱导。培养条件为 37℃，95%空气，5% CO_2，使用 6 孔细胞培养板进行铺板，铺板浓度为 $5×10^5$ cells/ml，2ml/孔。在饥饿 12h 后，吸掉上清液，加入相应刺激物。实验分正常对照组和 rBmpA 组。正常对照组加入 2ml 10%FBS-RPMI 1640 培养基，rBmpA 组加入 2ml 20μg/ml rBmpA。

2. **THP-1 细胞总 RNA 的提取及逆转录**　分别在进行刺激 0.5h、1h、5h、10h、20h 后，吸掉上清液，以 150μl/孔的量加入 Trizol，室温静置 5min 后吹打混匀，转移至冰上冻存管内，得到 RNA 保存完好的细胞裂解液。将细胞裂解液样品置于 4℃离心机上离心（12 000r/min）10min，结束后吸取上清液。按 200μl /ml Trizol 比例加入氯仿，振荡 15s，室温静置 15min；再次将样品于 4℃离心（12 000r/min）10min，管中液体出现清晰分层，小心吸取上层水相，转移至新离心管中；加入等体积异丙醇，室温静置 15min；再次于 4℃离心（12 000r/min）10min，弃上清液；按 150μl 75%乙醇/ml Trizol 加入 75%乙醇，温和振荡离心管，悬浮 RNA 沉淀；再次将样品于 4℃离心（5000r/min）4min，尽量弃去上清液；室温晾干 5min 后加入 20μl DEPC 处理的 ddH_2O 溶解 RNA 样品，放置 5min 后用核酸蛋白检测仪测定其浓度和纯度。RNA 纯品在 OD_{260} 处有显著吸收峰，检测后选择 OD_{260}/OD_{280} 的值在 1.7～2.1 的 RNA 作为继续下一步逆转录为 cDNA 实验的样本。

3. **THP-1 细胞总 RNA 逆转录为 cDNA**　使用 cDNA 合成试剂盒，此实验全程在冰上完成操作。配好的体系置于逆转录仪进行，最后得到的 cDNA 样品置于–20℃条件下保存。

体系一（去除基因组 DNA 反应的反应体系）：

gDNA Eraser	1μl
Total RNA	7μl
5×gDNA Eraser Buffer	2μl
Total	10μl

反应条件：42℃，2min。

体系二（逆转录反应体系）：

PrimeScript RT Enzyme Mix I	1μl
RT Primer Mix	1μl
5×PrimeScript Buffer 2（for Real Time）	4μl
RNase Free dH$_2$O	4μl
体系一	10μl
Total	20μl

反应条件：37℃，15min，然后85℃，5s。

4. QRT-PCR 检测

（1）QRT-PCR 采用 SYBR Green I 法，选用引物如表 2-11 所示。

表 2-11　选用的引物

受体基因	正向引物（5′-3′）	反向引物（5′-3′）
TLR1	CCACGTTCCTAAAGACCTATCCC	CCAAGTGCTTGAGGTTCACAG
TLR2	ATCCTCCAATCAGGCTTCTCT	GGACAGGTCAAGGCTTTTTACA
TLR5	TCCCTGAACTCACGAGTCTTT	GGTTGTCAAGTCCGTAAAATGC
TLR6	TGAATGCAAAAACCCTTCACC	CCAAGTCGTTTCTATGTGGTTGA
GAPDH	GGTCACCAGGGCTGCTTTTA	GGATCTCGCTCCTGGAAGATG

（2）委托生工生物工程（上海）股份有限公司合成引物。

（3）QRT-PCR 反应：使用 SYBR 荧光定量 QRT-PCR 反应试剂盒，所有操作在冰上完成。每个样本的目的基因和内参基因均做 2 个复孔。

反应体系（20μl）：

RNase-free dH$_2$O	6.5μl
ROX Reference Dye	0.5μl
SYBR *Premix Ex Taq* II	10μl
正向引物（10μmol/L）	0.5μl
反向引物（10μmol/L）	0.5μl
DNA 模板	2μl
Total	20μl

QRT-PCR 反应条件（两步法）：

预变性	95℃	15s	
PCR 反应	60℃	15s	40个循环
	72℃	45s	
熔解	65～95℃		

（4）结果判定标准：QRT-PCR 检测的结果是通过 Bio-Rad CFX96^{TM} 软件得到的阈值循环数即 Ct 值。当目的基因 Ct 值范围为 15～35，内参基因 Ct 值范围为 15～25 时，QRT-PCR 的检测结果可靠。结果利用 $2^{-\Delta\Delta Ct}$ 法进行相对定量分析。

5. 统计学处理 利用 GraphPad Prism 6.0 软件进行数据作图和统计分析，数据以均数 ±标准差描述，采用单因素方差分析进行组间统计对比。$P<0.05$ 表示差异有统计学意义，$P>0.05$ 表示差异无统计学意义。

三、实 验 结 果

对各时间点试验组 QRT-PCR 检测 rBmpA 对 THP-1 细胞 *TLR1*、*TLR2*、*TLR5*、*TLR6* mRNA 相对表达量的影响，表达量差异的结果如表 2-12、图 2-4 所示。

在 1h、5h、10h 处理实验组中，rBmpA 组 *TLR1* mRNA 相对表达量与正常对照组比较差异有统计学意义，明显升高。

在 5h、10h 处理实验组中，rBmpA 组 *TLR2* mRNA 相对表达量与正常对照组比较差异具有统计学意义，明显升高。

在 1h、5h、10h、20h 处理实验组中，rBmpA 组 *TLR5*、*TLR6* mRNA 相对表达量与正常对照组比较差异均无统计学意义。

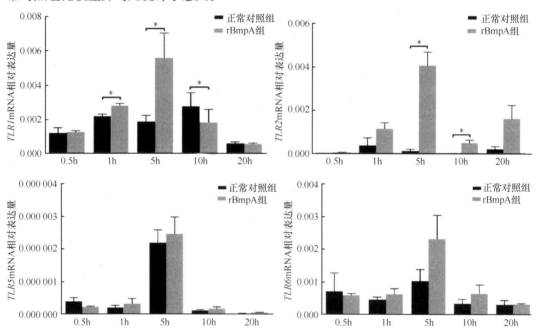

图 2-4 正常对照组与 rBmpA 组 *TLR1*、*TLR2*、*TLR5*、*TLR6* mRNA 相对表达量的比较

注：相对表达量是通过 $2^{-\Delta\Delta Ct}$ 法计算得到的，图中短线代表标准差，每组的样本量为 5。*代表与正常对照组相比差异有统计学意义，$P<0.05$

表 2-12 *TLR1*、*TLR2*、*TLR5*、*TLR6* mRNA 的相对表达量（均数 ± 标准差）

基因表达	时间（h）	正常对照组	rBmpA 组
*TLR1*mRNA	0.5	0.001 209 480±0.000 297 447	0.001 261 261±0.000 073 871
	1	0.002 184 747±0.000 128 503	0.002 794 872±0.000 138 966
	5	0.001 875 028±0.000 357 914	0.005 583 239±0.001 441 896
	10	0.002 767 841±0.000 896 642	0.001 820 114±0.000 755 840
	20	0.000 601 436±0.000 090 128	0.000 569 161±0.000 051 717

续表

基因表达	时间（h）	正常对照组	rBmpA 组
TLR2 mRNA	0.5	0.000 000 051±0.000 000 040	0.000 052 647±0.000 015 987
	1	0.000 388 177±0.000 350 553	0.001 150 660±0.000 413 401
	5	0.000 142 131±0.000 106 318	0.004 067 970±0.001 088 776
	10	0.000 017 042±0.000 007 638	0.000 502635±0.000 140 428
	20	0.000 225 169±0.000 123 442	0.001 615 374±0.000 620 100
TLR5 mRNA	0.5	0.000 000 399±0.000 000 117	0.000 000 230±0.000 000 023
	1	0.000 000 216±0.000 000 065	0.000 000 329±0.000 000 157
	5	0.000 002 200±0.000 000 574	0.000 002 467±0.000 000 352
	10	0.000 000 127±0.000 000 025	0.000 000 490±0.000 000 313
	20	0.000 000 028±0.000 000 013	0.000 000 060±0.000 000 012
TLR6 mRNA	0.5	0.000 722 244±0.000 558 373	0.000 593 605±0.000 056 658
	1	0.000 470 580±0.000 072 214	0.000 628 210±0.000 171 325
	5	0.001 043 609±0.000 347 000	0.002 316 060±0.000 731 524
	10	0.000 349 800±0.000 128 017	0.000 648 635±0.000 275 421
	20	0.000 322 744±0.000 124 855	0.000 330 525±0.000 021 229

第五节　Western blotting 检测 rBmpA 对 THP-1 细胞 TLR1、TLR2、TLR5、TLR6 的影响

在本部分实验中选用的 Western blotting 试验方法采用的是新的 Bio-Rad V3 Western Blot Workflow。该流程所使用的 TGX Stain-Free™ 免染胶能快速且高效地完成蛋白质分离且无须染色；Trans-Blot® Turbo™ 全能型蛋白转印系统能够在几分钟内完成蛋白转膜；ChemiDoc™ MP 全能型成像系统搭配 Image Lab™ 软件能够在实验电泳、转膜后对每一步操作进行验证，该软件以总蛋白进行归一化分析，可快速获得精准可靠的蛋白定量结果。采用此方法检测 rBmpA 刺激后 THP-1 细胞中 TLR1、TLR2、TLR5、TLR6 的蛋白表达量。

一、实　验　材　料

1. 主要仪器（表 2-13）

表 2-13　主要仪器

仪器	厂商
海尔立式 4℃冰箱	青岛海尔特种电冰柜有限公司
Haier 卧式低温冷柜	青岛海尔医用低温科技有限公司
中科美菱-86℃卧式冰箱	广州市深华实验仪器设备有限公司
Thermo Scientific 立式低温冰箱	Thermo Scientific 公司
Heal Force 二氧化碳培养箱（HF90）	上海立申科学仪器有限公司
酶标仪	美国 Bio-Rad 公司
双人单面净化工作台	苏净集团苏州安泰空气技术有限公司
Heal Force 水净化系统（NW10VF）	上海 Canrex Analytic 器械有限公司
Heal Force 低温离心机（Neofuge 13R）	北京华威兴业科技有限公司

续表

仪器	厂商
低速离心机（LC-4012）	科大创新股份有限公司中佳分公司
Mshot 倒置显微镜（MI12）	广州明美科技有限公司
低速离心机（LC-4012）	科大创新股份有限公司中佳分公司
FASTPETTE 电动移液控制器（V-2）	美国 Labnet 公司
DELL 一体电脑（inspiron ONE 2020）	戴尔（中国）有限公司
Cryo 1℃ Freezing Container	美国 NALGENE 公司
mLine 单道手动可调移液器	百得实验室仪器（苏州）有限公司
电热恒温水温箱（HH-W21-Cu600）	上海医疗器械七厂
Countstar 自动细胞计数仪	上海睿钰生物科技有限公司
Baygene 600i 电泳仪	北京百晶生物科技有限公司
ChemiDoc™ MP 全能型成像系统	美国 Bio-Rad 公司
BioRad Mini PROTEIN Tetra Cell	美国 Bio-Rad 公司
Trans-Blot® Turbo™ 全能型蛋白转印仪	美国 Bio-Rad 公司
多用途旋转摇床 QB-206	海门市其林贝尔仪器有限公司
Immonilon-P Transfer Memnrane	美国 Millipore 公司
Bio-Rad 厚滤纸（7.5cm×10cm）	美国 Bio-Rad 公司
水平摇床	沃德生物医学仪器公司
IKA C-MAG 电磁炉	海门市其林贝尔仪器有限公司
50ml Serological Pipette（KG1461）	KIRGEN Solutions For Science
1～200μl 枪头（KG1212）	Merck Millipore Ltd
CORNING 75cm² 细胞培养瓶（430641）	江西庐乐医疗器械有限公司
6 孔细胞培养板	Corning，New York
一次性使用口罩手套帽子	江西庐乐医疗器械有限公司
2ml 离心管	Corning，New York
微量移液器	Gilson 公司

2. 主要试剂（表 2-14）

表 2-14 主要试剂

试剂	厂商
人单核巨噬细胞株 THP-1	中国科学院昆明动物研究所惠赠
RPMI1640 培养基（BC028-500ml）	生工生物工程（上海）股份有限公司
1×磷酸盐缓冲液（SH30256.01B）	赛默飞世尔生物化学制品有限公司
二甲基亚砜（DMSO）	西陇化工股份有限公司
75%乙醇消毒液	昆明南天化工药业有限公司
青霉素/链霉素溶液（BS732）	生工生物工程（上海）股份有限公司
胎牛血清（FBS，SV30087.02）	生工生物工程（上海）股份有限公司
锥虫蓝（TT1140）	生工生物工程（上海）股份有限公司
异丙醇	天津市风船化学试剂科技有限公司
佛波酯（PMA）	美国 Sigma 公司
重组 BmpA（rBmpA）	本实验室纯化获得

续表

试剂	厂商
RIPA 裂解液	碧云天生物科技公司
蛋白酶抑制剂 PMSF	碧云天生物科技公司
BCA 试剂盒	碧云天生物科技公司
TGX Stain-Free™ 免染胶	美国 Bio-Rad 公司
Tris base	北京鼎国生物技术有限公司
甘氨酸（Glycine）	美国 Sigma 公司
甲醇	天津市风船化学试剂科技有限公司
脱脂奶粉	内蒙古伊利实业集团股份有限公司
Bio-Rad 5×Transfer buffer	美国 Bio-Rad 公司
20×TBS Tween-20 buffer（TBST）	Thermo Scientific 公司
BioRad Western ECL Substrate	美国 Bio-Rad 公司
Anti-TLR1，ab37068	Abcam 公司
Anti-TLR2，ab191458	Abcam 公司
Anti-TLR5，ab37071	Abcam 公司
Anti-TLR6，ab37072	Abcam 公司
山羊 Anti-Rabbit IgG，ab6721	Abcam 公司

3. 溶液配制

（1）胎牛血清（FBS）：①将新购入胎牛血清 4℃解冻后 10ml 分装；②56℃水浴 30min 灭活补体；③经 0.22μm 滤器滤过除菌；④置于−20℃保存，使用前由−20℃取出，4℃解冻。

（2）10%FBS-RPMI1640 培养基：①吸取 RPMI 1640 培养基 89ml，FBS 10ml，青霉素/链霉素溶液（10 000U/ml/10mg/ml）1ml；②全程无菌操作，充分混匀，置于 4℃保存，备用。

（3）无血清 RPMI1640 培养基：①RPMI1640 培养基 99ml，青霉素/链霉素溶液（10 000 U/ml/10mg/ml）1ml；②全程无菌操作，4℃保存。

（4）0.1mg/ml PMA：①称取 PMA 1mg，加入 10ml DMSO；②经 0.22μm 滤器滤过除菌，100μl/份分装，置于−20℃保存。

（5）0.2%锥虫蓝染液：①锥虫蓝 0.2g 溶解于 1×PBS 100ml；②0.22μm 滤器滤过除菌，室温保存备用。

（6）rBmpA 蛋白液：①按需要取制备好的已知浓度 rBmpA 蛋白储存液，4℃解冻；②用已配制的 10%FBS-RPMI 1640 培养基稀释，现配现用。

（7）10%（W/V）过硫酸铵（APS）10ml：①称取 1g 过硫酸铵；②加入 10ml 的 ddH$_2$O 后搅拌溶解；③于 4℃储存，2 周内可用。

（8）1×Running buffer 1L：①称取 Tris base 3.03g，甘氨酸 14.4g 加入 IL 烧瓶中；②加入 500ml ddH$_2$O，加入 SDS 1g；③定容至 1L 并充分搅拌使其溶解。

（9）5%脱脂奶粉封闭液 50ml：①称取 2.5g 脱脂奶粉倒入 50ml 离心管；②将 2.5ml 20×TBST 用 ddH$_2$O 稀释至 50ml，加入上述离心管中；③将离心管置于旋转摇床上旋转混匀 10min。

二、实验方法

1. rBmpA 刺激 THP-1 细胞试验　按照第二节所叙述的方法对 THP-1 细胞进行复苏、传代、铺板、诱导。培养条件为 37℃，95%空气，5%CO$_2$，使用 6 孔细胞培养板进行铺板，铺板浓度为 5×10^{5}cells/ml，2ml/孔。在饥饿 12h 后，吸掉上清液，加入相应刺激物。实验分正常对照组和 rBmpA 组。正常对照组加入 2ml 10%FBS-RPMI 1640 培养基，rBmpA 组加入 2ml 20μg/ml rBmpA。

2. THP-1 细胞总蛋白的提取及浓度测定　分别在 rBmpA 刺激 5h、10h、20h 三个时间点，吸掉上清液，按 150μl/孔加入含 1mmol/L PMSF RIPA 裂解液，用移液枪吹打数下使裂解液和细胞充分接触，转移裂解液至冻存管内，于 12 000×g 离心 5min，取上清液，以上所有步骤均于 4℃进行，浓度用 BCA 法测定。

3. Western blotting 检测

（1）SDS PAGE 电泳及总蛋白成像：将配胶用到的玻璃板、梳子等先用清水冲洗，再喷上乙醇后用纸擦净；使用 BioRad 免染预混胶，按照说明书配胶，分离胶沿一侧一次性缓慢加入，压缩胶通过缓慢来回滑动加入。插入梳子，静置 30min 待凝固。安装好电泳槽。

将 4×Protein SDS PAGE Loading Buffer 与样品按 3：1 进行混合，90～95℃煮 5min 后迅速放入 4℃冰箱，再平衡至室温，加样前进行简短离心。内部缓冲室加 200 ml 电泳液，外部缓冲室加 800 ml 电泳液，用 1ml 加样枪吸取电泳液，对准孔，快速冲洗。每孔上样量为 20μg，最左边的孔中加入 Marker，无蛋白的孔用 Loading buffer 与 ddH$_2$O 补上。连接电极，250V，35min。完成电泳后，关闭电源并拔出电线。打开盖子，取出胶板，清水冲洗胶板及加样孔的泡沫后，撬开胶板，轻柔地取出 Gel 置于切胶板上，淋上电泳液，切胶。将切好的免染胶放入成像仪内，进行总蛋白成像。

（2）转膜（半干转）：将 Stain-Free Gel 置于转膜液中平衡 10min。取 2 张厚滤纸，放入转膜液中令其充分浸透。PVDF 膜甲醇浸润 30s 后用 ddH$_2$O 冲洗 2min，将膜浸入转膜液平衡 10min。按图 2-5 所示顺序放置"三明治"，完成后用力按下盖子上锁，将抽屉放回转膜仪上，设置转膜时间为 4min，点选相应选项开始转膜。

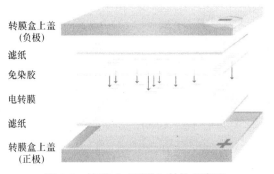

图 2-5　转膜"三明治"结构示意图

（3）封闭孵育成像：将电转膜拿出置于槽盒中，倒上封闭液，放于水平摇床，每秒一次缓慢摇晃封闭 2h 后弃去封闭液。将 TBST 稀释好的一抗加入槽盒，室温摇晃孵育 2h 后，将膜取出置于干净槽盒中，从膜的侧方缓慢加入适量 TBST 后，室温水平摇床上操作 10min，弃去 TBST 废液，添加新的 TBST 液，总共清洗 4 次。将二抗用 TBST 稀释，孵育 1h，并按之前的方法清洗 3 次。配制 1ml ECL 显色液 2 支，将膜置于成像仪内，在膜上加 ECL 显色剂，选择相应程序开始成像，注意曝光时间。TLR1、TLR5、TLR6 一抗浓度为 2μg/ml，TLR2 一抗浓度为 0.5μg/ml；二抗稀释度均为 1：3000。

（4）数据处理：使用 Trans-Blot® Turbo™ 全能型蛋白转印系统搭载的 Image Lab™ 软件对采集的总蛋白及免疫印迹图像进行处理。利用 GraphPad Prism 6.0 进行统计作图和统计分析，数据以均数±标准差描述，采用单因素方差分析进行组间统计对比。$P<0.05$ 表示差异有统计学意义，$P>0.05$ 表示差异无统计学意义。

三、实 验 结 果

分别在处理细胞 5h、10h、20h 三个时间点收集各组细胞，提取细胞总蛋白，进行 TLR1、TLR2、TLR5、TLR6 的 Western blotting 检测。实验如图 2-6 所示：rBmpA 组 TLR1、TLR2 蛋白表达量在 5h、10h、20h 均高于正常对照组，且随时间增长表达量也增高；TLR5 及 TLR6 的蛋白表达量两组间无差异。

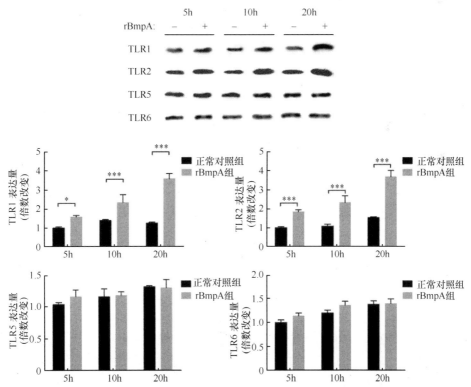

图 2-6 rBmpA 刺激对 THP-1 细胞 TLR1、TLR2、TLR5、TLR6 蛋白表达量的影响

注：rBmpA 一行中 "−" 表示未加 rBmpA 刺激的正常对照组，"+" 表示加入 rBmpA 刺激的 rBmpA 组。柱状图中的 "fold change" 以 5h 正常对照组的表达量为 "1"。*代表 $P<0.05$，***代表 $P<0.0001$

四、讨 论

本章第二节实验中利用实验室已有的 pGEX-6P1-bmpA 重组大肠杆菌表达进行表达和纯化，制备了高质量的 rBmpA，同时确定了后续试验中 THP-1 细胞培养流程和方法，为后续实验做好了前期准备。接下来，通过常规培养和处理人单核巨噬细胞株 THP-1，用定

位于表面的 TLR1、TLR2、TLR5、TLR6 特异性抗体分别处理细胞，并设置对照组，然后分别加入 rBmpA 刺激细胞，不同时间点收取细胞培养上清液，用趋化因子芯片检测各细胞产生的趋化因子浓度，如果特定的 TLR 单抗能够显著抑制促炎趋化因子的产生，则初步认定相应的 TLR 是 rBmpA 的作用对象。

针对趋化因子芯片部分实验，对其结果进行分析发现，rBmpA 刺激 24h 后的人单核巨噬细胞 THP-1 上清液中总共有 13 种差异因子（在两组相比较时，将浓度变化倍数大于 1.50 或小于 0.66，同时浓度数值大于 300 的趋化因子视为差异因子）：CXCL16、ENA-78、GRO、GROa、I309、MCP-1、MCP-3、MDC、MIP-1a、MIP-1b、MIP-3a、MPIF-1、RANTES。以 rBmpA 组细胞培养上清液中的趋化因子浓度为 "1"，与 rBmpA 组相比，正常对照组中 GRO、GROa、I309、MCP-3、MDC、MIP-3a、MPIF-1 浓度均明显降低；加入 TLR1 特异性抗体封闭的细胞，rBmpA 刺激后上清液中 GRO、GROa、I309、MCP-3、MIP-3a 浓度均明显降低；加入 TLR2 特异性抗体封闭的细胞，rBmpA 刺激后上清液中 GRO、GROa、I309、MCP-3、MDC、MIP-1a、MIP-3a 浓度均明显降低；加入 TLR5 特异性抗体封闭的细胞，rBmpA 刺激后上清液中 CXCL16、ENA-78、MCP-3、MDC、MIP-3a 浓度均明显增高；加入 TLR6 特异性抗体封闭的细胞，rBmpA 刺激后上清液中 CXCL16、ENA-78、MIP-1b、MIP-3a、RANTES 浓度均明显增高；综合以上结果，可以看出人单核巨噬细胞株 THP-1 在被 TLR1、TLR2 特异性抗体封闭后，rBmpA 刺激产生的趋化因子浓度呈下降趋势，而 TLR5、TLR6 特异性抗体封闭后，rBmpA 刺激产生的趋化因子浓度呈上升趋势。

为进一步研究 BmpA 对其 TLR 受体表达的影响，培养人单核巨噬细胞株 THP-1，加入 rBmpA 刺激，不同时间点研究 TLR 的表达情况，使用 QRT-PCR 预测 TLR mRNA 转录量，使用 Western blotting 从翻译水平检测 TLR 的蛋白表达情况。通过这些实验初步确定 BmpA 是通过何种 TLR 刺激细胞产生促炎趋化因子，引发一系列炎症反应的。QRT-PCR 部分实验结果表明，rBmpA 刺激下人单核巨噬细胞株 THP-1 的 *TLR1* 与 *TLR2* 基因 mRNA 相对表达量较正常对照组明显升高，而 *TLR5* 与 *TLR6* 基因 mRNA 在实验中所有时间点上均与正常对照组无差异。Western blotting 部分实验的结果显示，rBmpA 刺激后引起人单核巨噬细胞株 THP-1 的 TLR1 及 TLR2 蛋白表达量明显上升，同样 TLR5 与 TLR6 蛋白表达量则没有明显的上升趋势。

BmpA、Toll 样受体、趋化因子对阐述莱姆关节炎的致病机制至关重要[13, 17]。目前发现的 TLRs 有 13 种之多，其中存在于人类细胞的有 10 种[15]。由于莱姆病螺旋体，即伯氏疏螺旋体为胞外病原体，可推测其优势表达膜蛋白毒力因子 BmpA 主要通过定位在胞膜的 TLRs，即 TLR1、TLR2、TLR5 或 TLR6[21]。因此本课题主要针对 TLR1、TLR2、TLR5、TLR6 这四种 TLRs 展开了研究。

TLR1 主要表达于单核巨噬细胞、部分树突细胞和 B 淋巴细胞的表面，其配体为细菌脂蛋白、三酰脂质肽。TLR2 可识别如革兰氏阳性菌肽聚糖、细菌脂蛋白，配体范围十分广泛，这可能与其可以组合其他 TLR 协同作用或组成异源二聚体有关，如 TLR2 同 TLR1 或 TLR6 组成异二聚化，是其识别细菌脂蛋白和脂肽所必需的[22]。鞭毛蛋白是目前发现的 TLR5 的唯一配体，由于伯氏疏螺旋体的鞭毛位于内膜与外膜之间的腔隙中，过去人们倾向于认为 TLR5 在识别伯氏疏螺旋体中不起作用。然而在其他螺旋体的研究中发现，TLR5 能够识别螺旋体膜空缺处的鞭毛蛋白[23]。尽管尚未有研究表明伯氏疏螺旋体膜上存在这些空缺，TLR5 在识别伯氏疏螺旋体中的作用是未来研究的一个重要方向。由于所有 TLRs

中，除 TLR3 外，其他所有 TLRs 均经由 MyD88 传递上游信号。综合本实验的结果，初步认为 BmpA 通过作用于 TLR1 和 TLR2，激活下游 MyD88 信号通路引起人单核巨噬细胞株 THP-1 产生大量促炎趋化因子，从而引发一系列炎症反应。

五、结　　论

1. 利用实验室已有的 pGEX-6P1-bmpA 重组大肠杆菌表达制备 rBmpA，以 Glutathione Sepharose 4B 分离纯化得到高质量的 rBmpA。确定了人单核巨噬细胞株 THP-1 细胞在 6 孔板、96 孔板的培养、处理方法和流程，为后续实验奠定了基础。

2. 利用 RayBiotech 趋化因子芯片技术检测 rBmpA 刺激 24h 后 THP-1 细胞培养上清液中 38 种趋化因子分泌情况。结果显示 rBmpA 刺激后，细胞上清液中共 13 种趋化因子浓度有明显变化，TLR1、TLR2 中和抗体封闭后用 rBmpA 刺激 THP-1 细胞，趋化因子分泌量呈减少趋势，TLR5、TLR6 中和抗体封闭后用 rBmpA 刺激 THP-1 细胞，趋化因子分泌量仍呈增高趋势。

3. QRT-PCR 检测 rBmpA 刺激后不同时间点 THP-1 细胞 TLR1、TLR2、TLR5 和 TLR6 mRNA 表达水平。结果显示 rBmpA 刺激后，细胞 TLR1、TLR2 mRNA 表达水平均增高，而 TLR5、TLR6 mRNA 表达水平同正常对照组无差异。

4. 采用 Bio-Rad V3 Western Blotting 工作流程检测 rBmpA 刺激后不同时间点 THP-1 细胞的 TLR1、TLR2、TLR5 和 TLR6 蛋白质表达水平。结果显示 TLR1、TLR2 的蛋白质表达水平在 rBmpA 刺激 5h、10h、20h 后不断增高，而 TLR5、TLR6 的蛋白质表达水平变化不明显。

综上，初步确定 rBmpA 是通过与 TLR1、TLR2 相互作用刺激人单核巨噬细胞株 THP-1 产生促炎趋化因子的。

参 考 文 献

[1] Haake DA. Spirochaetal lipoproteins and pathogenesis. Microbiology，2000，146（7）：1491- 1504.

[2] 黎伟明，杨修军，白翠华，等. 莱姆病研究进展. 中国卫生工程学，2005，4（2）：107-110.

[3] Schwan TG，Piesman J，Golde WT，et al. Induction of an outer surface protein on *Borrelia burgdorferi* during tick feeding. Proceedings of the National Academy of Sciences of the United States of America，1995，92（7）：2909-2913.

[4] Li X，Neelakanta G，Liu XZ，et al. Role of outer surface protein D in the *Borrelia burgdorferi* life cycle. Infection & Immunity，2007，75（9）：4237-4244.

[5] Pal U，Li X，Wang T，et al. TROSPA，an Ixodes scapularis receptor for Borrelia burgdorferi. Cell，2004，119（4）：457-468.

[6] Neelakanta G，Li X，Pal U，et al. Outer surface protein B is critical for Borrelia burgdorferi adherence and survival within Ixodes ticks. Plos Pathogens，2007，3（3）：e33.

[7] Tilly K，Krum JG，Bestor A，et al. Borrelia burgdorferi OspC protein required exclusively in a crucial early stage of mammalian infection. Infection & Immunity，2006，74（6）：3554-3564.

[8] Simpson WJ，Schrumpf ME，Schwan TG. Reactivity of human Lyme borreliosis sera with a 39-kilodalton antigen specific to Borrelia burgdorferi. Journal of clinical microbiology，1990，28（6）：1329-1337.

[9] Bryksin AV，Godfrey HP，Carbonaro CA，et al. Borrelia burgdorferi BmpA，BmpB，and BmpD proteins are expressed in human infection and contribute to P39 immunoblot reactivity in patients with Lyme disease. Clinical and diagnostic laboratory immunology，2005，12（8）：935-940.

[10] Bao F，Fikerig E. The Joint-specific Expression Profile of Borrelia burgdorfri in the Murine Hosts. Bulletin of Science & Technology，2008，24（6）：832-838.

[11] Pal U，Wang P，Bao F，et al. Borrelia burgdorferi basic membrane proteins A and B participate in the genesis of Lyme arthritis.

Journal of Experimental Medicine, 2008, 205（1）: 133-141.

[12] Yang X, Izadi H, Coleman AS, et al. Borrelia burgdorferi lipoprotein BmpA activates pro-inflammatory responses in human synovial cells through a protein moiety. Microbes and infection /Institut Pasteur, 2008, 10（12-13）: 1300-1308.

[13] 汪玉娇, 宝福凯, 柳爱华. Toll 样受体和趋化因子与莱姆关节炎发病的相关性. 中国热带医学. 2012, 11（1）: 1412-1415.

[14] Brown CR, Blaho VA, Loiacono CM. Susceptibility to experimental Lyme arthritis correlates with KC and monocyte chemoattractant protein-1 production in joints and requires neutrophil recruitment via CXCR2. Journal of immunology（Baltimore, Md: 1950）, 2003, 171（2）: 893- 901.

[15] Strle K, Shin JJ, Glickstein LJ, et al. Association of a Toll-like receptor 1 polymorphism with heightened Th1 inflammatory responses and antibiotic-refractory Lyme arthritis. Arthritis and rheumatism, 2012, 64（5）: 1497-1507.

[16] Mahla RS, Reddy MC, Prasad DVR, et al. Sweeten PAMPs: Role of Sugar Complexed PAMPs in Innate Immunity and Vaccine Biology. Frontiers in Immunology, 2013, 4（9）: 248.

[17] Singh SK, Girschick HJ. Toll-like receptors in Borrelia burgdorferi-induced inflammation. Clinical microbiology and infection: the official publication of the European Society of Clinical Microbiology and Infectious Diseases, 2006, 12（8）: 705-717.

[18] Berende A, Oosting M, Kullberg BJ, et al. Activation of innate host defense mechanisms by Borrelia. European Cytokine Network, 2010, 21（1）: 7-18.

[19] Dennis VA, Dixit S, O'Brien SM, et al. Live Borrelia burgdorferi spirochetes elicit inflammatory mediators from human monocytes via the Toll-like receptor signaling pathway. Infection and immunity, 2009, 77（3）: 1238-1245.

[20] Bernardino AL, Myers TA, Alvarez X, et al. Toll-like receptors: insights into their possible role in the pathogenesis of lyme neuroborreliosis. Infection and immunity, 2008, 76（10）: 4385-4395.

[21] 宝福凯, 赖名耀, 文霞, 等. 莱姆病螺旋体优势抗原 BmpA 分子克隆、高效表达与亚细胞地位. 中国病原生物学杂志, 2012, 7（11）: 801-806.

[22] Kawai T, Akira S. Kawai T, Akira S. Innate immune recognition of viral infection. Nature Immunology, 2006, 7（2）: 131-137.

[23] Akira S, Takeda K. Toll-like receptor signalling. Nature Reviews Immunology, 2004, 4（7）: 499-511.

第三章　BmpA 对人类巨噬细胞 TLRs 接头蛋白 MyD88 表达的影响

第一节　概　　述

固有免疫可能在对伯氏疏螺旋体的宿主防御和疾病严重性方面起关键作用。Toll 样受体（Toll-like receptors，TLRs）识别伯氏疏螺旋体特定成分，激活固有免疫系统，促使炎细胞因子产生和引发宿主适应性反应。许多伯氏疏螺旋体外表面蛋白（例如，OspA 和 OspC）均被 TLR 识别。具体来说，TLR1 和 TLR2 被认为是与莱姆病关系最密切的受体[1]。在 *TLR* 基因中已经鉴定出几种功能性单核苷酸的多态性，并且与不同的细胞因子类型和合成水平相关，改变病原体的识别，并且破坏下游的信号级联，这些单核苷酸多态性与功能性的变化可能与疾病发展和治疗后疾病持续有关。接触外来微生物、化学或物理因素导致宿主固有免疫系统激活。这是第一道防线，并且导致广泛的炎症反应，以修复所发生的损伤，隔离或消除感染因子和重建动态平衡[2, 3]。TLRs 是富含亮氨酸的重复序列的胞外结构域和具有保守的 Toll /IL-1 受体（TIR）结构域的胞质尾区的 I 型跨膜蛋白，它们由巨噬细胞和树突状细胞等表达[4]。PRR 识别结构上保守的病原体衍生的分子，如三乙酰化脂蛋白、肽聚糖和脂多糖[5]，通过接头蛋白 MyD88 引发下游促炎症信号级联，导致转录因子 NF-κB 的核易位。该过程启动细胞因子的产生，黏附分子阵列的表达和活性氧簇的产生[6-9]。在人的 10 种 TLR 中，TLR2 和 TLR4 被认为是参与抗细菌防御的 PRR 的第一个成员[10]。

TLR 与免疫原性伯氏疏螺旋体外表面蛋白（Osps）的相互作用在莱姆病发病的初始阶段起重要作用[11-13]。这种相互作用在动物模型中可介导短期持续和严重的莱姆关节炎和莱姆心肌炎[14-16]。然而，最近的研究表明，*TLR* 基因中的多种单核苷酸多态性（SNP）可以调节宿主对伯氏疏螺旋体感染的反应。例如，TLR8 中的 SNP 可导致免疫缺陷综合征，并导致与幽门螺杆菌感染相关的严重临床表现的风险增加[17, 18]。

于是，我们提出假说：莱姆螺旋体通过其表面蛋白 BmpA、BmpB 刺激免疫细胞的特定 TLRs，通过调节 MyD88 和下游信号转导通路，产生促炎趋化因子风暴，吸引炎性细胞特别是中性粒细胞和淋巴细胞向关节趋化和活化，从而导致莱姆关节炎的发生发展。

第二节　rBmpA 对人类巨噬细胞株中髓样分化因子 88（MyD88）mRNA 相对表达量的影响

本实验通过提取细胞基因组总 RNA，用 RT-PCR 将基因组总 mRNA 反转录为 cDNA，并以 cDNA 为模板，进行 Real-time PCR，检测经 PMA 诱导 THP-1 细胞产生的巨噬细胞中 Toll 样受体关键接头蛋白 MyD88 基因水平的表达量。Real-time PCR 常用的两种方法分别为 SYBR Green（荧光染料法）和 Taqman probe（探针法）。两种方法都包括相对定量和绝对定量的方法。本实验使用相对定量 SYBR Green 法进行研究，在反应体系中，加入 SYBR

Green 荧光染料，SYBR Green 荧光染料特异性地掺入 DNA 双链后，发射荧光信号，而不掺入链中的 SYBR Green 染料分子不会发射任何荧光信号，从而保证荧光信号的增加与 PCR 产物（cDNA 模板）的增加完全同步。此方法灵敏度高、通用性好、不需要设计探针，因此被用于本实验方法设计中。

一、实 验 材 料

1. 主要仪器（表 3-1）

表 3-1　主要仪器

仪器名	厂商
Thermo 超低温冰箱（907）	Thermo Fisher Scientific（Gibico）公司
Haier 卧式低温冷柜（DW 40W100）	青岛海尔医用低温科技有限公司
Haier 立式冷藏柜（SC-316）	青岛海尔特种电冰柜有限公司
双人单面净化工作台（SW-CJ-2FD）	苏州净化设备有限公司
立式压力灭菌锅	上海博迅医疗生物仪器股份有限公司
电子天平 Heal Force Water	梅特勒-托利得仪器（上海）有限公司
Purification System（NW10VF）（AL204）	Shanghai Canrex Analytic Instrument Co，Ltd
低速离心机（LC-4012）	科大创新股份有限公司中佳分公司
SIGMA 小型台式高速离心机（1-14）	德国 Sigma 公司
细胞间大离心机 2-16KL	德国 Sigma 公司
高速离心机	力康生物医疗科技控股有限公司
电热恒温水温箱（HH-W21-Cu600）	上海医疗器械七厂
7200 型可见分光光度计	尤尼柯上海仪器有限公司
SHP-250 型生化培养箱	上海森信实验仪器有限公司
单道手动可调移液器	百得实验仪器（苏州）有限公司
FinnpiPette 雷勃手动 8 道移液器	美国 Thermo 公司
微量蛋白核酸检测仪	Thermo Fisher Scientific 公司
Mshot 倒置显微镜（MI12）	广州明美科技有限公司
Countstar 自动细胞计数仪（IC1000）	上海睿钰生物科技有限公司
0.22μm 滤器	Millipore 公司
注射器	上海康寿医疗器械有限公司
一次性吸量管	美国 Kirgen 公司
50ml/10ml 离心管	Corning，New York
24 孔培养板	Corning，New York
PCR 仪（C1000 Touch）	美国 Bio-Rad 公司
Real-time PCR 仪（CFX Connect）	美国 Bio-Rad 公司

2. 主要试剂（表 3-2）

表 3-2　主要试剂

试剂	厂商
细胞株：人单核巨噬细胞株 THP-1 细胞	购自中国科学院昆明动物研究所
重组 BmpA（rBmpA）	由本实验室纯化获得

续表

试剂	厂商
RPMI1640 培养基（11875500）	Thermo Fisher Scientific（Gibico）公司
青霉素/链霉素溶液（BS732-10ml）	生工生物工程（上海）股份有限公司
胎牛血清（FBS，SV30087.02-500ml）	Thermo Fisher Scientific（Gibico）公司
锥虫蓝（TT1140-10g）	生工生物工程（上海）股份有限公司
佛波酯（PMA，P1585-1mg）	德国 Sigma 公司
脂多糖（LPS，L-2880-10mg）	德国 Sigma 公司
二甲基亚砜（DMSO）	德国 Sigma 公司
氯仿	天津市化学试剂一厂
75%乙醇消毒液	昆明南天化工药业有限公司
异丙醇	天津市风船化学试剂科技有限公司
无水乙醇	天津市大茂化学试剂厂
RNase-free water	宝生物工程（大连）有限公司
cDNA 第一链合成试剂盒	宝生物工程（大连）有限公司
SYBR 荧光定量试剂	宝生物工程（大连）有限公司
引物合成	生工生物工程（上海）股份有限公司

3. 主要溶液试剂配制

（1）10%FBS-RPMI1640 培养基（100ml）：①RPMI1640 培养液 89ml；②FBS10ml；③含青霉素（10 000U/ml）/链霉素（10mg/ml）双抗的抗生素溶液 1ml；④配制时需在无菌条件下进行，4℃保存。

（2）无血清 RPMI1640 培养基：①RPMI1640 培养液 99ml；②含青霉素（10 000U/ml）/链霉素（10mg/ml）双抗的抗生素溶液 1ml；③配制时需在无菌条件下进行，4℃保存。

（3）胎牛血清：①将胎牛血清分装至 15ml 的离心管中，冷冻保存（-20℃）；②使用前于-20℃取出所需用量，于 37℃解冻，用 0.22μm 的滤器过滤除菌后加入培养基中。

（4）锥虫蓝染液：①称取 0.2g 锥虫蓝；②加入 100ml 细胞培养用 1×PBS 后搅拌溶解；③用 0.22μm 的滤器过滤除菌，于室温保存。

（5）脂多糖（LPS）的配制：①称取 10mg LPS；②加入 5ml 细胞培养用 1×PBS 中，混匀；③50μl/支分装，浓度为 2mg/ml，于-20℃保存。

（6）佛波酯（PMA）的配制：①取一支密封瓶中规格为 1mg 的 PMA；②用针管加入 10ml DMSO，混匀，打开包装；③用 0.22μm 滤器过滤除菌；④100μl/份分装，浓度为 0.1mg/ml，于-20℃保存。

（7）rBmpA 蛋白液的配制：①取出本实验室纯化好的 rBmpA，用微量核酸蛋白检测仪进行蛋白浓度测定，分装，-20℃保存；②用 10%FBS-RPMI1640 培养基按照实验计划的浓度稀释，现配现用。

二、实 验 方 法

1. THP-1 细胞的培养及经 PMA 诱导 THP-1 产生巨噬细胞的刺激实验

（1）THP-1 细胞的培养传代及诱导：取出液氮罐中用于冻存 THP-1 细胞株的冻存管 3 支，放入 37℃培养箱中解冻；解冻后全部抽取至 50ml 离心管中在常温下以 1000r/min 离心，离心时间 6min；离心后弃上清液，加入配制好的含 10%胎牛血清的 RPMI1640 培养基 12ml；用移液枪将细胞吹打混匀后再次在室温下以 1000r/min 离心 6min；离心后再次弃上清液，重复 3 次；最后加入含 10%胎牛血清的 RPMI1640 培养基 12ml，全部转移至一个

75cm^2 的细胞培养瓶中，放入细胞培养箱中进行培养，适宜条件为 37℃，5% CO$_2$。

细胞培养箱中培养 3～4 天后，当 THP-1 细胞呈圆形或椭圆形,成团悬浮生长(图 3-1),且培养液由粉红色略有变黄时，则可以进行细胞传代。传代时将原有 75cm^2 的细胞培养瓶中的细胞进行轻微振荡，使因重力作用沉于培养瓶底的细胞悬浮，然后将培养瓶中的细胞收集到 50ml 离心管中进行离心，离心条件为室温，1000r/min，时间 6min；然后弃上清液，加入配制好的含 10%FBS-RPMI1640 培养基 24ml；吹打混匀后将细胞悬液转移至 2 个 75 cm^2 细胞培养瓶中，每瓶 12ml；随后继续放入细胞培养箱中培养，最适培养条件为 37℃，5%CO$_2$。

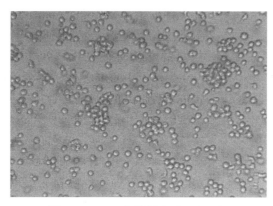

图 3-1　THP-1 细胞形态（10×10）

将细胞培养至第 3～4 代，正常生长状态下，THP-1 细胞的状态已为最佳，当细胞活率达到 95%即可按照计划进行实验。收集细胞培养瓶中的细胞悬液至 50ml 离心管中，以室温，1000r/min，6min 的条件进行离心，离心后弃上清液，用移液枪加入配制好的含 10%FBS-RPMI1640 培养基 3～5ml，用移液枪吹打混匀后即刻取 10μl 细胞悬液，后将有剩余细胞悬液的 50ml 离心管管口拧松置于细胞培养箱中（为了防止管内细胞由于室温低等原因死亡而影响后续铺板准确度），将 10μl 细胞悬液与配制好的锥虫蓝染色液（抽取 10μl）均匀混合，用 Countstar 细胞计数仪对细胞进行计数并获得活率。经本实验室前期工作发现，THP-1 细胞浓度为 5×10^5/ml 时，最适合用于进一步细胞实验，由于本实验使用 24 孔板铺板，根据 Corning 96 孔和 24 孔细胞培养板的底面积的倍数关系进行换算并进行铺板实验后得到 24 孔板的最适铺板浓度为 6×10^5cells/ml。同理 PMA 的铺板浓度应从 100ng/ml 调整为 600ng/ml，将计好数的细胞悬液用含 10%FBS-RPMI1640 培养基稀释到需要浓度，与同样调整好浓度的含 10%FBS-RPMI1640 培养基的 PMA 均匀混合，进行铺板，每孔 500μl，铺板后进行"十字画法"使培养板中的细胞均匀平铺在培养板中，随后置于 37℃，5%CO$_2$ 的细胞培养箱中进行培养。THP-1 细胞能被适当浓度的 PMA 诱导成为贴壁的巨噬细胞。在诱导 24h 后如在显微镜下观察到 THP-1 细胞生出大量伪足，并且贴壁生长（图 3-2），则表示诱导成功。将培养板中的细胞培养上清液弃去，加入配制好的无血清 RPMI1640 培养基，每孔 500μl，使细胞饥饿培养 12h（图 3-3），饥饿的目的是使细胞周期同步化，避免后续实验的误差。

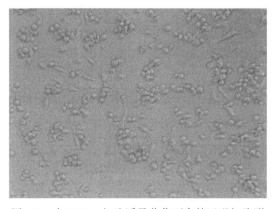
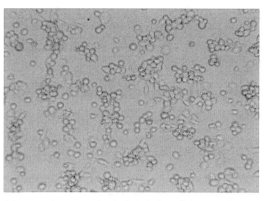

图 3-2　由 THP-1 细胞诱导分化而来的巨噬细胞形
态（10×10）

图 3-3　由 THP-1 细胞诱导分化而来的巨噬细胞饥
饿 12 小时形态（10×10）

（2）经 PMA 诱导 THP-1 产生的巨噬细胞的刺激实验：为了探究 rBmpA 在巨噬细胞 Toll 样受体关键接头因子 *MyD88* 基因层面的表达，在预实验时对不同浓度（20μg/ml，40μg/ml）的 rBmpA 在巨噬细胞 Toll 样受体关键接头因子 MyD88 mRNA 的表达量变化进行研究，由于 20μg/ml rBmpA 刺激巨噬细胞后 MyD88 的表达量趋势不明显，因此本实验在最终正式实验时设计了 3 个组别和 4 个时间点对巨噬细胞进行处理。3 组分别为：阴性对照组（PBS 组）、阳性对照组（LPS 组）和实验组（rBmpA 组）；阴性对照组（PBS 组）的巨噬细胞中加入含 10%胎牛血清的 RPMI1640 培养基和 PBS 缓冲液各 250μl；阳性对照组（LPS 组）的巨噬细胞中加入 LPS 终浓度为 1.2μg/ml 的含 10%胎牛血清的 RPMI1640 培养基，500μl/孔；实验组（rBmpA 组）加入 rBmpA 终浓度为 40μg/ml 的含 10%胎牛血清的 RPMI1640 培养基，500μl/孔。培养时间为 6h、12h、24h、48h。图 3-4～图 3-7 为不同时间点经 rBmpA 刺激后的巨噬细胞形态（放大倍数：100 倍）。

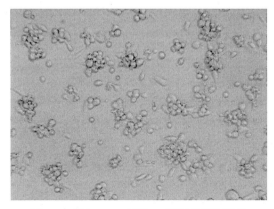
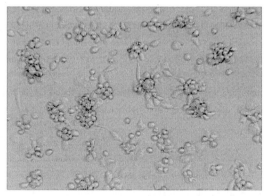

图 3-4　经 rBmpA 刺激 6h 的巨噬细胞形态
（10×10）

图 3-5　经 rBmpA 刺激 12h 的巨噬细胞形态
（10×10）

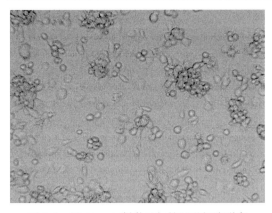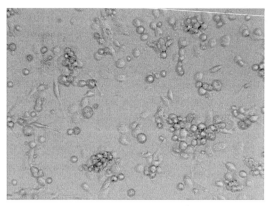

图 3-6　经 rBmpA 刺激 24h 的巨噬细胞形态　　　　　图 3-7　经 rBmpA 刺激 48h 的巨噬细胞形态
（10×10）　　　　　　　　　　　　　　　　　　　（10×10）

（3）巨噬细胞的收集：分别在 6h、12h、24h、48h 的细胞刺激时间结束时，弃各组孔中上清液，加入 Trizol 裂解液，500μl/孔，冰上裂解，裂解后用移液枪转移至标记好的 1.5ml 离心管中，–80℃条件下冻存备用。

2. 巨噬细胞总 RNA 的提取

（1）从–80℃冰箱取出已加入 Trizol 的待提取样品，4℃冰箱解冻。

（2）低速离心机短暂离心，在样品中加入氯仿 200μl，剧烈振荡，室温静置 7～15min 至分层；移至高速离心机离心，离心条件为 4℃，12 000r/min，10min；目的是为了将 RNA 分离出来（为上层清液）。

（3）小心抽取上清液（避免接触到中间层和下层 DNA 与蛋白质及有机物质，以免降低提取纯度），移至新的标记好的离心管中，加入等体积的异丙醇，4℃静置 30min。

（4）取出样品进行离心，离心条件为 4℃、12 000r/min、10min；弃全部上清液。

（5）加入无水乙醇 200μl，振荡混匀，离心，离心条件为 4℃、5000r/min、5min；弃全部上清液，室温干燥 3min。

（6）加入用 DEPC 处理的 ddH$_2$O 30μl 溶解 RNA 样品。

（7）用微量核酸蛋白检测仪进行总 RNA 纯度测定，并记录纯度和浓度。

RNA 纯品在 OD$_{260}$ 处有显著吸收峰，RNA 浓度（ng/μl）=OD$_{260}$×40×稀释倍数；检测后选择 OD$_{260}$/OD$_{280}$ 的值在 1.7～2.1 的总 RNA 样品作为反转录为 cDNA 实验的样本。

3. 巨噬细胞总 RNA 反转录为 cDNA　用宝生物工程（大连）有限公司的反转录试剂盒进行反转录实验，由于试剂盒中提到总反转录的样品浓度不能超过 1000ng/μl，因此反转录实验前要根据测定样品的浓度计算出加入总 RNA 的体积。

该反转录试剂盒将总 RNA 的反转录分为两个步骤：第一步，根据说明书配制反应体系，加入样品，去除 DNA 残留；第二步，加入反转录及其他反应体系完成反转录。所有过程均在冰上操作，得到的 cDNA 模板备用。

第一步（去除基因组 DNA 残留）的反应体系：

gDNA Eraser	1μl
Total RNA+ddH$_2$O	7μl
5×gDNA Eraser Buffer	2μl
Total	10μl

反应条件为温度 42℃，时间 2min。

第二步（逆转录反应）的反应体系：

PrimeScript RT Enzyme Mix Ⅰ	1μl
RT Primer Mix	1μl
5×PrimeScript Buffer 2（for Real Time）	4μl
RNase Free dH₂O	4μl
步骤一所得的反应液	10μl
Total	20μl

反应条件为先温度 37℃，时间 15min，再温度 85℃，时间 5s。反转录后的模板存放于 -80℃备用。

4. SYBR Green Real-time PCR 检测 MyD88 表达量

（1）参考文献，设计引物

1）目的基因

上游引物 F（5′-3′）：GAG CGT TTC GAT GCC TTC AT

下游引物 R（5′-3′）：CGG ATC ATC TCC TGC ACA AA

2）人 *β-actin* 基因

上游引物 F（5′-3′）：CAAGGCCAACCGCGAGAAGA

下游引物 R（5′-3′）：GGATAGCACAGCCTGGATAG

（2）设计的引物序列送至昆明硕擎生物科技有限公司进行引物合成。依据说明书将引物用 ddH₂O 稀释为 10μmol/L，分装后于 -20℃冰箱保存，备用。

（3）SYBR Green Real-time PCR 反应：使用宝生物工程（大连）有限公司生产的 SYBR 荧光定量 Real-time PCR 试剂盒进行实验，配制体系和加样操作均在冰上进行。每个样本的目的基因和内参基因均做 2 个复孔。

Real-time PCR 反应体系（25μl）：

SYBR®Premix Ex TaqⅡ（2×）	12.5μl
正向引物（10μmol/L）	1μl
反向引物（10μmol/L）	1μl
DNA 模板	2μl
RNase-free dH₂O	8.5μl
Total	25μl

Real-time PCR 反应条件：

预变性	95℃	15s	
变性	95℃	5s	共40个循环
退火	61.6℃	30s	
熔解	65℃至 95℃		

（4）结果判定标准：实验结果的可信度从两个方面进行判定。第一，通过 Bio-Rad CFX96™ 软件得到阈值循环数（cycle threshold，Ct），即 Ct 值。Ct 值是指每个反应管内的荧光信号达到一定阈值时的循环数。目的基因 Ct 值在 15～35 个循环，内参基因 Ct 值范围在 15～25 个循环时，Real-time PCR 的检测结果可信。第二，观察熔解曲线（dissociation curve）。此方法能对本次实验的结果用 $2^{-\triangle\triangle Ct}$ 法（Livark 法）进行分析。

熔解曲线是在反应完成后进行，当一条熔解曲线出现单峰时，说明扩增产物均一，特异性好，检测结果可信。

5. 统计学描述 用 GraphPad Prism 6.0 统计软件对数据进行双因素方差分析，实验数据用均数±标准差进行统计描述。统计结果用 P 值的范围进行描述：$P<0.05$ 表示差异有统计学意义，$P<0.01$ 表示差异有显著统计学意义；$P<0.0001$ 表示差异有极显著统计学意义；$P>0.05$ 则表示差异无统计学意义。

三、实 验 结 果

1. Real-time PCR 检测结果 如图 3-8 所示，本实验扩增曲线平稳，平台期显著，各管的扩增效率相近，目的基因循环数在 15～35，内参基因循环数范围在 15～25，因此结果可信。如图 3-9 所示，本实验从熔解曲线来看，目的基因和内参基因分别呈现单峰，说明特异性好，未出现其他非特异性荧光，基于以上两个方面，本实验在 Real-time PCR 熔解实验过程和实验结果可信，能够用于计算统计。

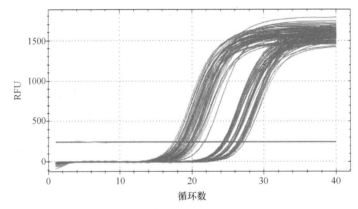

图 3-8　Real-time PCR 扩增曲线

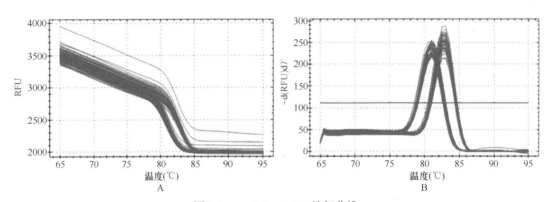

图 3-9　Real-time PCR 熔解曲线

A.熔解曲线；B.熔解峰值

2. rBmpA 与经 PMA 诱导 THP-1 细胞产生的巨噬细胞中 Toll 样受体关键接头蛋白 *MyD88* 基因水平表达量的关系（表 3-3）

表 3-3　*MyD88* mRNA 的相对表达量（均数 ± 标准差）

时间（h）	组别（$\bar{x} \pm S$）		
	阴性对照组 （PBS 组）	阳性对照组 ［LPS 组（2000ng/µl）］	实验组 ［rBmpA 组（40µg/ml）］
6	1.004 ± 0.041	3.674 ± 0.177	1.918 ± 0.117
12	0.781 ± 0.045	4.936 ± 0.165	2.790 ± 0.118
24	1.129 ± 0.100	2.428 ± 0.403	1.928 ± 0.412
48	1.532 ± 0.085	1.553 ± 0.078	1.802 ± 0.113

（1）同一时间点各组间比较：以 GraphPad Prism6.0 统计软件的统计学意义为标准。

在 6h 处理组中，LPS 组 Toll 样受体接头蛋白 MyD88 的相对表达量（倍数变化）的均值比 PBS 组高，差异有显著统计学意义（$P<0.01$）；rBmpA 组 Toll 样受体接头蛋白 MyD88 的相对表达量（倍数变化）的均值比 PBS 组高，差异有显著统计学意义（$P<0.01$）；LPS 组 Toll 样受体接头蛋白 MyD88 的相对表达量（倍数变化）的均值比 rBmpA 组高，差异有显著统计学意义（$P<0.01$），见图 3-10。

在 12h 处理组中，LPS 组 Toll 样受体接头蛋白 MyD88 的相对表达量（倍数变化）的均值比 PBS 组高，差异有显著统计学意义（$P<0.01$）；rBmpA 组 Toll 样受体接头蛋白 MyD88 的相对表达量（倍数变化）的均值比 PBS 组高，差异有显著统计学意义（$P<0.01$）；LPS 组 Toll 样受体接头蛋白 MyD88 的相对表达量（倍数变化）的均值比 rBmpA 组高，差异有显著统计学意义（$P<0.01$）。

在 24h 处理组中，LPS 组 Toll 样受体接头蛋白 MyD88 的相对表达量（倍数变化）的均值比 PBS 组高，差异有显著统计学意义（$P<0.01$）；rBmpA 组 Toll 样受体接头蛋白 MyD88 的相对表达量（倍数变化）的均值比 PBS 组高，差异有统计学意义（$P<0.05$）；LPS 组 Toll 样受体接头蛋白 MyD88 的相对表达量（倍数变化）的均值比 rBmpA 组高，但是无统计学意义（$P>0.05$）。

在 48h 处理组中，LPS 组 Toll 样受体接头蛋白 MyD88 的相对表达量（倍数变化）的均值比 PBS 组略高，但是无统计学意义（$P>0.05$）；rBmpA 组 Toll 样受体接头蛋白 MyD88 的相对表达量（倍数变化）的均值比 PBS 组高，但是无统计学意义（$P>0.05$）；LPS 组 Toll 样受体接头蛋白 MyD88 的相对表达量（倍数变化）的均值比 rBmpA 组低，但是无统计学意义（$P>0.05$），见图 3-10。

（2）不同时间点同一组间比较：如图 3-11 所示，在阴性对照组（PBS 组）中，6h、12h、24h、48h 四个时间点 Toll 样受体接头蛋白 MyD88 的相对表达量（倍数变化）的均值变化均不明显，差异无统计学意义（$P>0.05$）；在阳性对照组（LPS 组）中，6h 比 12h Toll 样受体接头蛋白 MyD88 的相对表达量（倍数变化）的均值低，差异有显著统计学意义（$P<0.01$），6h 比 24h Toll 样受体接头蛋白 MyD88 的相对表达量（倍数变化）的均值高，差异有显著统计学意义（$P<0.01$），6h 比 48h Toll 样受体接头蛋白 MyD88 的相对表达量（倍数变化）的均值高，差异有显著统计学意义（$P<0.01$），12h 比 24h Toll 样受体接头蛋白 MyD88 的相对表达量（倍数变化）的均值高，差异有显著统计学意义（$P<0.01$），12h

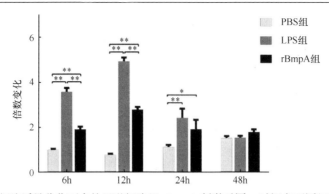

图 3-10　由 THP-1 细胞诱导分化而来的巨噬细胞经 rBmpA 刺激后同一时间点不同组别 MyD88 mRNA 相
对表达量的比较

*. 组间差异有统计学意义；**. 组间差异有显著统计学意义

比 48h Toll 样受体接头蛋白 MyD88 的相对表达量（倍数变化）的均值高，差异有显著统计学意义（$P<0.01$），24h 比 48h Toll 样受体接头蛋白 MyD88 的相对表达量（倍数变化）的均值高，差异有统计学意义（$P<0.05$）；在实验组（rBmpA 组）中，6h 比 12h Toll 样受体接头蛋白 MyD88 的相对表达量（倍数变化）的均值低，差异有统计学意义（$P<0.05$），12h 比 24h Toll 样受体接头蛋白 MyD88 的相对表达量（倍数变化）的均值高，差异有统计学意义（$P<0.05$），12h 比 48h Toll 样受体接头蛋白 MyD88 的相对表达量（倍数变化）的均值高，差异有显著统计学意义（$P<0.01$）。

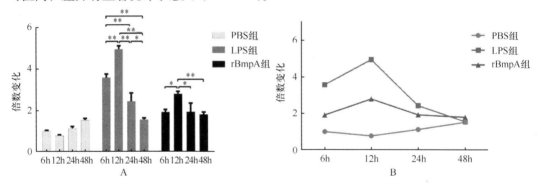

图 3-11　由 THP-1 细胞诱导分化而来的巨噬细胞经 rBmpA 刺激后不同时间点同一组别 MyD88 mRNA 相
对表达量的比较

注：相对表达量（倍数变化）是通过 Livark 法计算得到的，统计图中短横线表示标准差，每组的样本量为 6。*代表该组与短横线起始的组间差异有统计学意义，即 $P<0.05$；**代表该组与短横线起始的组间差异有显著统计学意义，即 $P<0.01$；无短横线则表示各组间均无差异，即 $P>0.05$

第三节　rBmpA 对人类巨噬细胞株中髓样分化因子 88（MyD88）蛋白表达量的影响

　　本章在第二节的实验中探究了经 PMA 诱导 THP-1 细胞产生巨噬细胞在 rBmpA 的刺激下 Toll 样受体关键接头蛋白 MyD88 基因水平表达量的变化，根据中心法则所描述的 mRNA 翻译为蛋白质的复杂过程，因此认为有必要探究巨噬细胞在 rBmpA 的刺激下 MyD88 蛋白水平表达量变化。本部分实验以巨噬细胞为对象，探究 rBmpA 对 Toll 样受体信号通路关键接头因子 MyD88 蛋白表达水平的影响，进一步探究莱姆关节炎产生促炎趋化因子风暴的致病机制。

一、实验材料

1. 主要仪器（表 3-4）

表 3-4　主要仪器

仪器名	厂商
Thermo 超低温冰箱（907）	Thermo Fisher Scientific（Gibico）公司
Haier 卧式低温冷柜（DW 40W100）	青岛海尔医用低温科技有限公司
Haier 立式冷藏柜（SC-316）	青岛海尔特种电冰柜有限公司
双人单面净化工作台（SW-CJ-2FD）	苏州净化设备有限公司
立式压力灭菌锅	上海博迅医疗生物仪器股份有限公司
电子天平 Heal Force Water	梅特勒-托利得仪器（上海）有限公司
低速离心机（LC-4012）	科大创新股份有限公司中佳分公司
SIGMA 小型台式高速离心机（1-14）	德国 Sigma 公司
iMark 酶标仪	美国 Bio-Rad 公司
细胞间大离心机	德国 Sigma 公司
高速离心机	力康生物医疗科技控股有限公司
SHP-250 型生化培养箱	上海森信实验仪器有限公司
单道手动可调移液器	百得实验仪器（苏州）有限公司
FinnpiPette 雷勃手动 8 道移液器	美国 Thermo 公司
微量蛋白核酸检测仪	Thermo Fisher Scientific（Gibico）公司
Mshot 倒置显微镜（MI12）	广州明美科技有限公司
Countstar 自动细胞计数仪（IC1000）	上海睿钰生物科技有限公司
0.22μm 滤器	美国 Millipore 公司
一次性吸量管	美国 Kirgen 公司
50ml/10ml 离心管	Corning, New York
24 孔培养板	Corning, New York
旋转摇床	海门市其林贝尔仪器制造有限公司
胶槽（Mini PROTEAN Tetra Cell）	美国 Bio-Rad 公司
电泳仪	北京百晶生物技术有限公司
滤纸（Bio-Rad Extra thick blot paper Filter paper）	美国 Bio-Rad 公司
Bio-Rad 成像系统仪（Bio-Rad ChemiDoc™XRS+with image LAB™ Software）	美国 Bio-Rad 公司
PVDF 转印膜（0.45μm）	美国 Millipore 公司
转膜仪	美国 Bio-Rad 公司

2. 主要试剂（表 3-5）

表 3-5　主要试剂

试剂	厂商
细胞株：人单核巨噬细胞株 THP-1 细胞	购自中国科学院昆明动物研究所
重组 BmpA（rBmpA）	由本实验室纯化获得
RPMI1640 培养基（11875500）	Thermo Fisher Scientific（Gibico）公司
青霉素/链霉素溶液（BS732-10ml）	生工生物工程（上海）股份有限公司
胎牛血清（FBS, SV30087.02-500ml）	Thermo Fisher Scientific（Gibico）公司
锥虫蓝（TT1140-10g）	生工生物工程（上海）股份有限公司
佛波酯（PMA, P1585-1mg）	德国 Sigma 公司

续表

试剂	厂商
脂多糖（LPS，L-2880-10mg）	德国 Sigma 公司
二甲基亚砜（DMSO）	德国 Sigma 公司
BCA 试剂盒	北京普利莱基因技术有限公司
RIPA 裂解液	北京索莱宝科技有限公司
RNase-free water	宝生物工程（大连）有限公司
PMSF 蛋白酶抑制剂	北京索莱宝科技有限公司
过硫酸铵	北京百晶生物技术有限公司
TEMED	生工生物工程（上海）股份有限公司
Tris	生工生物工程（上海）股份有限公司
甘氨酸	北京鼎国生物技术有限公司
SDS	德国 Sigma 公司
甲醇	生工生物工程（上海）股份有限公司
iMaker 酶标仪	美国 Bio-Rad 公司
一抗（Anti-MyD88 antibody ab2064）	艾博抗（上海）贸易有限公司
二抗［（Goat Anti-Rabbit IgG（HRP）ab6721）］	艾博抗（上海）贸易有限公司
ECL	美国 Bio-Rad 公司
免染胶	美国 Bio-Rad 公司
TBS	北京索莱宝科技有限公司
4×上样缓冲液	宝生物工程（大连）有限公司

3. 主要溶液试剂配制

（1）10%FBS-RPMI1640 培养基（100ml）：①RPMI1640 培养液 89ml；②FBS10ml；③含青霉素（10 000U/ml）、链霉素（10mg/ml）双抗的抗生素溶液 1ml；④配制时需在无菌条件下进行，4℃保存。

（2）无血清 RPMI1640 培养基：①RPMI1640 培养液 99ml；②含青霉素（10 000U/ml）、链霉素（10mg/ml）的抗生素溶液 1ml；③配制时需在无菌条件下进行，4℃保存。

（3）FBS：①将 FBS 分装至 15ml 的离心管中，冷冻保存（-20℃）；②使用前由-20℃取出所需用量，置于 37℃解冻，用 0.22μm 的滤器过滤除菌后加入培养基中。

（4）锥虫蓝染液：①称取 0.2g 锥虫蓝；②加入 100ml 细胞培养用 1×PBS 后搅拌溶解；③用 0.22μm 的滤器过滤除菌，于室温保存。

（5）脂多糖（LPS）的配制：①称取 10mg LPS；②加入 5ml 细胞培养用 1×PBS 中，混匀；③50μl/支分装，浓度为 2mg/ml，于-20℃保存。

（6）佛波酯（PMA）的配制：①取一支密封瓶中规格为 1mg 的 PMA；②用针管加入 10ml DMSO，混匀，打开包装；③用 0.22μm 滤器过滤除菌；④100μl/份分装，浓度为 0.1mg/ml，于-20℃保存。

（7）rBmpA 蛋白液的配制：①取出本实验室纯化好的 rBmpA，用微量核酸蛋白检测仪进行蛋白浓度测定，分装，-20℃保存；②用 10%胎牛血清 RPMI1640 培养基按照实验计划的浓度稀释，现配现用。

（8）分离胶配制：ResolverA 2ml+ResolverB 2ml+10%APS 20μl+TEMED 2μl→Resolver 液。

（9）压缩胶配制：StackerA 1ml+StackerB 1ml+10% APS 20μl+TEMED 2μl→Stacker 液。

（10）电泳液配制（running buffer 1×）：Tris 3.02g+甘氨酸 18.8g+SDS 1g。

（11）转膜液（transfer buffer 2×）：Tris 11.6g+甘氨酸 5.8g+甲醇 400ml+SDS 0.74g，加超纯水定容至 1000ml。

（12）TBST 洗液：10mmol/L Tris-HCl（pH7.4）+ 100mmol/L NaCl+ 0.2% 吐温 20，定容至 1000ml。

（13）5%封闭液：5g 脱脂奶粉+100ml TBST 洗液。

二、实 验 方 法

1. THP-1 细胞的培养及经 PMA 诱导 THP-1 产生的巨噬细胞的刺激实验

方法同本章第二节。

2. 巨噬细胞总蛋白浓度的测定　BCA（bicinchoninic acid）法是近年来广泛应用的蛋白质定量方法。其原理是在碱性环境下蛋白质与 Cu^{2+} 络合并将 Cu^{2+} 还原成 Cu^{+}。BCA 与 Cu^{2+} 结合形成稳定的蓝色复合物，其在 562nm 处有高的光吸收值并与蛋白质浓度成正比，由此可以测定蛋白质浓度。

（1）工作试剂配制：将 50 体积 BCA 试剂与 1 体积铜离子反应液（Cu Reagent）混合即为 WR 工作试剂。

（2）标准蛋白质溶液配制：用 ddH_2O、0.9%氯化钠溶液、PBS 或与待测蛋白质样品匹配的缓冲液进行倍比稀释。20μl 4000μg/ml BSA+30μl 稀释溶液（ddH_2O/PBS/0.9%氯化钠溶液）=50μl（BSA=1600μg/ml），从中取 25μl 连续倍比稀释，得到 1600μg/ml、800μg/ml、400μg/ml、200μg/ml、100μg/ml、50μg/ml、25μg/ml BSA 标准溶液，各 25μl。

（3）加样：每孔加入 200μl WR 工作试剂和标准或待测蛋白质 25μl，终反应体积 225μl。

（4）测定：37℃反应 30 分钟，测定 562nm 处 OD 值。

3. Western blot 实验步骤

（1）清洁配胶用的玻璃。

（2）配制分离胶、压缩胶：由于丙烯酰胺聚合催化剂催化过硫酸铵产生自由基，加速丙烯酰胺凝胶的聚合，因此配制时须及时充分混匀，避免分离胶和压缩胶在灌注到玻璃槽前迅速发生聚合。

（3）倒胶：①灌注时分离胶在下层，压缩胶在上层；②分离胶加样时顺着一边缓慢加样；③压缩胶加样时缓慢来回滑动加样；④缓慢插入梳子，避免气泡产生。

分离胶、压缩胶加样后静置 30～40 分钟。

（4）煮沸蛋白质和计算上样量：根据 BCA 法测定所有样品的蛋白质浓度，按照 4×Loading buffer 与蛋白样品为 1∶3 的体积比加入，置于 1.5ml 离心管中，用沸水煮 15min，使蛋白质变性，目的是破坏蛋白质三、四级结构，使蛋白质变为一级、二级结构，只剩单个肽链，此方法在进行聚丙烯酰胺凝胶电泳时有利于总蛋白分离。根据计算结果，将样品上样浓度定为 50μg/μl，根据胶槽规格确定总上样量为 20μl，计算出上样量，后用 1×Loading buffer 补足至 20μl。煮沸后将蛋白样品置于 4℃冰箱备用。

（5）SDS-PAGE（聚丙烯酰胺凝胶电泳）：准备电泳仪、电泳槽、电泳架和已制备好的免染胶，将装有免染胶的玻璃板卡入电泳架后装入电泳槽中，将电泳液加到电泳槽 4Gels 刻度处，缓慢拔掉梳子，用枪头冲洗胶孔中的胶丝，将已变性的蛋白样品加入胶孔中，连接电泳仪进行电泳，电泳条件：110V，25min；150V，35min。

（6）总蛋白指示：电泳结束后，将胶取出，置于 Bio-Rad 成像系统，使用 Image Lab 采集总蛋白图像并保存。

（7）切胶、剪裁滤纸和 PVDF 膜：将免染胶在紫外光（可以观察到条带）下按照目的蛋白预测分子量（用 Maker 指示）和加样泳道的宽度进行适当剪裁。按照免染胶剪裁后的大小剪裁滤纸（2 张）和 PVDF 膜（1 张）。

（8）浸泡：将剪裁好的滤纸置转膜液中浸泡 10min；将 PVDF 膜置甲醇溶液中浸泡 30～60s（目的是打通 PVDF 膜上的分子通道，便于吸附蛋白质），取出后转入转膜液中浸泡。

（9）转膜：按照从上到下依次为滤纸→免染胶→PVDF 膜→滤纸的顺序进行排列，用滚筒将气泡赶出，并用转膜液进行润湿。设置转膜电压和时间（220V，30min）。

（10）封闭：打开转膜仪，将 PVDF 膜取出，此时膜上已出现蛋白 Maker 条带（可见）和总蛋白条带（不可见），取出后放入装有 5%脱脂奶粉封闭液 10ml 的小饭盒中，置于水平摇床，以 1 次/秒的频率进行摇晃封闭，总时间 2h。

（11）加一抗孵育：按照一抗与封闭液 1∶500 体积比加入一抗 20μl，4℃过夜，使抗原抗体进行充分反应。

（12）洗膜：将膜放入含有 TBST 的清洗盒中洗膜，水平摇床清洗，频率为 1 次/秒，共 10min，洗完更换洗膜液，连续重复 3 次。

（13）加二抗孵育：按照二抗与封闭液 1∶5000 体积比加入二抗 2μl，孵育 2h，使抗原抗体进行充分反应。

（14）重复洗膜：步骤同（12）。

（15）显影：按照 1∶1 的比例配制显影剂（ECL 显影），将膜取出置于显影剂中浸泡 5min。

（16）成像：在 ChemiDoc™XRS+with Image LAB™ 成像系统进行显影，并进行总蛋白质定量。

4. 统计学描述　用统计软件 GraphPad Prism 6.0 对数据进行双因素方差统计分析，实验数据用均数 ± 标准差进行统计描述。统计结果用 P 值的范围进行描述：$P < 0.05$ 表示差异有统计学意义，$P < 0.01$ 表示差异有显著统计学意义；$P < 0.0001$ 差异有极显著统计学意义；$P > 0.05$ 则表示差异无统计学意义。

三、实　验　结　果

1. 总蛋白定量结果分析　图 3-12～图 3-14 分别为使用 ChemiDoc™XRS+with Image LAB™ 进行总蛋白定量后的条带指示，从图 3-13、图 3-14 可以看出，左边为总蛋白条带指示，总蛋白条带清晰，说明进行聚丙烯酰胺凝胶电泳时总蛋白分离效果良好，可以作为之后各自目的条带总蛋白定量时的背景；右边为不同时间不同组别目的蛋白 MyD88 的蛋白条带指示，从右侧图可以看出，目的条带清晰，无杂带，说明目的蛋白抗原抗体结合时特异性好，同时背景颜色浅，说明用 5%脱脂奶粉封闭效果好，最终总蛋白定量的结果即为本实验目的蛋白 MyD88 表达量变化的结果。

如图 3-14 所示，纵向比较来看，在第一列中，阴性对照组（PBS 组）在不同时间点目的蛋白 MyD88 条带灰度变化不大；在第二列中，阳性对照组（LPS 组）在不同时间点目的蛋白 MyD88 条带灰度由浅到深，又逐渐变浅；在第三列中，实验组（rBmpA 组）在不同时间点目的蛋白 MyD88 条带灰度由浅到深，又逐渐变浅；从此目的条带灰度深浅可以大致判断不同时间不同组别目的蛋白 MyD88 的表达量情况。

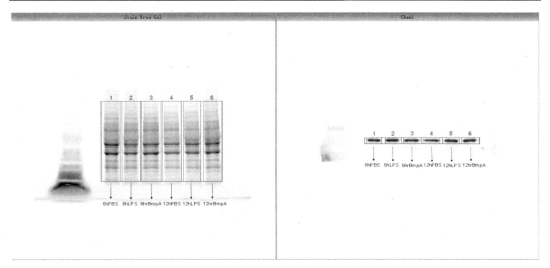

图 3-12 6h、12h 总蛋白定量图

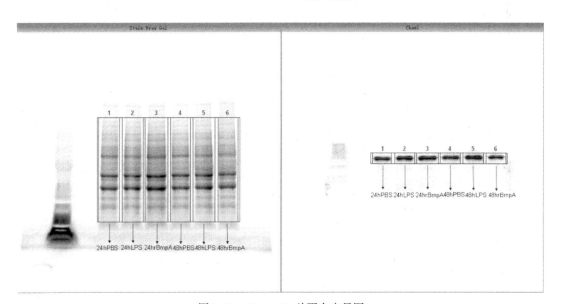

图 3-13 24h、48h 总蛋白定量图

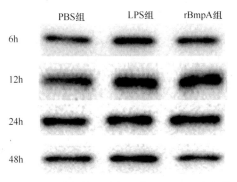

图 3-14 不同时间不同组别 MyD88 蛋白条带

2. rBmpA 与经 PMA 诱导 THP-1 细胞产生的巨噬细胞中 Toll 样受体关键接头蛋白 MyD88 表达量的关系（表 3-6）

表 3-6　MyD88 蛋白表达量（均数 ± 标准差）

时间（h）	阴性对照组 （PBS 组）	阳性对照组 [LPS 组（2000ng/μl）]	实验组 [rBmpA 组（40μg/ml）]
6	$4.11 \times 10^7 \pm 1600301.0$	$5.52 \times 10^7 \pm 463568.4$	$4.73 \times 10^7 \pm 3022919.0$
12	$4.08 \times 10^7 \pm 1313627.0$	$5.69 \times 10^7 \pm 4702667.0$	$5.01 \times 10^7 \pm 1940258.0$
24	$3.80 \times 10^7 \pm 4007183.0$	$4.71 \times 10^7 \pm 970673.0$	$4.07 \times 10^7 \pm 1962103.0$
48	$3.27 \times 10^7 \pm 778734.0$	$4.28 \times 10^7 \pm 771676.6$	$2.86 \times 10^7 \pm 2566927.0$

（1）同一时间点各组间比较：以 GraphPad Prsim 6.0 统计软件的统计学意义为标准。

在 6h 处理组中，LPS 组 Toll 样受体接头蛋白 MyD88 的表达量的均值比 PBS 组高，差异有显著统计学意义（$P<0.01$）；rBmpA 组 Toll 样受体接头蛋白 MyD88 的表达量的均值比 PBS 组高，但是无统计学意义（$P>0.05$）；LPS 组 Toll 样受体接头蛋白 MyD88 的相对表达量（倍数变化）的均值比 rBmpA 组高，但是无统计学意义（$P>0.05$），见图 3-15。

在 12h 处理组中，LPS 组 Toll 样受体接头蛋白 MyD88 的表达量的均值比 PBS 组高，差异有显著统计学意义（$P<0.01$）；rBmpA 组 Toll 样受体接头蛋白 MyD88 的表达量的均值比 PBS 组高，差异有显著统计学意义（$P<0.01$）；LPS 组 Toll 样受体接头蛋白 MyD88 的表达量的均值比 rBmpA 组高，但是无统计学意义（$P>0.05$），见图 3-15。

在 24h 处理组中，LPS 组 Toll 样受体接头蛋白 MyD88 的表达量的均值比 PBS 组高，差异有显著统计学意义（$P<0.01$）；rBmpA 组 Toll 样受体接头蛋白 MyD88 的表达量的均值比 PBS 组高，但是无统计学意义（$P>0.05$）；LPS 组 Toll 样受体接头蛋白 MyD88 的表达量的均值比 rBmpA 组高，但是无统计学意义（$P>0.05$），见图 3-15。

在 48h 处理组中，LPS 组 Toll 样受体接头蛋白 MyD88 的表达量的均值比 PBS 组高，差异有显著统计学意义（$P<0.01$）；rBmpA 组 Toll 样受体接头蛋白 MyD88 的表达量的均值比 PBS 组略低，但是差异无统计学意义（$P>0.05$）；LPS 组 Toll 样受体接头蛋白 MyD88 的表达量的均值比 rBmpA 组低，差异有显著统计学意义（$P<0.01$），见图 3-15。

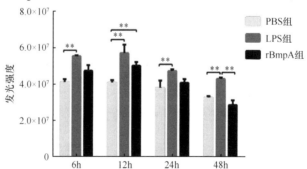

图 3-15　由 THP-1 细胞诱导分化而来的巨噬细胞经 rBmpA 刺激后同一时间不同组别 MyD88 蛋白表达量的比较

**.组间差异有显著统计学意义

（2）不同时间点同一组间比较（图 3-16）：在 PBS 组中，6h、12h、24h、48h 四个时间点 Toll 样受体接头蛋白 MyD88 的表达量的均值变化均不明显，差异无统计学意义（$P>$

0.05）；在 LPS 组中，6h 比 12h Toll 样受体接头蛋白 MyD88 的表达量的均值略低，但是差异无统计学意义（$P>0.05$）；6h 比 24h Toll 样受体接头蛋白 MyD88 的表达量的均值低，但是差异无统计学意义（$P>0.05$），6h 比 48h Toll 样受体接头蛋白 MyD88 的表达量的均值高，差异有显著统计学意义（$P<0.01$）；12h 比 24h Toll 样受体接头蛋白 MyD88 的表达量的均值高，差异有显著统计学意义（$P<0.01$），12h 比 48h Toll 样受体接头蛋白 MyD88 的表达量的均值高，差异有显著统计学意义（$P<0.01$），24h 比 48h Toll 样受体接头蛋白 MyD88 的表达量的均值略高，但是差异无统计学意义（$P>0.05$）；在 rBmpA 组中，6h 比 12h Toll 样受体接头蛋白 MyD88 的表达量的均值低，但是差异无统计学意义（$P>0.05$），6h 比 24h Toll 样受体接头蛋白 MyD88 的表达量的均值低，但是差异无统计学意义（$P>0.05$），6h 比 48h Toll 样受体接头蛋白 MyD88 的表达量的均值低，差异有显著统计学意义（$P<0.01$）；12h 比 24h Toll 样受体接头蛋白 MyD88 的表达量的均值高，差异有统计学意义（$P<0.05$），12h 比 48h Toll 样受体接头蛋白 MyD88 的相对表达量（倍数变化）的均值高，差异有显著统计学意义（$P<0.01$）。24h 比 48h Toll 样受体接头蛋白 MyD88 的表达量的均值低，差异有显著统计学意义（$P<0.01$）。

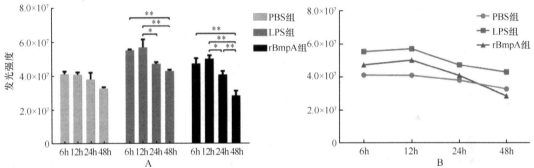

图 3-16　由 THP-1 细胞诱导分化而来的巨噬细胞经 rBmpA 刺激后不同时间点同一组别 MyD88 蛋白表达量的比较

注：根据总蛋白定量的方法进行计算，计算结果进行统计并做图，统计图中短横线表示标准差，每组的样本量为 6。*代表该组与短横线起始的组间差异有统计学意义，即 $P<0.05$；**代表该组与短横线起始的组间差异有显著统计学意义，即 $P<0.01$；无短横线则表示各组间差异无统计学意义，即 $P>0.05$

第四节　讨　论

本课题组前期一系列研究证明，伯氏疏螺旋体膜蛋白基因 *BmpA*、*BmpB* 与莱姆关节炎密切相关[19]。通过病理切片和相关炎症因子的检测，我们发现，在体内，*BmpA*、*BmpB* 基因编码产物蛋白注射关节后可引起明显关节炎症；在体外，重组 *BmpA*、*BmpB* 能够刺激多种免疫细胞产生细胞因子和趋化因子。

前期的工作成果：

（1）rBmpA 蛋白能够刺激小鼠淋巴细胞增殖并且分泌 IL-6、IL-17 等细胞因子。

（2）rBmpA 蛋白可刺激经 PMA 诱导 THP-1 细胞产生的巨噬细胞分泌 TNF-α、IL-1β、IL-6、IL-8、IL-12p70 等炎性因子。

（3）rBmpA 蛋白可刺激小鼠巨噬细胞株 RAW264.7 细胞中的趋化因子 MCP-5 和 MIP-2 表达量显著升高；并诱导其分泌释放炎性细胞因子 TNF-α、IL-6。

（4）rBmpA 蛋白能够刺激小鼠神经小胶质细胞株 BV2 细胞活化并分泌释放趋化因子

CXCL2、CCL5 和 CCL22。

（5）ISOF 对 rBmpA 蛋白刺激经 PMA 诱导 THP-1 细胞产生的巨噬细胞产生的炎性因子有抑制作用。

国外关于莱姆关节炎的一系列研究，表明趋化因子在莱姆关节炎的产生机制中起到非常大的作用。用伯氏疏螺旋体刺激体外培养的莱姆关节炎患者外周血单个核细胞（peripheral blood mononuclear cell，PBMC）和单核巨噬细胞（mononuclear phagocyte）时发现，刺激后可产生趋化因子 CCL2、CCL4、CXCL9 及 CXCL10[20]。

由于趋化因子位于信号通路的下游，因此了解伯氏疏螺旋体导致莱姆关节炎的发病机制十分重要。有研究表明，Toll 样受体信号通路的作用和导致下游促炎趋化因子的产生可能是最终导致莱姆关节炎的重要原因。

国外工作成果：

（1）伯氏疏螺旋体可以刺激 TLR1/TLR2 诱导 THP-1 细胞分泌促炎因子 TNF-α、IL-6、IL-8。

（2）伯氏疏螺旋体及其脂蛋白刺激猴小胶质细胞和星形胶质细胞的 TLR1、TLR2 和 TLR5 产生促炎趋化因子。

（3）Schramm 等用人皮肤成纤维细胞的研究表明，完整的莱姆疏螺旋体可以刺激人皮肤成纤维细胞产生趋化因子 CXCL-1 和 IL-8。

（4）有研究表明，多种伯氏疏螺旋体外表面蛋白（如 OspA 和 OspC）可被 TLR 识别，具体来说，TLR1 和 TLR2 被认为是莱姆病最相关的受体。

因此，研究 Toll 样受体信号通路最终导致促炎趋化因子风暴的致炎机制至关重要，MyD88 是 Toll 样受体信号通路关键接头因子，MyD88 依赖性信号转导途径是除 TLR3 外所有 TLR 受体家族传递信号的必要衔接蛋白，因此本课题研究经 PMA 诱导 THP-1 细胞产生的巨噬细胞，在 rBmpA 蛋白的刺激下，Toll 样受体信号通路关键接头因子 MyD88 基因水平和蛋白水平表达量的变化具有关键意义[21, 22]。

根据第二节实验的统计结果进行分析可以得出：

从图 3-10 可以看出，6h、12h、24h 三个时间点 LPS 组与 PBS 组比较 MyD88 mRNA 相对表达量都有明显升高趋势，rBmpA 组与 PBS 组比较 MyD88 mRNA 相对表达量也有较明显的升高趋势，但没有 LPS 组升高明显，因此能够得出结论：LPS、rBmpA 对经 PMA 诱导 THP-1 细胞产生的巨噬细胞有明显的刺激作用；LPS、rBmpA 刺激细胞引起 MyD88 mRNA 相对表达量的升高说明 LPS、rBmpA 可以确定的一条致炎通路为 Toll 样受体信号通路，并且 LPS 的刺激作用更加明显。LPS、rBmpA 刺激巨噬细胞通过 Toll 样受体信号通路引起炎症的机制基本相同，因此以 LPS 作为阳性对照可靠；LPS 组和 rBmpA 组刺激巨噬细胞在 48h 时 MyD88 mRNA 相对表达量与 PBS 组比较变化不大，由此得出两个猜想：第一个猜想是，在 48h 时，LPS 和 rBmpA 的刺激能力减弱，因此 MyD88 接头蛋白 mRNA 的相对表达量降低；第二个猜想是，下游分泌的炎性因子已足够多，可能不大需要上游接头蛋白 MyD88 的继续高表达引起下游趋化因子风暴，因此 MyD88 mRNA 的相对表达量逐渐减少。

从图 3-11 可以看出，PBS 组在 6h、12h、24h、48h MyD88 mRNA 相对表达量变化不明显，LPS 组从 6h 到 48h MyD88 mRNA 相对表达量逐渐升高后降低，rBmpA 组从 6h 到 48h MyD88 mRNA 相对表达量与 LPS 组变化趋势相同，因此可以得出结论：PBS 组在 4

个时间点 MyD88 相对表达量变化不明显，表明阴性对照组实验时每孔差异不大，实验结果可信；LPS 组在 12h MyD88 的 mRNA 相对表达量最高，说明在 12h MyD88 的刺激效果最明显；rBmpA 组在 12h MyD88 的 mRNA 相对表达量最高，说明在 12h MyD88 的刺激效果同样最明显，随后刺激减少，MyD88 受到的刺激减少，随之 mRNA 的相对表达量逐渐降低；由图 3-11 的折线图可以看出，LPS 组整体比 rBmpA 组的 MyD88 mRNA 相对表达量高，说明在 Toll 样受体信号通路层面，LPS 的炎性作用比 rBmpA 的炎症反应程度更高。

根据第三节实验的统计结果进行分析可以得出：

从图 3-15 可以看出，在 6h、12h、24h、48h 四个时间点 LPS 组相比较 PBS 组 MyD88 蛋白表达量（光密度值）均明显升高，rBmpA 组在 6h、12h、24h 三个时间点 MyD88 蛋白表达量（光密度值）相较 PBS 组均有升高，但在 48h 蛋白表达量低于 PBS 组，由此可以分析：LPS 组与 rBmpA 组 MyD88 蛋白表达量和 mRNA 相对表达量在不同时间点与阴性对照组（PBS 组）比较来看，由于 mRNA 翻译后的最终产物是蛋白质，因此可以解释基因水平和蛋白水平 MyD88 的表达量变化结果一致的现象，在 48h 时，rBmpA 组 MyD88 蛋白表达量比 PBS 组低，分析可能是由于蛋白质严重降解引起。

从图 3-16 可以看出，PBS 组在四个时间点 MyD88 蛋白的表达量变化趋势不明显，LPS 组和 rBmpA 组呈现从低到高又降低的趋势，在 12h 达到最高，12h 后降到最低，与基因水平表达趋势一致，由于 mRNA 通过翻译修饰最终生成蛋白质，在第二节的分析中，基因水平 LPS 组和 rBmpA 组 MyD88 蛋白的相对表达量均在 12h 达到最高，通过 mRNA 的翻译及修饰，将全部遗传信息翻译为蛋白质进行表达，因此两组蛋白表达量在 12h 均达到各自最高，随后由于基因水平转录量降低，同样翻译出蛋白质的量有所降低，因此 12h 后蛋白表达量有所降低。

本课题研究在 rBmpA 刺激经 PMA 诱导 THP-1 细胞产生的巨噬细胞中 Toll 样受体信号通路关键接头蛋白 MyD88 基因水平和蛋白水平的表达量，确定了 rBmpA 刺激巨噬细胞产生促炎因子风暴时的其中一个信号转导通路为 Toll 样受体 MyD88 依赖性途径，但是根据先前相关文献的报道，MyD88 信号分子途径不是伯氏疏螺旋体引起炎症所必需的，因此对于其他 MyD88 非依赖型途径的致炎机制有待进一步研究。

第五节　结　论

经过 rBmpA 刺激后，巨噬细胞中 MyD88 mRNA 的相对表达量有明显变化。结合对 Toll 样受体信号通路及髓样分化因子 MyD88 在 Toll 样受体信号通路中的关键接头及传递给下游信息的作用的认识，本课题组认为莱姆螺旋体表面蛋白 BmpA 能够促进由 THP-1 细胞诱导分化的巨噬细胞中 MyD88 不同时间基因水平的相对表达量和蛋白表达量的变化，从而证明了伯氏疏螺旋体引起莱姆关节炎的一条致炎途径为 Toll 样受体信号通路途径，进一步为伯氏疏螺旋体通过 Toll 样受体信号通路途径产生致炎因子从而引起莱姆关节炎的假说提供了理论基础和实验依据。

参 考 文 献

[1] Rahman S，Shering M，Ogden NH，et al. Toll-like receptor cascade and gene polymorphism in host–pathogen interaction in Lyme disease. Journal of Inflammation Research，2016，9：91-102.

[2] Takeda K, Akira S. TLR signaling pathways. Seminars in immunology, 2004, 16（1）: 3-9.

[3] Beutler B. Innate immunity: an overview. Molecular Immunology, 2004, 40（12）: 845-859.

[4] Choe J, Kelker MS, Wilson IA. Crystal Structure of Human Toll-Like Receptor 3(TLR3)Ectodomain. Science, 2005, 309(5734): 581-585.

[5] Kumar S, Ingle H, Prasad DV, et al. Recognition of bacterial infection by innate immune sensors. Critical Reviews in Microbiology, 2013, 39（3）: 229-246.

[6] Wooten RM, Modur VR, Mcintyre TM, et al. Borrelia burgdorferi outer membrane protein A induces nuclear translocation of nuclear factor-kappa B and inflammatory activation in human endothelial cells. Journal of Immunology, 1996, 157(10): 4584-4590.

[7] Ma Y, Weis JJ. Borrelia burgdorferi outer surface lipoproteins OspA and OspB possess B-cell mitogenic and cytokine-stimulatory properties. Infection & Immunity, 1993, 61（9）: 3843-3853.

[8] Ma Y, Seiler KP, Tai KF, et al. Outer surface lipoproteins of *Borrelia burgdorferi* stimulate nitric oxide production by the cytokine-inducible pathway, 1994, 62（9）: 3663-3671.

[9] Morrison TB, Weis JH, Weis JJ. *Borrelia burgdorferi* outer surface protein A（OspA）activates and primes human neutrophils. Journal of Immunology, 1997, 158（10）: 4838-4845.

[10] Schnare M, Röllinghoff M, Qureshi S. Toll-like receptors: sentinels of host defence against bacterial infection. International Archives of Allergy & Immunology, 2006, 139（139）: 75-85.

[11] Berende A, Oosting M, Kullberg BJ, et al. Activation of innate host defense mechanisms by Borrelia. European Cytokine Network, 2010, 21（1）: 7-18.

[12] Dennis VA, Dixit S, O'Brien SM, et al. Live Borrelia burgdorferi spirochetes elicit inflammatory mediators from human monocytes via the Toll-like receptor signaling pathway. Infection and immunity. 2009, 77（3）: 1238-1245.

[13] Bernardino ALF, Myers TA, Alvarez X, et al. Toll-like receptors: insights into their possible role in the pathogenesis of lyme neuroborreliosis. Infection & Immunity, 2008, 76（10）: 4385-4395.

[14] Petzke MM, Brooks A, Krupna MA, et al. Recognition of *Borrelia burgdorferi*, the Lyme disease spirochete, by TLR7 and TLR9 induces a type I IFN response by human immune cells. Journal of Immunology, 2009, 183（8）: 5279-5292.

[15] Duchateau BK, Munson EL, England DM, et al. Macrophages interact with enriched populations of distinct T lymphocyte subsets for the induction of severe destructive Lyme arthritis. Journal of Leukocyte Biology, 1999, 65（2）: 162-170.

[16] Brigl M, Bry L, Kent SC, et al. Mechanism of CD1d-restricted natural killer T cell activation during microbial infection. Nature Immunology, 2003, 4（12）: 1230-1237.

[17] Lin YT, Verma A, Hodgkinson CP. Toll-like receptors and human disease: lessons from single nucleotide polymorphisms. Current Genomics, 2012, 13（8）: 633-645.

[18] Cervantes JL, Hawley KL, Benjamin SJ, et al. Phagosomal TLR signaling upon *Borrelia burgdorferi* infection. Frontiers in Cellular & Infection Microbiology, 2014, 4: 55.

[19] 汪玉娇, 宝福凯, 柳爱华. Toll 样受体和趋化因子与莱姆关节炎发病的相关性. 中国热带医学, 2012, 12（11）: 1412-1415.

[20] 王艳红, 冯时, 梁张, 等. Toll 样受体及其与莱姆关节炎发病关系的研究进展. 重庆医学, 2016,（5）: 694-696.

[21] Li X, Qin J. Modulation of Toll-interleukin 1 receptor mediated signaling. Journal of Molecular Medicine, 2005, 83(4): 258-266.

[22] Casanova JL, Abel L, Quintana-Murci L. Human TLRs and IL-1Rs in host defense: natural insights from evolutionary, epidemiological, and clinical genetics. Annual Review of Immunology, 2011, 29（1）: 447-491.

第四章　莱姆关节炎昆明小鼠动物模型

第一节　概　　述

莱姆病动物模型的表现与人莱姆病具有一定的相似性：在潜伏期，动物感染伯氏疏螺旋体造模成功后发展成急性多系统感染，如关节炎、动脉炎和心肌炎等，随之症状消退并会周期性或间歇性复发，这些症状与人类相似[1-3]。莱姆病新模型的建立对探索莱姆关节炎的发生机制，尤其对临床莱姆关节炎的预防、治疗和疫苗的研发具有重要的参考和指导意义。此外，莱姆关节炎与多种慢性炎性关节炎如类风湿关节炎、反应性关节炎的病理学和临床表现类似，因而此模型的建立也是阐明多种慢性炎性关节炎的良好模型。

昆明（KM）小鼠是我国生产量、使用量最大的远交群小鼠，基因库大，基因杂合率高，我国学者已从 KM 小鼠远交群中先后培育出不少近交系小鼠。不同地区饲养的 KM 小鼠封闭群的生长发育与繁殖性能存在一定的差异。但其共同特点是抗病能力和适应力很强，繁殖率和成活率高[4]。KM 小鼠在我国生物医学动物实验中占比约为小鼠总用量的70%，广泛应用于药理、毒理学等领域研究及药品、生物制品的生产与检定。但是，国内还未出现使用 KM 小鼠建立莱姆关节炎动物模型的报道，KM 小鼠应用广泛、价格便宜且容易饲养，使用 KM 小鼠建立莱姆关节炎动物模型有着重要的现实意义和临床意义。

第二节　莱姆关节炎昆明小鼠动物模型的建立

本部分实验使用两种不同造模方法，分别对 KM 小鼠双后肢胫跗关节皮下注射伯氏疏螺旋体，随后每周观察小鼠健康变化，测量小鼠双后肢胫跗关节左右径，并进行足及胫跗关节 X 线检查。饲养数周后，将小鼠脱颈处死，取双后肢胫跗关节进行组织病理学检查和关节研磨液细胞炎症因子 IL-1β 和 TNF-α ELISA 检测，最后根据以上检测指标，综合评价两种方法建立的 KM 小鼠莱姆关节炎模型。

本部分实验技术路线图见图 4-1。

一、实　验　材　料

1. 主要仪器（表 4-1）

表 4-1　主要仪器

仪器	厂商
Haier 卧式低温冷柜（DW 40W100）	青岛海尔医用低温科技有限公司
Haier 立式冷藏柜（SC-316）	青岛海尔特种电冰柜有限公司
双人单面净化工作台（SW-CJ-2FD）	苏州净化设备有限公司
梅特勒-托利多电子分析天平	梅特勒-托利得仪器（上海）有限公司
SIGMA 小型台式高速离心机（1-14）	德国 Sigma 公司
0.22μm 滤器	Millipore 公司

续表

仪器	厂商
iMark 酶标仪	美国 Bio-Rad 公司
洗板机（ImmunoWash 1575）	美国 Bio-Rad 公司
二氧化碳培养箱（HF90）	力康生物医疗科技控股有限公司
超纯水机（HF Super NW）	力康生物医疗科技控股有限公司
倒置显微镜（M12）	广州明美光电技术有限公司
游标卡尺	杭州工具量具有限公司
X 光胶片	宁波蓝野医疗器械有限公司
杰韦弗牙科 X 线机	常州中威仪器厂
石蜡切片机（RM2235）	徕卡显微系统（上海）有限公司
冰冻切片机 CM950）	徕卡显微系统（上海）有限公司

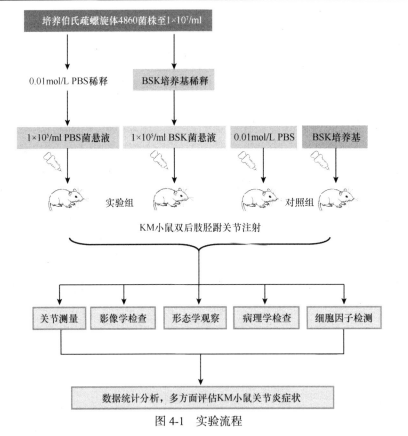

图 4-1　实验流程

2. 主要试剂（表 4-2）

表 4-2　主要试剂

试剂	厂商
昆明小鼠	昆明医科大学 SPF 动物部
伯氏疏螺旋体 4860 菌株	购买于德国微生物菌株保藏中心 DSMZ
牛血清白蛋白	北京索莱宝科技有限公司
蛋白胨	北京索莱宝科技有限公司
谷氨酰胺	北京索莱宝科技有限公司
丙酮酸钠	北京索莱宝科技有限公司

续表

试剂	厂商
柠檬酸钠	北京索莱宝科技有限公司
苏木碱-伊红染料	北京索莱宝科技有限公司
明胶	北京索莱宝科技有限公司
Human TNF-α ELISA Kit	深圳达科为生物技术有限公司
Human IL-1β ELISA Kit	深圳达科为生物技术有限公司
CMRL1066 培养基	美国 Gbico 公司
兔血清	广州蕊特生物科技有限公司
X 片显影剂	宁波蓝野医疗器械有限公司

3. 主要试剂的配制

（1）蛋白胨溶液：①称取新蛋白胨 3g 加入于 500ml 烧杯中；②加入三蒸水 150ml，边加热边搅拌，直至完全溶解后，停止加热；③室温下冷却至 40～50℃后，用滤纸过滤入烧杯中。

（2）7%明胶溶液：①称取 14g 明胶加入 200ml 的 ddH$_2$O 中，搅拌混匀；②用高压蒸汽进行灭菌。

（3）BSK 基础培养基的配制：① 称取葡萄糖 3g，碳酸氢钠 1.32g，谷氨酰胺 0.60mg，酵母粉 1.20g，柠檬酸钠 0.42g，丙酮酸钠 0.48g，N-乙酰葡糖胺 0.24g，氯化镁 0.18g 于锥形瓶中；② 加入 300ml 蒸馏水，搅拌至溶解，用高压蒸汽进行灭菌。此培养基加入添加剂可得 BSK 完全培养基。

（4）0.01mol/L PBS 液（500ml）

1）母液的配制　①0.2mol/L Na$_2$HPO$_4$：称取 35.8g Na$_2$HPO$_4$·12H$_2$O，溶于 500ml 水；②0.2mol/L NaH$_2$PO$_4$：称取 3.12g NaH$_2$PO$_4$·2H$_2$O，溶于 100ml 水。

2）混合：取 95ml 0.2mol/L 的 NaH$_2$PO$_4$，加入 405ml 0.2mol/L 的 Na$_2$HPO$_4$。

（5）10%中性甲醛（1150ml）量取 115ml 甲醛原液（分析纯）+1035ml PBS（0.01mol/L），调节 pH 至 7.2～7.6。

（6）10%中性 EDTA：称取 EDTA 100g，加入 1000ml 10%中性甲醛，调节 pH 至 7.2～7.6。

二、实　验　方　法

1. 伯氏疏螺旋体的培养

（1）取−80℃保存的伯氏疏螺旋体 4860 菌株 0.5ml 接种于含 9.5ml BSK 完全培养基的 15ml 离心管中。

（2）将上述离心管置于 34℃、5%CO$_2$、100%湿度的湿热培养箱中培养 4 天后，每天取 5μl 菌液置于载玻片上，盖玻片盖片后静置 1min，然后在显微镜下观察计数，当菌体数达到 60～120/HPF 时，将上述菌液转移至含 50ml BSK 完全培养基的离心管中，混匀。

（3）将上述离心管置于 34℃、5% CO$_2$、100%湿度的湿热培养箱中继续培养 5 天后，每天取 5μl 菌液加入到微生物计数板中，盖玻片盖片后静置 1min，然后在显微镜下进行计数，培养直至菌液浓度达到 1×10^7/ml。

（4）取上述菌液两管，其中一管直接使用 BSK 完全培养基将菌液浓度稀释成 1×10^5/ml 待用，另一管先 6000r/min 离心 10min，弃去上层培养基后加入 0.01mol/L PBS 液，充分摇匀，6000 r/min 离心 10min，重复洗涤 3 次后，用 0.01mol/L PBS 液将菌液浓度稀释成 1×10^5/ml 待用。

2. KM 小鼠的饲养和处理　于昆明医科大学动物部购买 40 只 SPF 级，4～6 周龄雌性 KM 小鼠，适应性饲养 1 周后称重，并使用游标卡尺测量每只小鼠双后肢胫跗左右径。将小鼠随机分成 4 组：PBS 组、BSK 组、实验组 Ⅰ 和实验组 Ⅱ，每组 10 只。以 4% 水合氯醛（剂量 0.3 ml/100 mg 体重）腹腔注射麻醉小鼠，注射部位乙醇常规消毒后，从小鼠足底部前部中段进针，平行足底前进至胫跗关节，向上倾斜 15° 刺向关节处，可感受到轻微突破，回抽无血后再进行注射。PBS 组每只小鼠双后肢胫跗关节注射 0.01 mol/L PBS 液 50μl，BSK 组每只小鼠双后肢胫跗关节注射 BSK 培养液 50μl，实验组 Ⅰ 每只小鼠双后肢胫跗关节注射 1×10^5/ml PBS 菌悬液 50μl；实验组 Ⅱ 每只小鼠双后肢胫跗关节注射 1×10^5/ml BSK 菌悬液 50μl。

3. 实验观测指标

（1）小鼠胫跗关节形态学观察：每周观察小鼠肢胫跗关节组织颜色和肿胀情况。

（2）测量小鼠胫跗关节左右径：完成注射后，每周使用游标卡尺测量每组小鼠双后肢胫跗关节的左右径大小。

（3）ELISA 法测定关节组织研磨液 TNF-α 和 IL-1β 浓度：饲养 6 周后，脱颈处死小鼠，取右后肢胫跗关节，每份关节组织取 90 mg，切碎后放入研磨皿中，加入少量液氮快速研磨。充分研磨后，加入 600μl RIPA 裂解液（含 10μl PMSF）进行溶解，吸取关节组织研磨悬液以 3 000 r/min 离心 15min，收集上清液，通过 ELISA 法检测关节组织研磨液中炎症细胞因子 TNF-α 和 IL-1β 浓度，实验步骤按试剂盒说明书进行操作。最后根据标准曲线确定关节研磨液 TNF-α 和 IL-1β 浓度。

（4）病理学检查：饲养 6 周后，脱颈处死小鼠，取小鼠左后肢胫跗关节标本进行固定、脱钙、石蜡包埋、切片及苏木碱-伊红（hematoxylin and eosin，HE）染色后观察关节周围炎症细胞、滑膜增生、血管翳形成及软下骨骨质破坏程度。

（5）影像学检查：饲养 6 周后，各组随机选取 3 只小鼠进行乙醚麻醉，然后使用牙科 X 光机对小鼠足、胫跗关节拍片，进行影像学检查、分析和比较，获知各组小鼠关节炎情况。

4. 实验数据统计分析　小鼠后肢胫跗关节左右径、关节研磨液 TNF-α 和 IL-1β 浓度的数据以均数±标准差（$\bar{x} \pm s$）表示，应用 GraphPad Prism 6.0 软件进行单因素方差分析。统计结果用 P 值的范围进行描述：$P < 0.05$ 表示差异有统计学意义，$P < 0.01$ 表示差异有显著统计学意义，$P > 0.05$ 表示差异无统计学意义。

三、实　验　结　果

（1）小鼠胫跗关节形态学观察：PBS 及 BSK 对照组小鼠在饲养期间未出现关节红肿现象，小鼠活动自如。实验组 Ⅰ 和实验组 Ⅱ 小鼠注射伯氏疏螺旋体 1 周后胫跗关节皮肤表面均出现充血红肿，皮肤紧绷，小鼠活动受限，以实验组 Ⅱ 小鼠关节肿胀更严重。饲养期间随着关节肿胀逐渐减轻，原肿胀部位皮肤出现脱屑、皱褶现象（图 4-2）。

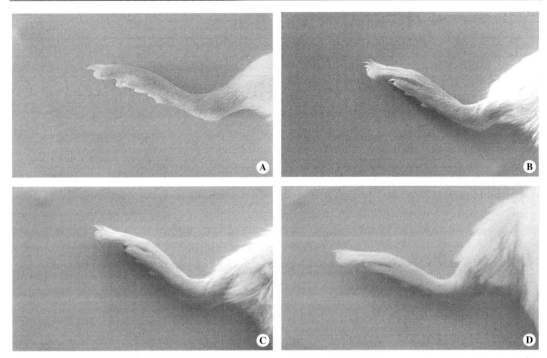

图 4-2 注射后 1 周小鼠胫跗关节肿胀情况

A.PBS 组；B.BSK 组；C.实验组 Ⅰ；D.实验组 Ⅱ

（2）小鼠胫跗关节肿胀程度变化：实验组 Ⅰ 和实验组 Ⅱ 小鼠胫跗关节注射伯氏疏螺旋体 1 周后，胫跗关节周围开始出现肿胀，关节左右径与 PBS 组和 BSK 组相比差异有显著统计学意义（$P < 0.01$），其中实验组 Ⅱ 小鼠关节肿胀更严重。实验组小鼠肿胀持续 1 周后逐渐减轻，但实验组 Ⅱ 减轻程度低于实验组 Ⅰ，第 3 周时两实验组小鼠关节左右径差异仍有统计学意义（$P < 0.05$）（表 4-3）。

表 4-3　各组实验小鼠的胫跗关节肿胀程度变化（$\bar{x} \pm s$）　　　　单位：mm

组别	第1周	第2周	第3周	第4周	第5周	第6周
PBS 组	2.682±0.2461	2.980±0.2045	3.164±0.0922	3.254±0.0790	3.267±0.0779	3.322±0.0680
BSK 组	2.707±0.04589	2.974±0.2051	3.171±0.0701	3.248±0.0609	3.275±0.0688	3.344±0.0648
实验组 Ⅰ	2.644±0.07213	3.805±0.3581[bd]	3.447±0.1111[bd]	3.446±0.1337[bd]	3.424±0.1693[bd]	3.434±0.1301[ac]
实验组 Ⅱ	2.677±0.05344	3.928±0.2551[bd]	3.816±0.2689[bde]	3.477±0.1350[bd]	3.425±0.1245[bd]	3.440±0.0808[bc]

注：①与 PBS 组比较，a 表示 $P < 0.05$，b 表示 $P < 0.01$；②与 BSK 组比较，c 表示 $P < 0.05$，d 表示 $P < 0.01$；③与实验组 Ⅰ 比较，e 表示 $P < 0.05$

（3）小鼠胫跗关节研磨液中炎性细胞因子 TNF-α 和 IL-1β 浓度检测：ELISA 法检测小鼠右后肢胫跗关节组织研磨液 TNF-α 和 IL-1β 的浓度结果如表 4-4 所示，实验组 Ⅰ 和实验组 Ⅱ 小鼠的胫跗关节组织研磨液中 TNF-α 和 IL-1β 水平与 PBS 组和 BSK 组相比，差异均有显著统计学意义（$P < 0.01$）（表 4-4）。

表 4-4　小鼠胫跗关节研磨液中炎症细胞因子水平（$\bar{x} \pm s$）　　　单位：pg/ml

组别	TNF-α	IL-1β
PBS 组	12.90 ± 1.34	11.70±2.24
BSK 组	14.33 ± 3.42	10.78 ± 2.28
实验组 I	44.07±12.07[bd]	18.59±4.51[ac]
实验组 II	47.17±8.39[bd]	20.37±5.38[bd]

注：①与 PBS 组比较，a 表示 $P<0.05$，b 表示 $P<0.01$；②与 BSK 组比较，c 表示 $P<0.05$，d 表示 $P<0.01$

（4）小鼠胫跗关节组织病理学检查：PBS 组和 BSK 组小鼠左后肢胫跗关节的病理组织切片可见滑膜细胞有序排列，滑膜组织中无炎性细胞浸润，关节软骨表面光滑。实验组 I 和实验组 II 小鼠病理组织切片可见滑膜细胞排列疏散紊乱，滑膜组织中炎性细胞浸润明显（图 4-3）。

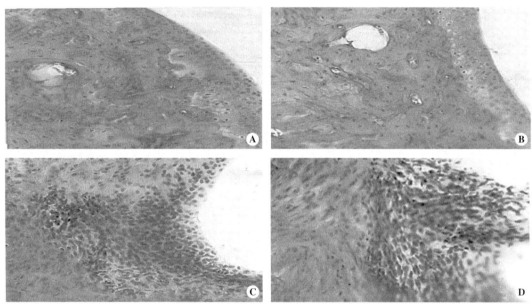

图 4-3　注射后 6 周小鼠关节组织病理形态学变化（HE，400×）

A. PBS 组；B. BSK 组；C. 实验组 I；D. 实验组 II

（5）小鼠胫跗关节影像学检查：PBS 组和 BSK 组小鼠胫跗关节周围软组织无肿胀，关节间隙清楚，无骨质密度改变。而实验组 I 和实验组 II 小鼠胫跗关节周围软组织肿胀，关节间隙毛糙变窄，呈高密度影，骨质破坏（图 4-4）。

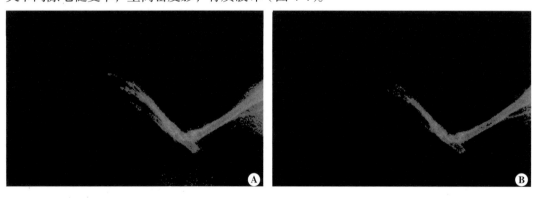

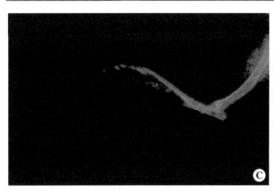
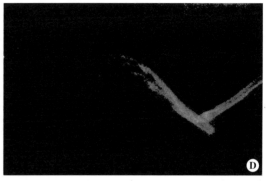

图 4-4 注射后 6 周小鼠足及胫跗关节 X 光片

A. PBS 组；B. BSK 组；C. 实验组 I；D. 实验组 II

第三节 讨 论

莱姆病流行广泛，临床表现复杂。目前我国对莱姆病的研究主要集中在流行病学和病原学方面，关于莱姆关节炎的发生机制尚不十分清楚，因此建立莱姆关节炎动物模型对研究其致病机制具有重要意义。

莱姆病实验动物模型的建立一般采用 3 种方法：①用已感染伯氏疏螺旋体的蜱叮咬动物；②注射已感染伯氏疏螺旋体的蜱组织匀浆；③注射纯培养的伯氏疏螺旋体。1989 年，Schaible 等报道用严重联合免疫缺陷（SCID）小鼠建立了莱姆关节炎模型，随后用免疫功能正常小鼠建立莱姆关节炎模型获得成功[5]。另外研究发现 C3H/HeJ 品系小鼠对伯氏疏螺旋体敏感，但由于该品系小鼠 TLR4 基因发生错义突变，其编码 712 位上的脯氨酸的密码子被编码组氨酸的密码子替换，容易诱发免疫耐受，并且该品系小鼠饲养条件要求高（SPF级别），繁殖率低，实验成本高。与 C3H/HeJ 品系小鼠相比，KM 小鼠抗病和适应力强，繁殖率和成活率高，易于饲养，价格便宜，实验要求简单，影响或干扰因素易于控制，造模成功率高且可在短期内实现大批量复制。本研究尝试用 KM 小鼠作为实验对象，胫跗关节皮下注射伯氏疏螺旋体活性菌，建立莱姆病关节炎动物模型。

预实验中分别使用 1×10^4/ml 和 1×10^5/ml 菌液给予 KM 小鼠胫跗关节注射，结果注射 1×10^4/ml 菌液的 KM 小鼠关节炎症状不明显，而注射 1×10^5/ml 菌液的 KM 小鼠出现明显的关节肿胀。分析认为过低浓度的菌液可能无法诱导 KM 小鼠莱姆关节炎的发生，1×10^5/ml菌液是 KM 小鼠莱姆关节炎造模的适宜浓度。

实验中使用相同浓度、不同方法处理的菌液进行 KM 小鼠胫跗关节注射，通过观察小鼠关节外形、大小变化，关节组织细胞因子检测，关节影像学检查及组织病理学检查评估关节炎诱发情况。结果显示，PBS 组小鼠与 BSK 组小鼠均未出现关节炎症状，而注射含螺旋体的 PBS 菌悬液和 BSK 菌悬液的 KM 小鼠诱发了严重的莱姆关节炎，其中 BSK 菌悬液组小鼠关节炎更为严重。分析其原因认为：①菌株的致病性与菌株的活性密切相关，在配制 PBS 菌悬液的过程中，经过 3 次离心洗涤，降低了菌株活性；而 BSK 菌悬液未经离心洗涤处理，菌株保持其原有活性，从而诱发更为严重的关节炎。②菌体经过 PBS 溶液洗涤后用 PBS 溶液配制菌液，无法为菌株的生存提供所需的营养物质，注射入小鼠体内后很快死亡；BSK 菌悬液未经离心洗涤，且短时间内 BSK 培养基能为菌株提供营养物质，注射后可延缓菌株活性的降低，从而诱发的关节炎更严重，更持久。

莱姆关节炎动物模型的建立对探索莱姆关节炎的发生机制，尤其对临床莱姆关节炎的预防、治疗和疫苗的研发具有重要的参考和指导意义，也可为其他危害严重的慢性炎性关节炎如类风湿关节炎的防治提供参考。

参 考 文 献

[1] 孙毅，许荣满. 莱姆病实验动物模型. 寄生虫与医学昆虫学报，2001，8（1）：50-56.

[2] Barthold SW，Moody KD，Terwilliger GA，et al. Experimental Lyme Arthritis in Rats Infected with *Borrelia burgdorferi*.Journal of Infectious Diseases，1988，157（4）：842-848.

[3] Zuberi A，Lutz C. Mouse Models for Drug Discovery. Can New Tools and Technology Improve Translational Power? ILAR J，2016，57（2）：178-185.

[4] 章根木，姚甘火. 中国昆明小鼠（KM鼠）遗传背景资料调查. 中国实验动物学杂志，1997，7（4）：246-251.

[5] 左谦益，宁磊. 昆明小鼠生长发育指标及繁殖性能测定.中国实验动物学杂志，2001，11（4）：199-202.

第五章　异佛司可林对莱姆螺旋体 BmpA 刺激人巨噬细胞后 TLRs 表达的影响

第一节　概　　述

　　BmpA 蛋白是一种位于伯氏疏螺旋体（Bb）外膜表面的脂蛋白，由 *bmpA* 基因编码调控，因其能与螺旋体的分子质量为 39 kDa 的抗原结合，亦被称为 P39[1]。另外，BmpA 蛋白也是伯氏疏螺旋体的主要免疫原，是用于人和动物莱姆病诊断的主要抗原之一[2]。宝福凯和 Fikrig 通过研究伯氏疏螺旋体感染的小鼠模型发现，在小鼠关节组织特异性表达的基因中，*bmpA/B* 基因表达明显上调，因此说明伯氏疏螺旋体在小鼠关节中存在独特的基因表达谱，这可能与关节炎的发生发展密切相关[3]。Paul 等通过基因敲除技术，分别或同时对 *bmpA* 或 *bmpB* 基因进行敲除，敲除了 *bmpA* 或 *bmpA/B* 的螺旋体突变株仍能感染小鼠，但引起关节炎的能力显著降低（*bmpA*-突变株），或者不引起关节炎（*bmpA/B*-突变株）。而向突变株敲入野生型 *bmpA* 或 *bmpA/B* 基因又可恢复螺旋体的致病能力，引发关节炎的发生。由此证明，伯氏疏螺旋体 *bmpA* 和 *bmpB* 基因与莱姆关节炎的发生有直接关系。随后，Paul 等[4]进一步发现，伯氏疏螺旋体 BmpA 蛋白可通过激活关节滑膜细胞的 NF-κB 和 p38MAP 激酶信号通路，诱发关节滑膜细胞发生炎症反应，释放促炎趋化因子（pro-inflammatory cytokines）TNF-α 和 IL-1β，从而启动炎症反应。更重要的是，在本实验室宝福凯教授的指导下，课题组成功构建了表达重组 *bmpA* 基因的大肠杆菌原核表达体系，且获得高纯度的重组蛋白 BmpA（rBmpA），并在此基础上开展了一系列有关 rBmpA 诱发莱姆关节炎机制的研究，研究结果发现，rBmpA 蛋白可诱导炎症细胞释放多种炎性因子和趋化因子[5, 6]。由此证实，伯氏疏螺旋体外膜蛋白 BmpA 在莱姆关节炎的发病中发挥重要作用。

　　Toll 样受体（TLRs）为 I 型跨膜蛋白，属于模式识别受体，能监视和识别各种不同的疾病相关分子模式（PAMP），如脂多糖（LPS）、热休克蛋白（HSP）、脂蛋白和三酰脂质肽。目前，在哺乳类和人类中已发现的 TLRs 家族成员有 11 个，不同的 TLRs 分布在不同的细胞中，TLR1 主要表达在单核细胞、多形核细胞，T、B 淋巴细胞及 NK 细胞等多种细胞中。TLR2、TLR4、TLR5 只在髓源性细胞（如单核巨噬细胞）上表达，而 TLR3 只特异性表达于树突状细胞（dendritic cell，DC）。莱姆关节炎的发生是固有免疫和适应性免疫共同作用的结果，而 TLRs 既是参与特异性免疫的一类重要蛋白分子，也是连接非特异性免疫和特异性免疫的桥梁。Dennis 等报道，伯氏疏螺旋体可以通过刺激 TLR1/2 诱导 THP-1 细胞产生促炎趋化因子 TNF-α、IL-6、IL-8[7]。Bernardino 等证明，伯氏疏螺旋体及其脂蛋白可刺激猴小胶质细胞和星形胶质细胞的 TLR1、TLR2 和 TLR5 产生促炎趋化因子，其可能与神经莱姆病的发生有关[8]。这些结果表明，TLRs 与相应配体结合后，可以通过一系列信号转导环节，导致促炎趋化因子基因转录，诱发致炎趋化因子风暴（proinflammatory chemokine storm），启动固有免疫应答和炎症反应[9]。实验室前期通过抗体封闭试验发现，TLR1、TLR2 经中和抗体封闭后再用伯氏疏螺旋体毒力因子 rBmpA 刺激人单核巨噬细胞，炎症趋化因子分泌量减少，而 TLR5、TLR6 中和抗体封闭后再用 rBmpA 刺激，趋化因子分泌量仍增高。另外，实验室研究还发现，经 rBmpA 刺激人单核巨噬细胞后，细胞中 MyD88 的表达量呈明显上升趋势[10]。因此我们初步认为伯氏疏螺旋体毒力因子 BmpA 通过与 TLR1 和 TLR2 相互作用，激活下游 MyD88 信号通路引起人单核巨噬细胞产生大量促炎趋化因子，从而引发一系列炎症反应。

20 世纪 80 年代，昆明医学院（昆明医科大学前身）等单位的科研人员开始对云南分布的毛喉鞘蕊花进行研究，从滇产毛喉鞘蕊花中提取、分离得到的单体化合物主要是异佛司可林（isoforskolin，ISOF），它与佛司可林（forskolin，FSK）为同分异构体，两者药理作用相似[11]。本实验室前期研究也发现，异佛司可林可显著抑制 rBmpA 诱导的小鼠巨噬细胞株 RAW264.7 和人巨噬细胞分泌炎性趋化因子，体外小鼠动物实验也表明，异佛司可林可减轻小鼠关节炎的发生[10]，这也为异佛司可林治疗莱姆关节炎提供了可能。但是，异佛司可林拮抗莱姆关节炎的作用机制目前尚未开展深入研究，所以本课题实验拟探究异佛司可林是否通过调节与莱姆关节炎发生密切相关的 TLR1 和 TLR2 受体的表达，从而抑制炎性趋化因子的产生，为异佛司可林治疗莱姆关节炎或相关慢性关节炎提供理论依据。

第二节　异佛司可林（ISOF）对莱姆螺旋体 BmpA 刺激人巨噬细胞后 TLR1 和 TLR2 表达的影响

实验室前期研究发现 ISOF 可显著抑制巨噬细胞分泌炎性细胞因子，且动物实验也表明其可减轻莱姆关节炎的发生，本部分课题实验拟通过体外培养人 THP-1 细胞株，经 PMA 诱导为人巨噬细胞后，在 ISOF 药物的干预下，分别从 mRNA 和蛋白质层面进一步探究 ISOF 是否通过调节与莱姆关节炎发生密切相关的 TLR1 和 TLR2 受体的表达来抑制炎性趋化因子的产生，从而减轻炎症的发生，为异佛司可林治疗莱姆关节炎提供理论依据。

本部分实验技术路线图见图 5-1。

一、异佛司可林（ISOF）对莱姆螺旋体 BmpA 刺激人巨噬细胞后 TLR1 和 TLR2 mRNA 水平表达量的影响

本部分实验首先通过培养人 THP-1 细胞株，经 PMA 诱导为人巨噬细胞，不同组别采用不同的干预措施，然后分别于不同时间点用 Trizol 裂解细胞，提取细胞中总 RNA，反转录为 cDNA，经 Real-time PCR（SYBR Green）在基因表达层面对各组别巨噬细胞不同时间点 TLR1 和 TLR2 mRNA 的相对表达量进行分析。

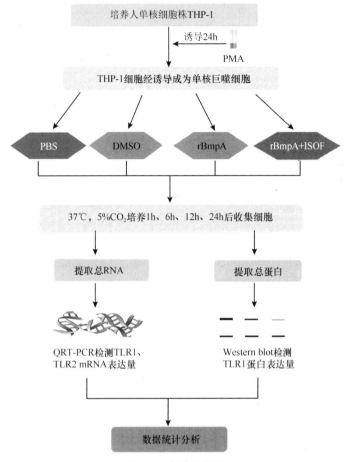

图 5-1　实验流程图

（一）实验材料

1. 主要仪器（表 5-1）

表 5-1　主要仪器

仪器	厂商
Heal Force 二氧化碳培养箱（HF90）	上海立申科学仪器有限公司
CORNING 75cm² 细胞培养瓶（430641）	江西庐乐医疗器械有限公司
24 孔培养板	Corning，New York
50ml/10ml 离心管	Corning，New York
Mshot 倒置显微镜（MI12）	广州明美科技有限公司
Countstar 自动细胞计数仪	上海睿钰生物科技有限公司
DELL 一体电脑（inspiron ONE 2020）	戴尔（中国）有限公司
mLine 单道手动可调移液器	百得实验室仪器（苏州）有限公司
Heal Force 低温离心机（Neofuge 13R）	北京华威兴业科技有限公司
低速离心机（LC-4012）	科大创新股份有限公司中佳分公司
1~200μl 枪头（KG1212）	Merck Millipore Ltd
100~1000μl 枪头（KG1313）	Corning Incorporated

仪器	厂商
微量移液器	Gilson 公司
Thermo 超低温冰箱（907）	Thermo Fisher Scientific（Gibico）公司
Haier 卧式低温冷柜（DW 40W100）	青岛海尔医用低温科技有限公司
Haier 立式冷藏柜（SC-316）	青岛海尔特种电冰柜有限公司
双人单面净化工作台（SW-CJ-2FD）	苏州净化设备有限公司
立式压力灭菌锅	上海博迅医疗生物仪器股份有限公司
梅特勒-托利多电子分析天平	梅特勒-托利得仪器（上海）有限公司
Purification System（NW10VF）	Shanghai Canrex Analytic Instrument Co，Ltd
SIGMA 小型台式高速离心机	德国 Sigma 公司
高速离心机	力康生物医疗科技控股有限公司
电热恒温水温箱（HH-W21-Cu600）	上海医疗器械七厂
7200 型可见分光光度计	尤尼柯上海仪器有限公司
SHP-250 型生化培养箱	上海森信实验仪器有限公司
微量蛋白核酸检测仪	Thermo Fisher Scientific（Gibico）公司
0.22μm 滤器	Millipore 公司
注射器	上海康寿医疗器械有限公司
一次性吸量管	美国 Kirgen 公司
PCR 仪（C1000 Touch）	美国 Bio-Rad 公司
Real-time PCR 仪（CFX Connect）	美国 Bio-Rad 公司

2. 主要试剂（表 5-2）

表 5-2　主要试剂

试剂	厂商
人单核巨噬细胞株 THP-1 细胞	中国科学院昆明动物研究所惠赠
rBmpA 蛋白	由本实验室纯化获得
异佛司可林（ISOF）	昆明医科大学杨为民教授惠赠
1×磷酸盐缓冲液（PBS）	Thermo Fisher Scientific（Gibico）公司
RPMI1640 培养基	Thermo Fisher Scientific（Gibico）公司
青霉素/链霉素溶液	生工生物工程（上海）股份有限公司
胎牛血清（FBS）	Thermo Fisher Scientific（Gibico）公司
锥虫蓝	生工生物工程（上海）股份有限公司
佛波酯（PMA）	德国 Sigma 公司
二甲基亚砜（DMSO）	德国 Sigma 公司
Trizol	宝生物工程（上海）股份有限公司
氯仿	天津市化学试剂一厂
75%乙醇	昆明南天化工药业有限公司
异丙醇	天津市风船化学试剂科技有限公司
RNase-free water	宝生物工程（上海）股份有限公司
RT-PCR 剂盒	宝生物工程（上海）股份有限公司
SYBR 荧光定量试剂	宝生物工程（上海）股份有限公司
引物合成	生工生物工程（上海）股份有限公司

3. 主要试剂的配制

（1）10%FBS-RPMI1640 培养基（100ml）：①RPMI1640 培养液 89ml；②FBS10ml；③含青霉素/链霉素双抗的抗生素溶液 1ml。

注：配制时需在无菌条件下进行，4℃保存。

（2）无血清 RPMI1640 培养基：①RPMI1640 培养液 99ml；②含青霉素/链霉素双抗的抗生素溶液 1ml。

注：配制时需在无菌条件下进行，4℃保存。

（3）FBS：将 FBS 解冻后，用 0.22μm 滤器过滤除菌，分装至 15ml 的离心管中，冷冻保存（–20℃）。

（4）佛波酯（PMA）的配制：①取一支密封瓶中规格为 1mg 的 PMA；②用针管加入 10ml DMSO，混匀，打开包装；③用 0.22μm 滤器过滤除菌；④100μl/份分装，浓度为 0.1mg/ml，于–20℃保存。

（5）rBmpA 蛋白液的配制：①取出本实验室提取、纯化好的 rBmpA 蛋白，用微量核酸蛋白检测仪进行蛋白浓度测定，分装后，置于–20℃保存；②用 10%FBS-RPMI1640 培养基按照实验计划的浓度进行配制，现配现用。

（6）1.2mol/L ISOF 的配制：①ISOF 分子式为 $C_{22}H_{34}O_7$，分子量为 410；②用电子天平称取 ISOF 20.5mg，加入经 0.22μm 滤器滤过除菌的 DMSO 0.5ml 溶解药物，充分混匀，此即 100 mol/L ISOF；③100mol/L ISOF 储存液每 20μl 分装，置于–20℃保存，备用；④使用含 10%FBS-RPMI1640 培养基将 ISOF 稀释成 1.2mol/L。

（二）实验方法

1. 人 THP-1 细胞复苏　从液氮罐中取出冻存的人 THP-1 细胞株 3 支，放入 37℃培养箱中 1~2min；解冻后全部抽取至 18ml 离心管中，常温下 1000r/min，离心 6min，弃上清液。加入配制好的含 10%FBS-RPMI1640 培养基 12ml，用移液枪将细胞吹打混匀后以相同的离心条件离心 6min，离心后再次弃上清液，重复洗涤 3 次。最后加入含 10%FBS-RPMI1640 培养基 12ml，吹打混匀后，全部转移至 75 cm^2 的细胞培养瓶，将培养瓶放置于 37℃，5%CO₂ 培养箱中培养。

2. 人 THP-1 细胞传代　细胞置于培养箱中培养 3~4 天后，观察到人 THP-1 细胞呈圆形或椭圆形，成团悬浮生长，且培养液颜色由粉红色略稍变黄色，则可以进行细胞传代。传代时将原有 75cm² 的细胞培养瓶中的细胞进行轻微振荡，使沉于培养瓶底的细胞充分悬浮，然后将培养瓶中的细胞抽取到 50ml 离心管中进行离心，以常温下转速为 1000r/min，离心 6min；离心后弃上清液，加入配制好的含 10%FBS-RPMI1640 培养基 24ml，吹打混匀后将细胞悬液分装到 2 个 75cm² 细胞培养瓶中，每瓶 12ml，将培养瓶放置于 37℃，5%CO₂ 培养箱中继续培养。

3. 人 THP-1 细胞诱导　细胞正常生长情况下，将细胞培养至第 3~4 代后，细胞活率达到 95%即可进行细胞诱导。

（1）细胞铺板：收集细胞悬液离心后弃上清液，加入一定量的含 10%FBS-RPMI1640 培养基，充分吹打混匀后，抽取 20 ml 的细胞悬液按 1∶1 的比例与锥虫蓝充分混匀，抽取 20μl 于细胞计数仪上进行计数，得到细胞悬液中的细胞浓度后，用含 10%FBS-RPMI1640 培养基将细胞悬液浓度调整为 1.2×10⁶/ml。同时，用含 10%FBS-RPMI1640 培养基将 PMA 溶液浓度调整为 1.2mg/ml，然后将配制好的两种溶液充分混匀，因此，在混合悬液中细胞的最终浓度为 $6×10^5$/ml，PMA 的最终浓度为 0.6mg/ml。最后将混合悬液加入到 6 孔细胞培养板中，500μl/孔，37℃，5% CO_2 培养箱中诱导培养 24h。

（2）细胞饥饿：铺板培养 24h 后，观察细胞生长情况，此时可见细胞贴壁生长，大部分细胞伸出伪足。然后吸掉上清液，每孔加 1×PBS 500μl，洗涤一次后加入无血清 RPMI1640 培养基，每孔 500μl，于 37℃，5% CO_2 培养箱中饥饿培养 12h，使细胞在加刺激物前处于相同状态，以便进行细胞刺激。

4. ISOF 和 rBmpA 共同处理人巨噬细胞　将饥饿好的细胞从培养板取出，抽取上清液，每孔加 1×PBS 500μl 洗涤一次，然后根据表 5-3 各实验组分别加入不同刺激物，每孔 500μl，于 37℃，5% CO_2 培养箱中分别培养 1h、6h、12h 和 24h。

表 5-3　细胞实验分组处理方法

组别	浓度	剂量
PBS 组	50%	2 ml/孔
DMSO 组	0.12%	2 ml/孔
rBmpA 组	40μg/ml	2ml/孔
rBmpA+ ISOF 组	40μg/ml、0.6mol/L	2ml/孔

5. 细胞收集　分别于细胞刺激培养后 1h、6h、12h 和 24h 收集各组时间点的细胞，抽取上清液后，每孔加入 500μl Trizol，于冰上裂解细胞，充分裂解后用移液枪转移至标记好的 1.5ml 离心管中，置于−80℃冰箱中冻存备用。

6. Real-time PCR（SYBR Green 法）检测各组细胞中 TLR1 和 TLR2 mRNA 的表达量

（1）提取细胞总 RNA

1）从−80℃冰箱中取出冻存样品，于冰上解冻后，每管加入 500μl 氯仿，充分混匀，静置 15min。

2）4℃，12 000r/min，离心 10min，吸取上层水相置于新的 1.5ml 离心管中，宁少勿多，切勿吸到中间白色层，然后向新的离心管中加入等体积的异丙醇，摇匀后于 4℃静置 30min。

3）4℃，12 000r/min，离心 10min，弃去上清液，每管加入 500μl 的 75%乙醇温和振荡，冰上静置 10min。

4）4℃，7000r/min，离心 5min，弃去上清液，倒置晾干 3min，每管加入 30μl TE 或去离子水溶解 RNA。

5）每管抽取 2μl 样品于核酸检测仪上检测其总 RNA 浓度和纯度，选择纯度值（OD_{260}/OD_{280}）在 1.7～2.1 的样本进行反转录。

（2）两步法 RT-PCR：此过程实验使用宝生物工程（大连）有限公司的反转录试剂盒进行，由于反转录的样品浓度要求≤1000ng/μl，因此反转录实验前要根据测定样品的浓度计算出每管需加入的总 RNA 的体积，不足 7μl 的用 ddH₂O 补足。

第一步：去除基因组 DNA 的反应体系

gDNA Eraser	1μl
Total RNA+ddH$_2$O	7μl
5×gDNA Eraser Buffer	2μl
Total	10μl

反应条件为温度 42℃，时间 2min。

第二步：逆转录的反应体系

PrimeScript RT Enzyme Mix I	1μl
RT Primer Mix	1μl
5×PrimeScript Buffer 2（for Real Time）	4μl
RNase Free dH$_2$O	4μl
步骤一反应体系	10μl
Total	20μl

以上两步均于冰上操作，然后将上述体系反应管置于 RT-PCR 仪上进行反转录，反应条件先为温度 37℃，反应 15min，然后再温度 85℃，反应 5s。将反转录后得到的 cDNA 样品置于–80℃冰箱中保存待检。

（3）Real-time PCR（SYBR Green 法）检测各组巨噬细胞 TLR1 和 TLR2 mRNA 的相对表达量

1）引物设计：首先使用"NCBI"网站中的 GeneBank 查找目的基因的碱基序列，再使用"Primer3 version 4.0.0"网页版引物设计软件设计实验所需的引物，最后将设计好的引物再输入"NCBI"网站中的"Primer-BLAST"数据库，验证引物特异性。

实验引物序列设计如下：

基因	正向引物（5′-3′）	反向引物（5′-3′）
TLR1	CCACGTTCCTAAAGACCTATCCC	CCAAGTGCTTGAGGTTCACAG
TLR2	ATCCTCCAATCAGGCTTCTCT	GGACAGGTCAAGGCTTTTTACA
β-actin	TGGCATCCACGAAACTACCT	CAATGCCAGGGTACATGGTG

以上设计的引物序列送至昆明硕擎生物科技有限公司进行引物合成，依据说明书将引物用 ddH$_2$O 稀释为 10μmol/L，分装后于–20℃冰箱保存备用。

2）制备 Real-time PCR 绝对定量标准品：以获得的 cDNA 为模板，通过以上引物对目的基因 *TLR1*、*TLR2* 和内参基因 *β-actin* 分别进行 PCR 扩增。

PCR 反应体系：

EmeraldAmp MAX PCR Master Mix	25μl
cDNA 模板	＜500ng
正向引物（10μmol/L）	1μl
反向引物（10μmol/L）	1μl
RNase Free dH$_2$O	补足至 50μl
Total	50μl

PCR 反应条件：经 98℃，30s，55℃，30s，72℃，6s 循环 40 次。

上述 PCR 扩增结束后，将反应产物进行核酸电泳，检验产物纯度。首先用 TAE 溶液配制 4%琼脂糖凝胶，待其凝固后加入扩增的核酸样品，电泳条件为 110V，38min。电泳结束后，将凝胶置于紫外光下观察，如果样品孔只出现单一条带，且分子量大小为目的基因说明纯度良好，引物扩增特异。抽取 PCR 扩增样品置于微量核酸蛋白检测仪检测其 cDNA 浓度，根据各基因浓度计算出目的片段的拷贝数。计算公式如下：

拷贝数（copies/μl）=cDNA 浓度（ng/μl）$\times 6.02 \times 10^{23} \times 10^{-9}$/分子量

分子量=碱基对数目×660

用 Real-time PCR 标准品稀释试剂将计算出拷贝数的 PCR 产物进行 10 倍系列倍比稀释，稀释 8 个稀释度，涵盖待测样本中的目的基因可能出现的全部浓度范围。最终得到稀释好的人类目的基因 *TLR1*、*TLR2* 和内参基因 *β-actin* 的标准品。

3）SYBR Green Real-time PCR 反应：使用宝生物工程（大连）有限公司生产的 SYBR 荧光定量 Real-time PCR 试剂盒进行实验，体系配制和加样操作均在冰上进行，每个样本和标准品的目的基因和内参基因均做 2 个复孔。

Real-time PCR 反应体系（25μl）：

SYBRPremix Ex TaqⅡ（2×）	12.5μl
正向引物（10μmol/L）	1μl
反向引物（10μmol/L）	1μl
DNA 模板	2μl
RNase-free dH$_2$O	8.5μl
Total	25μl

Real-time PCR 反应条件：

预变性	95℃	15s
变性	95℃	5s
退火	58.5℃	30s
熔解	65℃ to 95℃	

（变性、退火）共40个循环

4）结果判定标准：Real-time PCR（SYBR Green 法）检测的结果是通过 Bio-Rad CFX96^{TM} 软件得到的阈值循环数即 Ct 值。当目的基因 Ct 值范围为 15～35，内参基因 Ct 值范围为 15～25 时，且熔解曲线呈特异性单峰时，Real-time PCR 的检测结果可靠。

7. **实验数据统计分析** 实验数据利用 GraphPad Prism 6.0 软件进行作图和统计分析，实验数据采用均数±标准差进行统计描述，采用双因素方差分析进行统计分析。统计结果用 P 值的范围进行描述：$P < 0.05$ 表示差异有统计学意义，$P < 0.01$ 表示差异有显著统计学意义，$P > 0.05$ 表示差异无统计学意义。

（三）实验结果

1. Real-time PCR 熔解曲线、标准曲线和扩增曲线

（1）人 *β-actin* 基因熔解曲线、标准曲线和扩增曲线：如图 5-2 所示，人 *β-actin* 基因熔解曲线平稳，且呈现单峰，说明引物特异性好。如图 5-3 所示，标准曲线扩增效率 E=100.5%，相关系数 R^2= 0.997，表明标准曲线质量良好，可靠性高，可以对实验样品中的目的片段拷贝数进行精确定量。如图 5-4 所示，样品扩增曲线平滑。因此，我们认为此次实验结果可靠。

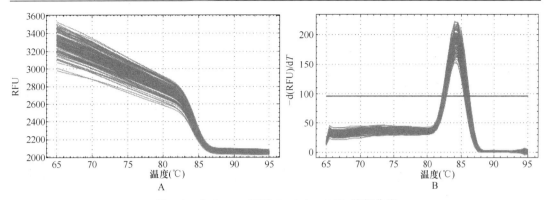

图 5-2 人 *β-actin* 基因 Real-time PCR 熔解曲线

A.熔解曲线；B.熔解峰值

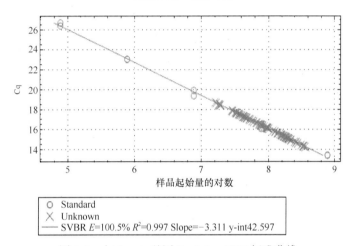

图 5-3 人 *β-actin* 基因 Real-time PCR 标准曲线

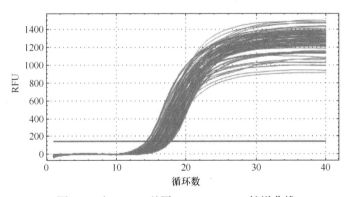

图 5-4 人 *β-actin* 基因 Real-time PCR 扩增曲线

（2）人 *TLR1* 基因熔解曲线、标准曲线和扩增曲线：如图 5-5 所示，人 *TLR1* 基因熔解曲线平稳，且呈现单峰，说明引物特异性好。如图 5-6 所示，标准曲线扩增效率 E=101.5%，相关系数 R^2= 0.992，表明标准曲线质量良好，可靠性高，可以对实验样品中的目的片段拷贝数进行精确定量。如图 5-7 所示，样品扩增曲线平滑。因此，我们认为此次实验结果可靠。

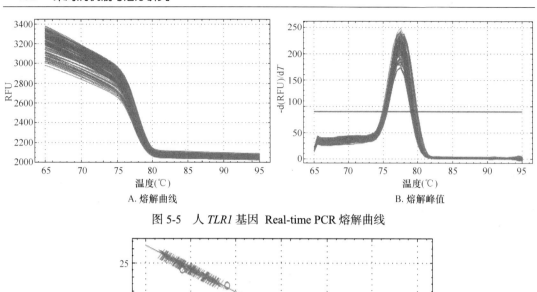

A. 熔解曲线　　　　　　　　B. 熔解峰值

图 5-5　人 *TLR1* 基因 Real-time PCR 熔解曲线

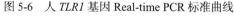

○ Standard
✕ Unknown
— SYBR *E*=101.5% *R*²=0.992 Slope=−3.287 y-int=40.639

图 5-6　人 *TLR1* 基因 Real-time PCR 标准曲线

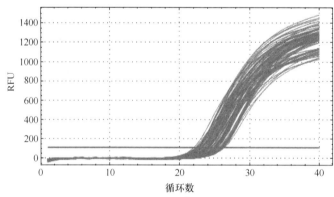

图 5-7　人 *TLR1* 基因 Real-time PCR 扩增曲线

（3）人 *TLR2* 基因熔解曲线、标准曲线和扩增曲线：如图 5-8 所示，人 *TLR2* 基因熔解曲线平稳，且呈现单峰，说明引物特异性好。如图 5-9 所示，标准曲线扩增效率 *E*=100.8%，相关系数 *R*²= 0.991，表明标准曲线质量良好，可靠性高，可以对实验样品中的目的片段拷贝数进行精确定量。如图 5-10 所示，样品扩增曲线平滑。因此，我们认为此次实验结果可靠。

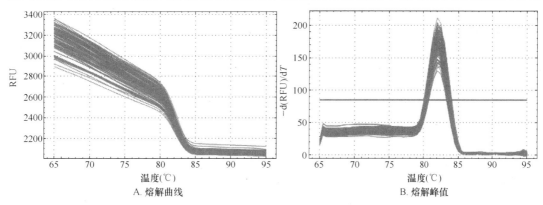

A. 熔解曲线　　　　　　　　　　　B. 熔解峰值

图 5-8　人 *TLR2* 基因 Real-time PCR 熔解曲线

A.熔解曲线；B.熔解峰值

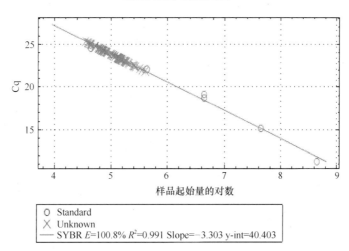

图 5-9　人 *TLR2* 基因 Real-time PCR 标准曲线

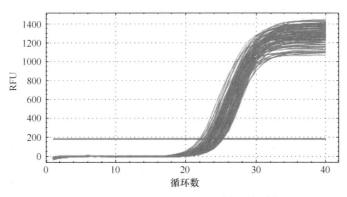

图 5-10　人 *TLR2* 基因 Real-time PCR 扩增曲线

2. Real-time PCR（SYBR Green 法）检测各组样品巨噬细胞 *TLR1* 和 *TLR2* mRNA 的表达量

（1）ISOF 对 rBmpA 刺激人巨噬细胞中 *TLR1* mRNA 转录水平的影响：在细胞干预后 1h、6h、12h、24h，PBS 组巨噬细胞 *TLR1* mRNA 的表达量和 DMSO 组比较差异均无统计学意义。在细胞干预后 6h、12h，rBmpA 组巨噬细胞 *TLR1* mRNA 的表达量与 PBS 组和

DMSO 组比较差异均有显著统计学意义，明显升高；rBmpA+ISOF 组巨噬细胞 *TLR1* mRNA 的表达量与 PBS 组和 DMSO 组比较差异均有显著统计学意义，明显升高；在 12h 实验组中，rBmpA+ISOF 组 *TLR1* mRNA 的表达量与 rBmpA 组比较差异有显著统计学意义，明显升高（表 5-4、图 5-11）。

表 5-4　各组别巨噬细胞在不同时间点 *TLR1* mRNA 的表达量（均数±标准差）

时间（h）	PBS 组	DMSO 组	rBmpA 组	rBmpA+ISOF 组
1	7.289±0.547	6.725±1.207	11.049±0.711	10.412±0.804
6	6.132±1.330	6.675±1.081	16.384±1.628 ab	17.391±1.323 ab
12	6.551±0.631	5.891±0.9213	11.775±0.542 ab	22.685±1.073 abc
24	6.924±1.373	7.806±1.218	9.172±0.641	10.578±1.286

注：①与 PBS 组相比较，a 表示 $P<0.01$；②与 DMSO 组比较，b 表示 $P<0.01$；③与 rBmpA 组比较，c 表示 $P<0.01$

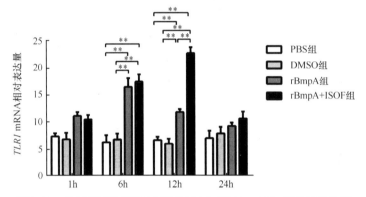

图 5-11　各组别巨噬细胞在不同时间点 *TLR1* mRNA 表达量的比较

**. 组间差异有显著统计学意义

（2）ISOF 对 rBmpA 刺激人巨噬细胞中 *TLR2* mRNA 转录水平的影响：在细胞干预后 1h、6h、12h、24h，PBS 组巨噬细胞 *TLR2* mRNA 的表达量和 DMSO 组比较差异均无统计学意义。在细胞干预后 6h、12h、24h，rBmpA 组巨噬细胞 *TLR2* mRNA 的表达量与 PBS 组和 DMSO 组比较差异均有显著统计学意义，明显升高；rBmpA+ISOF 组巨噬细胞 *TLR2* mRNA 的表达量与 PBS 组和 DMSO 组比较差异均有显著统计学意义，明显升高。在细胞干预后 12h、24h，rBmpA+ISOF 组 *TLR2* mRNA 的表达量与 rBmpA 组比较差异均有显著统计学意义，明显升高（表 5-5、图 5-12）。

表 5-5　各组别巨噬细胞在不同时间点 *TLR2* mRNA 的表达量（均数±标准差）

时间（h）	PBS 组	DMSO 组	rBmpA 组	rBmpA+ISOF 组
1	35.246±4.911	41.595±5.648	54.743±4.668	59.186±4.381
6	61.663±11.200	78.673±6.404	251.404±30.049 ab	313.009±31.310 ab
12	56.221±10.253	44.029±7.814	209.917±23.735 ab	385.830±25.633 abc
24	69.936±6.153	86.596±12.455	200.761±29.791 ab	569.506±44.871 abc

注：①与 PBS 组相比较，a 表示 $P<0.01$；②与 DMSO 组比较，b 表示 $P<0.01$；③与 rBmpA 组比较，c 表示 $P<0.01$

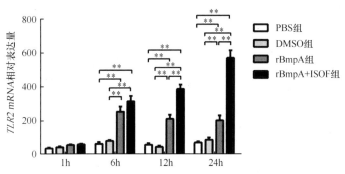

图 5-12　各组别巨噬细胞在不同时间点 *TLR2* mRNA 表达量的比较

注：**表示两组相比差异有显著统计学意义，$P<0.05$

二、异佛司可林（ISOF）对莱姆螺旋体毒力因子 BmpA 刺激人巨噬细胞 TLR1 蛋白表达量的影响

本部分实验通过培养人 THP-1 细胞株，经 PMA 诱导为人巨噬细胞，不同组别采用不同干预措施，然后分别于不同时间点用 RIPA 裂解细胞，提取细胞中总蛋白，首先通过 BCA 法检测总蛋白浓度，再经蛋白质印迹（Western blot）法在蛋白表达层面对各组别巨噬细胞不同时间点 TLR1 蛋白的表达量进行分析。

（一）实验材料

1. 主要仪器（表 5-6）

表 5-6　主要仪器

仪器名	厂商
Heal Force 二氧化碳培养箱（HF90）	上海立申科学仪器有限公司
CORNING 75cm² 细胞培养瓶	江西庐乐医疗器械有限公司
6 孔培养板	Corning，New York
50ml/10ml 离心管	Corning，New York
Mshot 倒置显微镜（MI12）	广州明美科技有限公司
Countstar 自动细胞计数仪	上海睿钰生物科技有限公司
DELL 一体电脑 inspiron ONE 2020	戴尔（中国）有限公司
mLine 单道手动可调移液器	百得实验室仪器（苏州）有限公司
Heal Force 低温离心机（Neofuge 13R）	北京华威兴业科技有限公司
低速离心机（LC-4012）	科大创新股份有限公司中佳分公司
1~200μl 枪头（KG1212）	Merck Millipore Ltd
100~1000μl 枪头（KG1313）	Corning Incorporated
微量移液器	Gilson 公司
Thermo 超低温冰箱（907）	Thermo Fisher Scientific（Cibico）公司
Haier 卧式低温冷柜（DW 40W100）	青岛海尔医用低温科技有限公司
Haier 立式冷藏柜（SC-316）	青岛海尔特种电冰柜有限公司

仪器名	厂商
双人单面净化工作台（SW-CJ-2FD）	苏州净化设备有限公司
梅特勒-托利多电子分析天平	梅特勒-托利得仪器（上海）有限公司
SIGMA 小型台式高速离心机（1-14）	德国 Sigma 公司
高速离心机	力康生物医疗科技控股有限公司
0.22μm 滤器	Millipore 公司
注射器	上海康寿医疗器械有限公司
一次性吸量管	美国 Kirgen 公司
Baygene 600i 电泳仪	北京百晶生物科技有限公司
ChemiDoc™ MP 全能型成像系统	美国 Bio-Rad 公司
BioRad Mini PROTEIN Tetra Cell	美国 Bio-Rad 公司
Trans-Blot® Turbo™ 全能型蛋白转印仪	美国 Bio-Rad 公司
BioRad 厚滤纸（7.5×10cm）	美国 Bio-Rad 公司
水平摇床	沃德生物医学仪器公司
IKA C-MAG 电磁炉	海门市其林贝尔仪器有限公司

2. 主要试剂（表 5-7）

表 5-7 主要试剂

试剂	厂商
人单核巨噬细胞株 THP-1 细胞	中国科学院昆明动物研究所惠赠
rBmpA 蛋白	由本实验室纯化获得
异佛司可林（ISOF）	昆明医科大学杨为民教授惠赠
1×磷酸盐缓冲液（PBS，SH30256.01B）	Thermo Fisher Scientific（Gibico）公司
RPMI1640 培养基（11875500）	Thermo Fisher Scientific（Gibico）公司
青霉素/链霉素溶液（BS732-10ml）	生工生物工程（上海）股份有限公司
胎牛血清（FBS，SV30087.02-500ml）	Thermo Fisher Scientific（Gibico）公司
锥虫蓝（TT1140-10g）	生工生物工程（上海）股份有限公司
佛波酯（PMA，P1585-1mg）	德国 Sigma 公司
二甲基亚砜（DMSO）	德国 Sigma 公司
RIPA 裂解液	北京索莱宝科技有限公司
PMSF 蛋白酶抑制剂	北京索莱宝科技有限公司
BCA 试剂盒	北京普利莱基因技术有限公司
过硫酸铵（APS）	北京百晶生物技术有限公司
Tris base	生工生物工程（上海）股份有限公司
TEMED	生工生物工程（上海）股份有限公司
甲醇	生工生物工程（上海）股份有限公司
甘氨酸	北京鼎国生物技术有限公司
SDS	德国 Sigma 公司

续表

试剂	厂商
10×TBS	北京索莱宝科技有限公司
Marker	美国 Bio-Rad 公司
TGX Stain-Free™ 免染胶	美国 Bio-Rad 公司
BioRad Western ECL Substrate	美国 Bio-Rad 公司
Anti-TLR1，ab37068	Abcam 公司
山羊 Anti-Rabbit IgG，ab6721	Abcam 公司
4×Loading buffer	宝生物工程（上海）股份有限公司

3. 主要试剂的配制

（1）10%FBS-RPMI1640 培养基（100ml）：①RPMI1640 培养液 89ml；②FBS10ml；③含青霉素/链霉素双抗的抗生素溶液 1ml。

注：配制时需在无菌条件下进行，4℃保存。

（2）无血清 RPMI1640 培养基：①RPMI1640 培养液 99ml；②含青霉素/链霉素的抗生素溶液 1ml。

注：配制时需在无菌条件下进行，4℃保存。

（3）FBS：将 FBS 解冻后，用 0.22μm 滤器过滤除菌，分装至 15ml 的离心管中，冷冻保存（−20℃）。

（4）佛波酯（PMA）的配制：①取一支密封瓶中规格为 1mg 的 PMA；②用针管加入 10ml DMSO，混匀，打开包装；③用 0.22μm 滤器过滤除菌；④100μl/份分装，浓度为 0.1mg/ml，于−20℃保存。

（5）rBmpA 蛋白液的配制：①取出本实验室提取、纯化好的 rBmpA 蛋白，用微量核酸蛋白检测仪进行蛋白浓度测定，分装后，置于−20℃保存；②用 10%FBS-RPMI1640 培养基按需要配制成相应浓度，现配现用。

（6）1.2mol/L ISOF 的配制：①ISOF 分子式为 $C_{22}H_{34}O_7$，分子量为 410；②用电子天平称取 ISOF 20.5mg，加入 0.22μm 滤器滤过除菌的 DMSO 0.5ml 溶解 ISOF，充分混匀，此即 100 mol/L ISOF；③100mol/L ISOF 储存液每 20μl 分装，置于−20℃保存，备用；④使用含 10%FBS-RPMI1640 培养基将 ISOF 稀释成 1.2mol/L。

（7）10%（W/V）过硫酸铵（APS）：称取 0.1g 过硫酸铵，加入 1ml ddH₂O 搅拌溶解，于 4℃储存，2 周内可用。

（8）1×Running buffer：①称取 Tris base 3.03g、甘氨酸 14.4g 加入烧瓶中；②加入 500ml ddH₂O，加入 SDS 1g；③定容至 1L，并充分搅拌使其溶解。

（9）转膜液（Transfer buffer 2×）：Tris 11.6g+甘氨酸 5.8g+甲醇 400ml+SDS 0.74g，加超纯水定容至 1000ml。

（10）TBST 溶液 500ml：量取 25ml 的 10×TBS，加入 474.5ml 的 ddH₂O，0.5ml 的 Tween-20。

（11）5%封闭液 50ml：称取 2.5g 脱脂奶粉，加入 50ml TBST 溶液。

（12）分离胶配制：2ml ResolverA + 2ml ResolverB + 20μl 10%APS + 2μl TEMED。

（13）压缩胶配制：1ml StackerA + 1ml StackerB + 20μl 10% APS + 2μl TEMED。

（二）实验方法

1. **人 THP-1 细胞复苏**　从液氮罐中取出冻存的人 THP-1 细胞株 3 支，放入 37℃培养箱中 1～2min；解冻后全部抽取至 18ml 离心管中，常温下 1000r/min，离心 5min，弃上清液。加入配制好的含 10%胎牛血清的 RPMI1640 培养液 12ml，用移液枪将细胞吹打混匀后以相同的离心条件离心 6min，离心后再次弃上清液，重复洗涤 3 次。最后加入含 10%FBS-RPMI1640 培养液 12ml，吹打混匀后，全部转移至 75 cm² 的细胞培养瓶，将培养瓶放置于 37℃，5%CO$_2$ 培养箱中培养。

2. **人 THP-1 细胞传代**　细胞置于培养箱中培养 3～4 天后，观察到人 THP-1 细胞呈圆形或椭圆形，成团悬浮生长，且培养液颜色由粉红色略稍变黄色，则可以进行细胞传代。传代时将原有 75cm² 的细胞培养瓶中的细胞轻微振荡，使沉于培养瓶底的细胞充分悬浮，然后将培养瓶中的细胞抽取到 50ml 离心管中进行离心，在常温下以 1000r/min，离心 6min；离心后弃上清液，加入配制好的含 10%FBS-RPMI1640 培养基 24ml，吹打混匀后将细胞悬液分装到 2 个 75cm² 细胞培养瓶中，每瓶 12ml，将培养瓶放置于 37℃，5%CO$_2$ 培养箱中继续培养。

3. **人 THP-1 细胞诱导**　细胞正常生长情况下，将细胞培养至第 3～4 代后，细胞活率达到 95%即可进行细胞诱导。

（1）细胞铺板：收集细胞悬液离心后弃上清液，加入一定量的含 10%FBS-RPMI1640 培养基，充分吹打混匀后，抽取 20ml 的细胞悬液按 1:1 的比例与锥虫蓝充分混匀，抽取 20μl 于细胞计数仪上进行计数，得到细胞悬液中的细胞浓度后，用含 10%FBS-RPMI1640 培养基将细胞悬液浓度调整为 1.2×10^6/ml。同时，用含 10%FBS-RPMI1640 培养基将 PMA 溶液浓度调整为 1.2mg/ml，然后将配制好的两种溶液充分混匀，因此，在混合悬液中细胞的最终浓度为 6×10^5/ml，PMA 的最终浓度为 0.6mg/ml。最后将混合悬液加入 6 孔细胞培养板中，2ml/孔，37℃，5% CO$_2$ 培养箱中诱导培养 24h。

（2）细胞饥饿：铺板培养 24h 后，观察细胞生长情况，此时可见细胞贴壁生长，大部分细胞伸出伪足。然后吸掉上清液，每孔加 1×PBS 500μl，洗涤一次后加入无血清 RPMI1640 培养基，每孔 500μl，于 37℃，5% CO$_2$ 培养箱中饥饿培养 12h，使细胞在加刺激物前处于相同状态，以便进行细胞刺激。

4. **人巨噬细胞刺激**　将饥饿好的细胞取出，抽取上清液，每孔加 PBS 500μl 洗涤一次，然后根据表 5-8 各实验组分别加入不同刺激物，每孔 500μl，于 37℃，5% CO$_2$ 培养箱中分别培养 1h、6h、12h 和 24h。

表 5-8　细胞实验分组处理方法

组别	浓度	剂量
PBS 组	50%	2 ml/孔
DMSO 组	0.12%	2 ml/孔
rBmpA 组	40μg/ml	2ml/孔
rBmpA+ ISOF 组	40μg/ml、0.6mol/L	2ml/孔

5. **细胞收集**　分别于细胞刺激培养后 1h、6h、12h 和 24h 收集各组时间点的细胞，首先抽取第一孔上清液后，加入 100μl RIPA 裂解液（含 1 μl PMSF），于冰上裂解细胞，然后

用移液枪反复吹吸，使其与孔底细胞充分接触，充分裂解。抽取第二孔上清液，再将第一孔裂解液抽取到第二孔继续裂解，重复操作至第三孔后，将裂解液转移至标记好的 0.2ml 离心管中，以此富集蛋白，从而提高总蛋白的浓度，最后将收集好的蛋白样本置于–80℃冰箱中冻存待检。

6. BCA 法检测细胞总蛋白浓度 BCA 法是近年来广为应用的蛋白浓度测定方法。原理：在碱性条件下，蛋白将 Cu^{2+} 还原为 Cu^+，Cu^+ 与 BCA 试剂形成紫蓝色的络合物，测定其在 562nm 处的吸收值，并与标准曲线对比，即可计算待测蛋白的浓度。

（1）配制工作试剂：将 50 体积 BCA 试剂与 1 体积 Cu Reagent 混合即为 WR 工作试剂。

（2）配制蛋白标准品溶液：用双蒸水、0.9%氯化钠溶液、PBS 或与待测蛋白样品匹配的缓冲液进行倍比稀释。20μl 4000μg/ml BSA+30μl 稀释溶液（H_2O/PBS/0.9%氯化钠）=50μl（BSA=1600μg/ml），从中取 25μl 连续倍比稀释，得到 BSA 标准溶液 1600μg/ml、800μg/ml、400μg/ml、200μg/ml、100μg/ml、50μg/ml、25μg/ml，各 25μl。

（3）加样：每孔加入 200μl WR 工作试剂和标准或待测蛋白 25μl，终反应体积为 225μl。

（4）反应条件及测定：37℃反应 30min，测定 562nm 处 OD 值，最后根据标准曲线计算出样本的蛋白浓度。

7. Western blotting 检测各组巨噬细胞 *TLR1* 的蛋白表达量

（1）蛋白样品的变性处理：根据 BCA 法测定所得样品的蛋白浓度，将 4×Loading buffer 与样品按 1∶3 的体积比置于 1.5ml 离心管中，充分混匀后，于沸水中煮 15min，使蛋白变性，其目的是为了破坏蛋白质的三、四级结构，使其变为单个肽链，有利于在进行聚丙烯酰胺凝胶电泳（SDS-PAGE）时总蛋白的分离。最后将煮好的蛋白样品置于 4℃冰箱备用。

（2）聚丙烯酰胺凝胶电泳（SDS-PAGE）：将配胶所需的玻璃板、塑料梳子等器材用清水清洗干净，并擦干，按说明书配制压缩胶和分离胶。值得注意的是，倒分离胶时枪头只沿一侧缓慢加入，倒压缩胶时枪头一边缓慢来回移动，一边缓慢加入。插入梳子，室温下静置 1h，使其凝固。最后，将玻璃胶板卡入电泳架后装入电泳槽中。将电泳液加入电泳槽至 4Gels 刻度处，缓慢拔掉梳子，用枪头快速冲洗胶孔中的胶丝。两边沿孔中加入 Maker，每孔 5μl，中间孔则加入制备好的蛋白样品，每孔上样量 60μg，上样体积为 20μl。最后连接电泳仪进行电泳，电泳条件：110V，25min；150V，35min。

电泳结束后，关闭电源并拔出电极，将胶板取出用清水冲洗，撬开胶板进行切胶，将切好的免染胶放入成像仪内，打开 Image Lab 软件，选取 Stain free 选项进行总蛋白成像，采集总蛋白图像并保存。

（3）转膜（半干转法）：总蛋白图像采集结束后，将免染胶取出置于配制好的转模液中平衡 10min；将实验所用滤纸也置于转模液中充分浸透待用；PVDF 膜先在甲醇中浸润 30s，使其膜上的分子通道被打通，便于蛋白质吸附，然后再将 PVDF 膜浸入转膜液中平衡 10min。按图 5-13 所示的"三明治"结构从下往上（正极到负极）依次放入滤纸→PVDF 膜→免染胶→滤纸，需要注意的是，一边放置一边用滚筒除去表面的气泡，并用转膜液不断润湿。根据目的蛋白 TLR1 的分子质量（90kDa）设置转膜条件为电压 25V，时间 11min（图 5-13）。

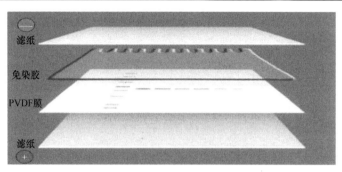

图 5-13　转膜"三明治"结构示意图

（4）封闭孵育成像：转膜结束后，将 PVDF 膜取出，置于 5%脱脂奶粉封闭液，使其将膜完全覆盖，然后置于水平摇床上以 1 次/秒的速度摇晃封闭 2h。弃去封闭液，加入配制好的一抗（TLR1 抗体∶5%脱脂奶粉 =1∶200）置于 4℃冰箱中孵育过夜。第二天回收一抗，并将膜转移至干净的小格盒中，沿盒壁缓慢加入适量的 TBST 溶液，置于水平摇床上摇晃 10min，弃去 TBST 废液，添加新的 TBST 溶液，重复洗膜 3 次。加入配制好的二抗（二抗∶5%脱脂奶粉=1∶2000），置于水平摇床上室温孵育 2h。弃去二抗，并将膜转移至干净的小格盒中，缓慢加入适量的 TBST 溶液，置于水平摇床上摇晃 10min，弃去 TBST 废液，添加新的 TBST 溶液，重复洗膜 3 次后，将膜转移至配制好的 ECL 显色液中，浸泡 5min，将膜取出置于成像仪内，打开 Image Lab 软件，选取 Chemi 选项，设置曝光时间和图像采集，运行程序获取蛋白印迹。最后使用 Trans-Blot® Turbo™ 全能型蛋白转印系统搭载的 Image Lab™软件对采集的总蛋白及免疫印迹图像进行处理，实现总蛋白定量。

8. 实验数据统计分析　实验数据利用 GraphPad Prism 6.0 软件进行作图和统计分析，采用双因素方差分析进行统计分析，统计结果用 P 值的范围进行描述：$P<0.05$ 表示差异有统计学意义，$P<0.01$ 表示差异有显著统计学意义；$P>0.05$ 表示差异无统计学意义。

（三）实验结果

本部分实验采用新的 Bio-Rad V3 Western Blot Workflow，该流程所使用 TGX Stain-Free™ 免染胶能快速且高效地完成蛋白质分离且无须染色；ChemiDoc™ MP 全能型成像系统搭配 Image Lab™ 软件能够对总蛋白进行归一化分析，可快速获得精准、可靠的蛋白定量结果。

在细胞干预后 1h、6h、12h、24h，PBS 组和 DMSO 组巨噬细胞 TLR1 蛋白的表达量比较差异均无统计学意义；rBmpA+ISOF 组巨噬细胞 TLR1 蛋白的表达量与 rBmpA 组比较差异均无统计学意义。在细胞干预后 6h、12h、24h，rBmpA 组巨噬细胞 TLR1 蛋白的表达量与 PBS 组和 DMSO 组比较差异均有统计学意义，且明显升高；rBmpA+ISOF 组巨噬细胞 TLR1 蛋白的表达量与 PBS 组和 DMSO 组比较差异均有显著统计学意义，也明显升高（图 5-14）。

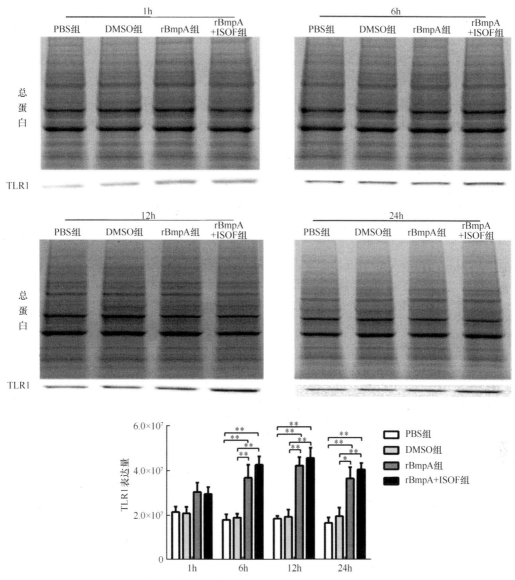

图 5-14　各组别巨噬细胞在不同时间点 TLR1 蛋白表达量的比较

*表示两组相比差异有统计学意义，$P < 0.05$；**表示两组相比差异有显著统计学意义，$P < 0.01$

第三节　讨　论

　　人体感染伯氏疏螺旋体后数周至 2 年内，约 80% 的患者出现严重程度不一的关节炎症状，如关节疼痛、关节炎或慢性侵蚀性滑膜炎。以膝、肘和髋等大关节常见，小关节组织周围亦可受累。表现为关节疼痛、肿胀及关节腔积液。常反复发作，少数关节炎患者可转变为慢性，伴有软骨和骨组织破坏。但莱姆关节炎的具体发病机制目前尚未完全清楚，由此开展莱姆关节炎发病机制的研究，对莱姆关节炎的预防和治疗具有重要意义。

　　体内、外研究表明，伯氏疏螺旋体外膜蛋白可通过激活 TLRs，活化关节组织中的巨噬细胞，使其大量释放促炎趋化因子，引起中性粒细胞趋化和浸润，从而启动炎症反应。随后，巨噬细胞对螺旋体抗原进行加工、处理和提呈进而活化 CD4$^+$T 细胞，启动细胞免疫反应的发生，释放更多细胞因子，引起 T 淋巴细胞浸润，进一步加重关节炎。近年来，相关研究发现莱姆关节炎的发生与伯氏疏螺旋体外膜上 BmpA 蛋白与密切相关，本实验室团队也成功构建了表达重组蛋白 BmpA 的大肠杆菌原核表达体系，并在此基础上开展了一系列有关 rBmpA 蛋白诱发关节炎机制的研究。

本实验室团队成员赵华前期抗体封闭试验研究显示，巨噬细胞经 rBmpA 刺激后，细胞上清液中共 13 种趋化因子浓度出现明显变化，而经 TLR1、TLR2 中和抗体封闭后，再用 rBmpA 刺激巨噬细胞，细胞的趋化因子分泌量明显减少。此外，本实验室团队另一名成员韩欣霖使用 rBmpA 蛋白刺激人巨噬细胞后，细胞 Toll 样受体信号通路关键接头因子 MyD88 的表达量明显上升。我们由此认为，伯氏疏螺旋体外膜蛋白 BmpA 是通过与 TLR1 和 TLR2 相互作用，激活下游 MyD88 信号通路，从而刺激人单核巨噬细胞产生大量促炎趋化因子，引发一系列炎症反应。

异佛司可林（ISOF）与佛司可林（FSK）互为同分异构体，两者药理作用相似，是强大的腺苷酸环化酶激活剂，可直接提高细胞内腺苷酸环化酶（AC）活性，从而提高多种组织细胞内的环腺苷酸（cAMP）浓度，参与多种细胞功能的调节。本校杨为民教授研究发现，ISOF 可提高内毒素（LPS）诱导的中性粒细胞内 cAMP 的浓度，显著抑制中性粒细胞聚集、黏附和分泌炎性介质，从而降低急性肺损伤的发生。另外，本实验室前期研究也发现，ISOF 可显著抑制 rBmpA 诱导的小鼠巨噬细胞株 RAW264.7 和人巨噬细胞分泌炎性趋化因子，而且体外小鼠动物实验也表明，ISOF 可减轻小鼠关节炎的发生。所以本课题实验基于以上研究，引入云南特色天然药物——异佛司可林，探究其是否对 rBmpA 蛋白刺激人巨噬细胞 TLR1、TLR2 受体的表达有影响，为莱姆关节炎的治疗提供新思路和新方法。

本课题通过 Real-time PCR 和 Western blot 技术分别检测了在 ISOF 药物的干预下，rBmpA 刺激人巨噬细胞 TLR1、TLR2 受体在 mRNA 层面和蛋白水平的表达量。结果发现在 mRNA 表达水平上，ISOF 可明显上调 rBmpA 刺激人巨噬细胞 TLR1、TLR2 的表达；在蛋白表达水平上，虽然 rBmpA 组与 rBmpA+ISOF 组无统计学差异，但从柱状图上可看出药物组还是高于 rBmpA 组，造成此结果的原因可能是 TLR1 和 TLR2 常以二聚体形式存在，分子量大，转膜不彻底。同时，我们又通过酶联免疫吸附试验（ELISA）检测了各组巨噬细胞上清液中炎性细胞因子 IL-6 的浓度，结果显示在药物 ISOF 干预下，巨噬细胞分泌炎性细胞因子 IL-6 明显降低，这与实验室前期相关研究结果一致。由此我们认为，ISOF 可抑制巨噬细胞分泌炎性细胞因子，在一定程度上减轻炎症的症状，但 ISOF 并未通过调节巨噬细胞中与 rBmpA 作用密切相关的 TLR1、TLR2 受体的表达来抑制巨噬细胞分泌炎性细胞因子，其药理作用的具体靶点还有待于进一步的探究。

参 考 文 献

[1] Simpson WJ, Schrumpf ME, Schwan TG. Reactivity of human Lyme borreliosis sera with a 39-kilodalton antigen specific to *Borrelia burgdorferi*. Journal of Clinical Microbiology, 1990, 28（6）: 1329-1337.

[2] Aguerorosenfeld ME, Wang G, Schwartz I, et al. Diagnosis of Lyme Borreliosis. Clinical Microbiology Reviews, 1995, 47（3）: 75-79.

[3] Bao F, Fikrig E. The Joint-specific Expression Profile of *Borrelia burgdorfri* in the Murine Hosts. Bulletin of Science & Technology, 2008, 24（6）: 832-838..

[4] Pal U, Wang P, Bao F, et al. *Borrelia burgdorferi* basic membrane proteins A and B participate in the genesis of Lyme arthritis.

Journal of Experimental Medicine，2008，205（1）：133-141.

[5] 王艳红. 伯氏疏螺旋体重组膜蛋白 A 对小鼠巨噬细胞株 RAW264.7 的体外作用研究.昆明：昆明医科大学，2014.

[6] Zhao H，Liu A，Shen L，et al. Isoforskolin downregulates proinflammatory responses induced by *Borrelia burgdorferi* basic membrane protein A. Experimental & Therapeutic Medicine，2017，14（6）：5974.

[7] Dennis VA，Dixit S，O'Brien SM，et al. Live *Borrelia burgdorferi* Spirochetes Elicit Inflammatory Mediators from Human Monocytes via the Toll-Like Receptor Signaling Pathway. Infection & Immunity，2009，77（3）：1238-1245.

[8] Bernardino AL，Myers TA，Alvarez X，et al. Toll-like receptors：insights into their possible role in the pathogenesis of lyme neuroborreliosis. Infection & Immunity，2008，76（10）：4385-4395.

[9] 赵华. 伯氏疏螺旋体毒力因子 BmpA 通过特定 TLRs 刺激 THP-1 细胞产生促炎趋化因子的研究.昆明:昆明医科大学,2015.

[10] 韩欣霖. 莱姆病螺旋体毒力因子 BmpA 对人类巨噬细胞株中髓样分化因子 88（MyD88）表达的影响.昆明：昆明医科大学，2015.

[11] 陈植和、王新华. 滇产毛喉鞘蕊花提取成分的药理作用. 昆明医科大学学报，1991，12（1）：19-22.

第六章 异佛司可林和雪胆甲素对 BmpA 作用巨噬细胞后 TLRs 负调控受体 SIGIRR 表达的影响

第一节 概 述

近年来研究发现，Toll 样受体和白细胞介素 1 受体（Toll-like receptors/IL-1 receptor，TLR/IL-1R）参与莱姆关节炎的发病机制，诱导致炎细胞因子产生可能是莱姆病组织炎症的重要原因[1-3]。TLR/IL-1R 是重要的固有免疫受体，两者均有保守的胞内 TIR 结构域，故都隶属于 TIR 超家族（Toll/IL-1R，TIR）[4]。依据胞外域结构的不同，该超家族可分为两个亚族：①含有细胞外免疫球蛋白的 IL-1R 亚族，主要包括 IL-1R1、IL-1R2、IL-18R 和 ST2；②缺乏细胞外免疫球蛋白，但胞外域富含亮氨酸的 TLRs 亚族，至少由 11 种人 TLRs（TLR1～11）组成[5]。TLR 蛋白家族是一类重要的病原模式识别受体（pattern recognition receptor，PRR），可以直接识别结合某些病原体或病原相关分子模式（pathogen associated molecular pattern，PAMP），也是连接固有免疫与获得性免疫的桥梁，被认为是炎症反应的启动闸门及关键分子[6]。但是 TLR/IL-1R 的活化也是一把"双刃剑"，一方面 TLR/IL-1R 通路的激活在全身性炎症反应和天然防御免疫中起着重要作用[7]，另一方面过度的 TLR 应答又会导致炎症反应瀑布式爆发及抗炎与致炎间的失衡，导致组织器官严重损伤[8, 9]。因此，固有免疫的负性调节对维持机体稳态具有重要意义。研究发现，单免疫球蛋白白细胞介素 1 受体相关蛋白（single Ig IL-1-related receptor，SIGIRR），又称 Toll-IL-1R8（TIR8），为近年来发现的 TIR 家族新成员[10]，在 IL-1R、TLRs 信号通路中具有固有免疫负性调节作用[11, 12]，是 TLR/IL-1R 信号通路负性调控分子之一[13-15]，这有利于控制莱姆关节炎等慢性炎症性反应的发生发展。

人类 SIGIRR 基因定位于 11p15.5，含有 10 个外显子，总长度约 11 700bp。全长为 409 个氨基酸序列，分子质量为 50～80kDa，小鼠 SIGIRR 基因定位于 7f4，含有 9 个外显子，总长度约 4000bp；人和鼠的 SIGIRR 基因有 82% 的相同序列[16]。SIGIRR 为孤儿受体[7]，目前尚未发现其对应的配体，由胞外 Ig 结构域（amino acids 17-112）、跨膜结构域（amino acids 117-139）、胞内保守 TIR 结构域（amino acids 166-305）及 C 端 95 个氨基酸长尾组成[15, 16]。它和 IL-1R、TLRs 结构相似，在胞内都有一个高度保守的 TIR 结构域。但 SIGIRR 在胞外只含有单一的 Ig 结构域，而 IL-1R 有 3 个。单 Ig 结构域无法与配体相结合，这可能是 SIGIRR 为孤儿受体的原因；SIGIRR 胞内 TIR 结构域缺乏 Ser447 和 Try536 两个信号转导必需氨基酸而其他成员都具有这两个氨基酸[17]，这使得 SIGIRR 不能与 IL-1 结合从而影响其传递信号，反而会抑制包括 IL-1、LPS 等多种致炎因子触发的信号转导[15]。已有证据表明，SIGIRR 蛋白在不同组织中的分布、表达是保守的[18]。研究显示 SIGIRR 蛋白在人肾脏近端小管细胞、内腔刷状缘和基底膜上高度表达，而在结肠、小肠、肺脏、脾脏和肝脏中中度表达，在大脑和肌肉中弱表达；SIGIRR 在上皮组织中表达量较高，在成纤维细胞和内皮细胞中表达量很低[6, 19]。SIGIRR 在机体大部分组织器官上的广泛性表达为其负性炎症调控机制的发挥奠定了组织基础[20]。

SIGIRR 在 TLR/IL-1R 信号通路中实现负调控作用的机制尚未明确，目前主要可能有两种机制参与，一是胞外 Ig 样区可能干扰 IL-1R1 和 IL-1AcP 形成二聚体，二是胞内 TIR 结构域干扰 TLR/IL-1R 与衔接蛋白结合，如 MyD88、IRAK 及 TRAF6 等，从而抑制核转录因子 NF-κB 和 JNK 等激活[21]。2003 年 Wald 等发现 SIGIRR 基因敲除小鼠及其脾细胞对 LPS 和 IL-1 所致的炎症反应相对野生型小鼠更为剧烈，可能的机制是 SIGIRR 通过与 IL-1R、TLR4、TRAF6 及 IRAK-1 结合，干扰了下游信号分子的募集、激活和（或）从受体复合物上解离，而 TIR 结构域是 SIGIRR 与 TLR4/TRAF6 发生相互作用的必需结构[19, 21]。以上研究证明了 SIGIRR 对 IL-1 和 LPS/TLR4 信号通路的抑制作用。研究发现 SIGIRR 能抑制 IL-1 介导的 NF-κB 转录活性，且这种抑制效应必须要有 SIGIRR 的胞内域，而不需要胞外域[22]。

异佛司可林（isoforskolin，ISOF）是药用植物毛喉鞘蕊花（*Coleus forskohlii*）的主要活性成分之一[23, 24]。20 世纪 90 年代，引种栽培研究毛喉鞘蕊花就被列入中科院"八五"重大应用研究项目。近年的研究发现，ISOF 具有降血压、抑制血小板聚集、降低眼压、平喘解痉、抗炎及抗肿瘤作用，在心血管系统、呼吸系统、炎症方面具有良好的应用前景[25]。本课题组前期研究发现，ISOF 对抑制 rBmpA 刺激 THP-1 细胞产生炎性因子 IL-6 和 TNF-α 有明显的作用[26, 27]。

云南民间以大籽雪胆块根入药，治疗痢疾、肠炎等疾病，其具有清热解毒、抗菌消炎的功效。因形似云南民用炊具罗锅，故俗称"罗锅底"。近年来，随着植物化学、天然药物化学等学科的发展与成熟，研究者从雪胆块茎中提取分离得到了两种主要的天然产物——雪胆甲素（cucurbitacin Ⅱa，CuⅡa）与雪胆乙素（cucurbitacin Ⅱb，CuⅡb），其中以 CuⅡa 含量较高。CuⅡa 化学名称为 23, 24-双氢葫芦素-F-25-乙酸酯（23, 24-dihydroxy-cucurbitacin-F-25-acetate），化学结构式为 $C_{32}H_{50}O_8$，分子量为 562.7[28]。临床上，已有用雪胆素片或雪胆素胶囊治疗肠炎、菌痢、支气管炎等疾病，效果良好。

本研究在前期从细胞水平对 BmpA 蛋白致莱姆关节炎的机制进行探索的基础上，研究异佛司可林及雪胆素甲是否可以通过调控 SIGIRR（TIR8）从而抑制 BmpA 相关的 TLR 信号通路，发挥抗炎治疗作用，为莱姆病、莱姆关节炎和相关慢性关节炎的防治提供理论依据和实用方法。

第二节　异佛司可林（ISOF）对 rBmpA 作用人类巨噬细胞后 SIGIRR 表达量的影响

研究发现异佛司可林在抗炎、抗感染性急性肺损伤方面有很好的作用。本课题组王艳红和朱自伟也在研究中证实异佛司可林能够抑制 rBmpA 引起的细胞炎症。为进一步证明 ISOF 对莱姆螺旋体引起的炎症具有抗炎作用。本试验选择人类 THP-1 细胞作为试验对象，通过 Quantitative Real-time PCR 和 Western blot 分别从基因和蛋白水平检测 rBmpA 刺激后 THP-1 细胞中 SIGIRR（TIR8）的表达量。探索 ISOF 是否可以通过调控 SIGIRR（TIR8）而抑制 BmpA 相关的 TLR 信号通路。

一、QRT-PCR 检测 ISOF 对 rBmpA 作用人类巨噬细胞后 SIGIRR mRNA 表达量的影响

本部分实验采用 QRT-PCR（Taqman 法）在基因表达层面对 rBmpA 刺激 THP-1 细胞中 SIGIRR（TIR8）的绝对表达量进行分析。

（一）实验材料

1. 主要仪器（表 6-1）

表 6-1 主要仪器

仪器名	厂商
Thermo 超低温冰箱（907）	Thermo Fisher Scientific（Gibico）公司
Haier 卧式低温冷柜（DW 40W100）	青岛海尔医用低温科技有限公司
Haier 立式冷藏柜（SC-316）	青岛海尔特种电冰柜有限公司
双人单面净化工作台（SW-CJ-2FD）	苏州净化设备有限公司
立式压力灭菌锅	上海博迅医疗生物仪器股份有限公司
电子天平 Heal Force Water	梅特勒-托利得仪器（上海）有限公司
Purification System（NW10VF）（AL204）	Shanghai Canrex Analytic Instrument Co，Ltd
低速离心机（LC-4012）	科大创新股份有限公司中佳分公司
SIGMA 小型台式高速离心机（1-14）	德国 Sigma 公司
细胞间大离心机 2-16KL	德国 Sigma 公司
高速离心机	力康生物医疗科技控股有限公司
电热恒温水温箱（HH-W21-Cu600）	上海医疗器械七厂
7200 型可见分光光度计	尤尼柯上海仪器有限公司
SHP-250 型生化培养箱	上海森信实验仪器有限公司
单道手动可调移液器	百得实验仪器（苏州）有限公司
FinnpiPette 雷勃手动 8 道移液器	美国 Thermo 公司
微量蛋白核酸检测仪	Thermo Fisher Scientific（Gibico）公司
Mshot 倒置显微镜（MI12）	广州明美科技有限公司
Countstar 细胞计数仪（IC1000）	上海睿钰生物科技有限公司
0.22μm 滤器	Millipore 公司
注射器	上海康寿医疗器械有限公司
一次性吸量管	美国 Kirgen 公司
50ml/10ml 离心管	Corning，New York
24 孔培养板	Corning，New York
PCR 仪（C1000 Touch）	美国 Bio-Rad 公司
Real-time PCR 仪（CFX Connect）	美国 Bio-Rad 公司

2. 主要试剂（表 6-2）

表 6-2 主要试剂

试剂	厂商
人单核巨噬细胞株 THP-1 细胞	中国科学院昆明动物研究所惠赠
重组 BmpA（rBmpA）	由本实验室纯化获得
RPMI1640 培养基（11875500）	Thermo Fisher Scientific（Gibico）公司
青霉素/链霉素溶液（BS732-10ml）	生工生物工程（上海）股份有限公司
胎牛血清（FBS，SV30087.02-500ml）	Thermo Fisher Scientific（Gibico）公司
锥虫蓝（TT1140-10g）	生工生物工程（上海）股份有限公司

续表

试剂	厂商
佛波酯（PMA，P1585-1mg）	德国 Sigma 公司
二甲基亚砜（DMSO）	德国 Sigma 公司
Trizol	天根生化科技（北京）有限公司
氯仿	天津市化学试剂一厂
75%乙醇消毒液	昆明南天化工药业有限公司
异丙醇	天津市风船化学试剂科技有限公司
无水乙醇	天津市大茂化学试剂厂
RNase-free water	宝生物工程（大连）有限公司
cDNA 第一链合成试剂盒	宝生物工程（大连）有限公司
TaqMan 荧光定量试剂	宝生物工程（大连）有限公司
引物合成	生工生物工程（上海）股份有限公司

3. 主要试剂配制

（1）FBS：①将 FBS 分装至 15ml 的离心管中，冷冻保存（-20℃）；②使用前由-20℃取出所需用量，置于 37℃解冻，用 0.22μm 滤器过滤除菌后加入培养基中。

（2）10% FBS-RPMI1640 培养基（100ml）：①RPMI1640 培养液 89ml；②FBS10ml；③含青霉素（10 000U/ml）、链霉素（10mg/ml）双抗的抗生素溶液 1ml；④配制时需在无菌条件下进行，4℃保存。

（3）无血清 RPMI1640 培养基（100ml）：①RPMI1640 培养液 99ml；②含青霉素（10 000U/ml）、链霉素（10mg/ml）双抗的抗生素溶液 1ml；③配制时需在无菌条件下进行，4℃保存。

（4）锥虫蓝染液：①称取 0.2g 锥虫蓝；②加入 100ml 细胞培养用 1×PBS 后搅拌溶解；③用 0.22μm 滤器过滤除菌，于室温保存。

（5）佛波酯（PMA）的配制：①取一支密封瓶中规格为 1mg 的 PMA；②用针管加入 10ml DMSO，混匀，打开包装；③用 0.22μm 滤器过滤除菌；④100μl/份分装，浓度为 0.1mg/ml，于-20℃保存。

（6）80μg/ml 和 40μg/ml rBmpA 蛋白液的配制：①取出本实验室纯化好的 rBmpA，用微量核酸蛋白检测仪进行蛋白浓度测定，分装，-20℃保存；②用 10%FBS-RPMI1640 培养基将其稀释，浓度分别为 80μg/ml 和 40μg/ml，现配现用。

（7）0.1%DMSO 的配制：①取 100μl DMSO 加入 900μl 10% FBS-RPMI1640 培养基，混匀，此即 10%DMSO；②取 100μl 10%DMSO 加入 900μl 10% FBS-RPMI1640 培养基，混匀，此即 1%DMSO；③取 100μl 1%DMSO 加入 900μl 10% FBS-RPMI1640 培养基，混匀，此即 0.1%DMSO，用 0.22μm 滤器滤过除菌，现用现配。

（8）200μmol/L ISOF 的配制：①用电子天平称取 ISOF 20.5mg，加入 0.22μm 滤器滤过除菌的 DMSO 0.5ml 溶解 ISOF，充分混匀，此即 1×10^5μmol/L ISOF，20μl 一支分装，置于-20℃保存，备用；②取出-20℃保存的 ISOF 储存液一份（1×10^5μmol/L，20μl），置于室温解冻；③加入 980μl 10% FBS-RPMI1640 培养基，混匀，此即 2000μmol/L ISOF；④取 1ml 2000μmol/L ISOF 加入 9ml 10% FBS-RPMI1640 培养基，混匀，此即 200μmol/L ISOF，用 0.22μm 滤器滤过除菌，现用现配。

（二）实验方法

1. THP-1 细胞的复苏、传代 从液氮罐取出 2 支冻存的 THP-1 细胞，用 75%乙醇喷洒后擦干，放入 37℃培养箱解冻约 3min。将解冻的细胞转入 50ml 离心管，加入 3ml 完全培养基，250×g 离心 5min 后弃上清液，加入 10% FBS-RPMI 1640 培养基 10ml，轻柔吹打混匀后 250×g 离心 5min，弃上清液，再加入 10% FBS-RPMI 1640 培养基 10ml，再离心，重复离心洗涤 3 次后，弃上清液。加入 15ml 10% FBS-RPMI 1640 培养基，移入 75cm^2 细胞培养瓶。置于培养箱中培养，条件为 37℃，95%空气，5%CO_2。

细胞密度达到 70%～80%时（通常需要 3 天时间），培养基颜色稍有变黄。将培养瓶中的细胞摇匀后全部转移至 50ml 离心管中，250×g 离心 5min，弃上清液，加入 30ml 10% FBS-RPMI 1640 培养基，轻柔吹打混匀后平均分装至两个 75cm^2 细胞培养瓶，每瓶 15ml，此步骤为细胞传代扩增一次，一周传代两次。

2. THP-1 细胞的铺板、诱导、饥饿 将传代 2～3 次的细胞取出，充分混匀后转移至新的 50ml 离心管，250×g 离心 5 min 后弃上清液。加入 3ml 完全培养基，轻柔吹打混匀。吸取 10μl 细胞液，再加入 10μl 锥虫蓝染液。充分混匀计数，计数 3 次，得出细胞活率和活细胞数（cells/ml）的平均值。当细胞活率大于 90%时，证明细胞状态良好适宜后续实验。

经本实验室前期工作发现，THP-1 细胞最适铺板浓度为 6×10^{5}cells/ml，PMA 的铺板浓度为 600ng/ml，将计好数的细胞悬液用 10% FBS-RPMI 1640 培养基稀释到需要浓度，与同样调整好浓度的 10% FBS-RPMI 1640 培养基的 PMA 均匀混合，进行铺板，每孔 500μl，最终每孔细胞数为 3×10^5，PMA 为 300ng。铺板后进行"十字画法"，使培养板中的细胞均匀平铺在培养板中，随后置于 37℃，5%CO_2 的细胞培养箱中进行培养。

THP-1 细胞能被适当浓度的 PMA 诱导成为贴壁的巨噬细胞。观察细胞生长情况，待细胞充分贴壁后吸掉上清液，在每孔加入 500μl 无血清 RPMI 1640 培养基。放入 37℃，5%CO_2 培养箱中培养 12h，使细胞在加药刺激前同步化，以进行下一步刺激试验。

3. 巨噬细胞的刺激 试验设计 4 个组，按照不同组别处理方式刺激细胞：PBS 对照组的巨噬细胞中加入 10%FBS-RPMI 培养基和 PBS 缓冲液各 250μl；DMSO 溶剂对照组的巨噬细胞中只加入 0.1%DMSO 溶液 500μl；rBmpA 对照组的巨噬细胞中加入 rBmpA 的终浓度为 40μg/ml 的 10% FBS-RPMI 培养基 500μl；ISOF 与 rBmpA 共同处理组的巨噬细胞中同时加入 rBmpA 的终浓度为 40μg/ml 的含 10%胎牛血清的 RPMI1640 培养基 250μl 和终浓度为 100μmol/L 的 ISOF 溶液 250μl。

4. 巨噬细胞裂解液的制备 分别在刺激后 6h、12h、24h 和 48h，吸掉上清液，以 500μl/孔的量加入 Trizol，室温静置 5min 后吹打混匀，转移至冰上事先标记好的冻存管内。所有 Trizol 样品放入-80℃冰箱保存备用。

5. 巨噬细胞总 RNA 的提取及逆转录

（1）巨噬细胞总 RNA 的提取

1）由-80℃冰箱取出细胞裂解液样品，将其置于 4℃解冻，待其融化。

2）将细胞裂解液样品置于 4℃离心机 12 000r/min 离心 10min，吸取上清液。

3）按 200μl/ml Trizol 比例加入氯仿，振荡 15s，室温静置 7～15min 至分层。

4）再次将样品于 4℃ 12 000r/min 离心 10min，管中液体出现清晰分层，吸取上层水相，转移至新离心管中；加入等体积异丙醇，室温静置 30min。

5）再次于 4℃ 12 000r/min 离心 10min，弃上清液。

6）按每 1ml Trizol 试剂配 1ml 75%乙醇的比例加入 75%乙醇，温和振荡离心管，悬浮 RNA 沉淀；再次将样品于 4℃ 7000r/min 离心 4min，尽量弃去上清液。

7）室温晾干 3～5min 后加入 20μl DEPC 处理的 ddH₂O 溶解 RNA 样品，放置 5min 后用核酸蛋白检测仪测定浓度和纯度。

将已提取的基因组总 RNA 2μl 加至核酸蛋白检测仪的检测孔中，检测其浓度和纯度。因为 RNA 纯品在 OD_{260} 处有显著吸收峰，检测后选择 OD_{260}/OD_{280} 的值在 1.7～2.1 的 RNA 作为继续下一步逆转录为 cDNA 进行实验的样本。

（2）巨噬细胞总 RNA 逆转录为 cDNA：在这一步试验中我们使用的是宝生物工程（大连）有限公司生产的 cDNA 合成试剂盒。使用该试剂盒进行细胞总 RNA 逆转录需要两个步骤：首先是去除已经得到的基因组总 RNA 中可能混有的 DNA；然后加入逆转录酶及其他反应物完成反应。在此实验过程中，全部操作均在冰上完成，最后得到的 cDNA 样品置于 -20℃ 条件下保存。

第一步（去除基因组 DNA 反应的反应体系）：

5×gDNA Eraser Buffer	2μl
gDNA Eraser	1μl
Total RNA	7μl
Total	10μl

注：反应条件为温度 42℃，时间 2min。

第二步（逆转录反应体系）：

步骤一所得的反应液	10μl
Prime Script RT Enzyme Mix I	1μl
RT Primer Mix	4μl
5×Prime Script Buffer 2（for Real Time）	4μl
RNase Free dH₂O	1μl
Total	20μl

注：反应条件为温度 37℃，时间 15min，然后温度 85℃，时间 5s。

6. QRT-PCR 检测试验

（1）引物设计、合成：参照文献设计引物，以人类 *SIGIRR* 为目的基因；以人类 *β-actin* 基因为内参基因。引物及探针序列见表 6-3。

表 6-3　引物及探针序列

名称	引物及探针	序列（5'-3'）
人类 *SIGIRR* 基因	正向引物	CTCCCCGTCTGAAGACCAG
	反向引物	CCCCAATTCCCAATGGAAGC
	探针	TCAGTCCAGTGGCTGAAAGA
人类 *β-actin* 基因	正向引物	TGGCATCCACGAAACTACCT
	反向引物	CAATGCCAGGGTACATGGTG
	探针	CATCCGAAAAGACCTGTACG

课题组委托生工生物工程（上海）股份有限公司按照以上引物序列进行引物合成。依据这些引物的说明书使用 RNase-free dH₂O 将引物稀释为 10μmol/L，分装成小份置于 –20℃条件下保存。

（2）制作人类 *SIGIRR* 基因和人类 *β-actin* 基因 Real-time PCR 绝对定量标准品：以巨噬细胞的总 RNA 为模板，用针对人类 *SIGIRR* 基因和人类 *β-actin* 基因的引物进行 PCR 扩增。引物序列见表 6-4。

表 6-4　制作人类基因引物序列

名称	引物	序列（5'-3'）
人类 *SIGIRR* 基因	正向引物	CTCCCCGTCTGAAGACCAG
	反向引物	CCCCAATTCCCAATGGAAGC
人类 *β-actin* 基因	正向引物	TGGCATCCACGAAACTACCT
	反向引物	CAATGCCAGGGTACATGGTG

PCR 反应体系配制如下：

EmeraldAmp MAX PCR Master Mix（2× Premix）	25μl
DNA 模板	＜500ng
正向引物（10μmol/L）	0.5μl
反向引物（10μmol/L）	0.5μl
dH₂O	补足至 50μl
Total	50μl

PCR 扩增条件：

$$
\left.\begin{array}{lll}
\text{变性} & 98℃ & 10s \\
\text{退火} & 55℃ & 30s \\
\text{延伸} & 72℃ & 6s
\end{array}\right\} \text{40个循环}
$$

PCR 反应结束后将产物进行核酸电泳，检验产物纯度。用 TAE 溶液配制 4%琼脂糖凝胶。电泳条件：110V，38min。待验证 PCR 产物纯度良好后，用微量核酸蛋白检测仪检测 PCR 产物的 DNA 浓度。根据 PCR 产物 DNA 浓度计算出目的片段的拷贝数。计算公式如下：

拷贝数（copies/μl）= DNA 浓度（ng/μl）×6.02×1023×10⁻⁹ / 分子量

分子量=碱基对数目×660

用 Real-time PCR 标准品稀释试剂将计算出拷贝数的 PCR 产物进行 10 倍系列倍比稀释，稀释 8～10 个稀释度，涵盖待测样本中目的基因可能出现的全部浓度范围。

（3）检验人类 *SIGIRR* 基因和人类 *β-actin* 基因 Real-time PCR 绝对定量标准品的质量：以倍比稀释好的标准品为模板进行 TaqMan Real-time PCR 扩增，以最终检验标准品质量和稀释效果。引物及探针序列见表 6-5。

表 6-5　检验基因引物及探针序列

名称	引物及探针	序列（5'-3'）
	正向引物	CTCCCCGTCTGAAGACCAG
人类 *SIGIRR* 基因	反向引物	CCCCAATTCCCAATGGAAGC
	探针	TCAGTCCAGTGGCTGAAAGA

续表

名称	引物及探针	序列（5'-3'）
	正向引物	TGGCATCCACGAAACTACCT
人类 *β-actin* 基因	反向引物	CAATGCCAGGGTACATGGTG
	探针	CATCCGAAAAGACCTGTACG

QRT-PCR 反应体系：

Premix Ex Taq（Probe qPCR）（2×）	12.5μl
DNA 模板	2.0μl
正向引物（10μmol/L）	0.5μl
反向引物（10μmol/L）	0.5μl
探针（10μmol/L）	1μl
dH$_2$O	8.5μl
Total	25μl

人类 *SIGIRR* 基因 QRT-PCR 反应条件：

预变性　95℃　30s
变性　95℃　5s
退火/延伸　60℃　30s
} 40个 循环

人类 *β-actin* 基因 QRT-PCR 反应条件：

预变性　95℃　30s
变性　95℃　5s
退火/延伸　58.5℃　30s
} 40个 循环

当扩增结果显示标准曲线的相关性（R^2）大于 98%，且扩增效率（E）在 95%～105% 时表明标准品质量良好，可用于后续的 Real-time PCR 绝对定量实验。

（4）Real-time PCR 定量人类 *SIGIRR* 基因及人类 *β-actin* 基因拷贝数：试验使用宝生物工程（大连）有限公司 "Premix Ex Taq™（Probe qPCR）" 试剂盒进行检测不同样品组样本，并设置副孔（表 6-6）。

表 6-6　Real-time PCR 定量人类基因引物及探针序列

名称	引物及探针	序列（5'-3'）
	正向引物	CTCCCCGTCTGAAGACCAG
人类 *SIGIRR* 基因	反向引物	CCCCAATTCCCAATGGAAGC
	探针	TCAGTCCAGTGGCTGAAAGA
	正向引物	TGGCATCCACGAAACTACCT
人类 *β-actin* 基因	反向引物	CAATGCCAGGGTACATGGTG
	探针	CATCCGCAAAGACCTGTACG

QRT-PCR 反应体系：

Premix Ex Taq（Probe qPCR）（2×）	12.5μl
模版	2.0μl
正向引物（10μmol/L）	0.5μl
反向引物（10μmol/L）	0.5μl
探针（10μmol/L）	1μl
dH₂O	8.5μl
Total	25μl

目的基因反应条件：

预变性　95℃　30s
变性　　95℃　5s ⎫
退火/延伸　60℃　30s ⎬ 40个循环

内参基因反应条件：

预变性　95℃　30s
变性　　95℃　5s ⎫
退火/延伸　58.5℃　30s ⎬ 40个循环

（5）统计学处理：使用 GraphPad Prism 6.0 专业统计软件进行数据的统计分析与作图，各组实验数据用均数±标准差进行统计描述，组间对比分析使用单因素方差分析统计。统计结果用 $P<0.05$ 表示差异有统计学意义，$P<0.01$ 表示差异有显著统计学意义；$P>0.05$ 表示差异无统计学意义。

（三）实验结果

TaqMan Real-time PCR 扩增曲线和标准曲线图像

（1）人类 *SIGIRR* 基因扩增曲线和标准曲线图像：如图 6-1 所示，标准曲线扩增效率（E）为 97.3%，相关系数（R^2）为 1.000，表明标准曲线质量良好，可靠性高，可以对实验样品中的目的片段拷贝数进行精确定量。如图 6-2 所示，样品和标准品扩增曲线平滑；相邻浓度的两个标准品 Ct 值之差接近 3.32，符合标准品稀释倍数的理论 Ct 差值。因此，我们认为此次实验结果稳定可靠。

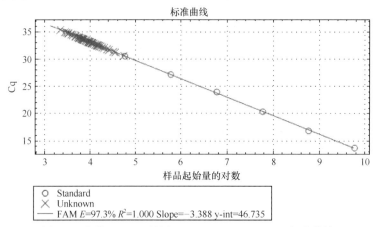

图 6-1　人类 *SIGIRR* 基因 TaqMan Real-time PCR 标准曲线

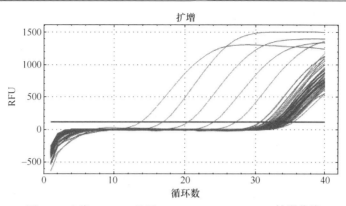

图 6-2　人类 *SIGIRR* 基因 TaqMan Real-time PCR 扩增曲线

（2）人类 *β-actin* 基因扩增曲线和标准曲线图像：如图 6-3 所示，标准曲线扩增效率（*E*）为 98.4%，相关系数（R^2）为 0.999，表明标准曲线质量良好，可靠性高，可以对实验样品中的目的片段拷贝数进行精确定量。如图 6-4 所示，样品和标准品扩增曲线平滑；相邻浓度的两个标准品 Ct 值之差接近 3.32，符合标准品稀释倍数的理论 Ct 差值。因此，我们认为此次实验结果稳定可靠。

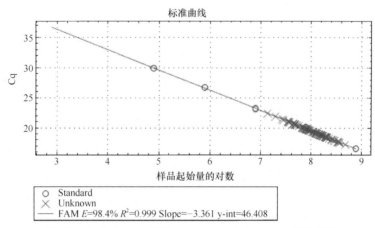

图 6-3　人类 *β-actin* 基因 TaqMan Real-time PCR 标准曲线

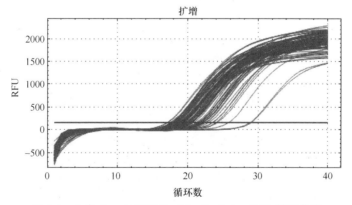

图 6-4　人类 *β-actin* 基因 TaqMan Real-time PCR 扩增曲线

（3）ISOF 对 rBmpA 导致的 THP-1 细胞分泌抑制因子 SIGIRR 的影响　对各试验组 QRT-PCR 检测抑制因子 SIGIRR 差异的统计分析结果如表 6-7 所示。

表 6-7 *SIGIRR* 基因的相对表达量（均数 ± 标准差）

时间（h）	PBS 组	DMSO 组	rBmpA 组	rBmpA +ISOF（100μmol/L）组
6	7.21±0.30	6.59±1.22	0.20±0.05	2.89±0.21
12	8.93±1.01	6.93±1.15	0.61±0.19	14.80±0.59
24	8.32±0.70	9.04±0.39	1.56±0.28	12.49±2.44
48	8.36±1.87	8.19±1.96	3.90±0.74	6.07±1.28

在 6h、12h、24h、48h 处理试验中：DMSO 组与 PBS 组均无统计学差异（$P > 0.05$）；rBmpA 组与 PBS 组均有极显著统计学差异（$P < 0.01$）。其中，在 6h、12h、24h 处理试验中：rBmpA+ISOF 组与 rBmpA 组均有极显著统计学意义（$P < 0.01$）（图 6-5）。

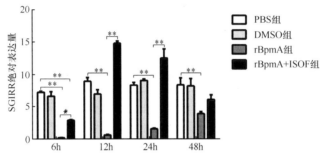

图 6-5 不同时间不同组别巨噬细胞中 *SIGIRR* mRNA 绝对表达量的比较

*. 组间差异有统计学意义，$P < 0.05$；**. 组间差异有显著统计学意义，$P < 0.01$

二、Western blot 检测 ISOF 对 rBmpA 作用人类巨噬细胞后 SIGIRR 蛋白表达量的影响

在上一步实验中，通过使用 QRT-PCR 检测的方式已经对 THP-1 细胞中 SIGIRR（TIR8）的表达量进行了分析。为了进一步研究 rBmpA 对 THP-1 细胞中 SIGIRR（TIR8）表达的影响，本部分采用 Western blot 法在基因表达层面对 rBmpA 刺激 THP-1 细胞分泌趋化因子进行检测。

Western blot 是分子生物学、生物化学和免疫遗传学中常用的一种实验方法。其基本原理是通过特异性抗体对凝胶电泳处理过的细胞或生物组织样品进行着色。通过分析着色的位置和着色深度获得特定蛋白质在所分析的细胞或组织中表达情况的信息。

在实验中采用 Bio-Rad 的 V3 Western 流程。在传统的 Western 流程中引入了创新的免染（Stain-Free）技术。免染胶能快速且高效地完成蛋白质分离且无须染色；Trans-Blot® Turbo™ 全能型蛋白转印系统能够在几分钟内完成蛋白转膜；ChemiDoc™ MP 全能型成像系统搭配 Image Lab™ 软件能够在实验电泳、转膜后对每一步操作进行验证，最后利用 Image Lab 软件通过膜上总蛋白对目标蛋白免疫印迹结果进行归一化处理，获得精准可靠的蛋白定量结果。

（一）实验材料

1. 主要仪器（表 6-8）

表 6-8　主要仪器

仪器名	厂商
Thermo 超低温冰箱（907）	Thermo Fisher Scientific（Gibico）公司
Haier 卧式低温冷柜（DW 40W100）	青岛海尔医用低温科技有限公司
Haier 立式冷藏柜（SC-316）	青岛海尔特种电冰柜有限公司
双人单面净化工作台（SW-CJ-2FD）	苏州净化设备有限公司
立式压力灭菌锅	上海博迅医疗生物仪器股份有限公司
电子天平 Heal Force Water	梅特勒-托利得仪器（上海）有限公司
低速离心机（LC-4012）	科大创新股份有限公司中佳分公司
SIGMA 小型台式高速离心机（1-14）	德国 Sigma 公司
iMark 酶标仪	美国 Bio-Rad 公司
细胞间大离心机	德国 Sigma 公司
高速离心机	力康生物医疗科技控股有限公司
SHP-250 型生化培养箱	上海森信实验仪器有限公司
单道手动可调移液器	百得实验仪器（苏州）有限公司
FinnpiPette 雷勃手动 8 道移液器	美国 Thermo 公司
微量蛋白核酸检测仪	Thermo Fisher Scientific（Gibico）公司
Mshot 倒置显微镜（MI12）	广州明美科技有限公司
Countstar 自动细胞计数仪（IC1000）	上海睿钰生物科技有限公司
0.22μm 滤器	美国 Millipore 公司
一次性吸量管	美国 Kirgen 公司
50ml/10ml 离心管	Corning，New York
6 孔培养板	Corning，New York
旋转摇床	海门市其林贝尔仪器制造有限公司
胶槽（Mini PROTEAN Tetra Cell）	美国 Bio-Rad 公司
电泳仪（Baygene 600i）	北京百晶生物技术有限公司
滤纸（Bio-Rad Extra thick blot paper Filter paper）	美国 Bio-Rad 公司
ChemiDoc™ MP 全能型成像系统	美国 Bio-Rad 公司
PVDF 转印膜（0.45μm）	美国 Millipore 公司
Trans-Blot® Turbo™ 全能型蛋白转印仪	美国 Bio-Rad 公司
多用途旋转摇床 QB-206	海门市其林贝尔仪器制造有限公司
Bio-Rad 厚滤纸（7.5cm×10cm）	美国 Bio-Rad 公司

2. 主要试剂（表 6-9）

表 6-9　主要试剂

试剂	厂商
细胞株：人单核巨噬细胞株 THP-1 细胞	购自中国科学院昆明动物研究所
重组 BmpA（rBmpA）	由本实验室纯化获得
RPMI1640 培养基（11875500）	Thermo Fisher Scientific（Gibico）公司
1×磷酸盐缓冲液（PBS SH30256.01B）	赛默飞世尔生物化学制品有限公司
青霉素/链霉素溶液（BS732-10ml）	生工生物工程（上海）股份有限公司
胎牛血清（FBS SV30087.02-500ml）	Thermo Fisher Scientific（Gibico）公司
锥虫蓝（TT1140-10g）	生工生物工程（上海）股份有限公司
佛波酯（PMA，P1585-1mg）	德国 Sigma 公司
二甲基亚砜（DMSO）	德国 Sigma 公司
BCA 试剂盒	北京普利莱基因技术有限公司
RIPA 裂解液	北京索莱宝科技有限公司
RNase-free water	宝生物工程（大连）有限公司
PMSF 蛋白酶抑制剂	北京索莱宝科技有限公司
过硫酸铵	北京百晶生物技术有限公司
TEMED	生工生物工程（上海）股份有限公司
Tris base	生工生物工程（上海）股份有限公司
甘氨酸（Glycine）	北京鼎国生物技术有限公司
SDS	德国 Sigma 公司
甲醇	生工生物工程（上海）股份有限公司
脱脂奶粉	内蒙古伊利实业集团股份有限公司
Marker	美国 Bio-Rad 公司
Bio-Rad 5×Transfer buffer	美国 Bio-Rad 公司
一抗（Anti-SIGIRR antibody ab177937）	艾博抗（上海）贸易有限公司
二抗［（Goat Anti-Rabbit IgG H&L（HRP）ab6721）］	艾博抗（上海）贸易有限公司
ECL	美国 Bio-Rad 公司
免染胶	美国 Bio-Rad 公司
TBS	北京索莱宝科技有限公司
4 × Loading buffer	宝生物工程（大连）有限公司

3. 主要试剂配制

（1）FBS：①将 FBS 分装至 15ml 的离心管中，冷冻保存（-20℃）；②使用前由-20℃取出所需用量，置于 37℃解冻，用 0.22μm 滤器过滤除菌后加入培养基中。

（2）10% FBS-RPMI1640 培养基（100ml）：①RPMI1640 培养液 89ml；②FBS10ml；③含青霉素（10 000U/ml）、链霉素（10mg/ml）双抗的抗生素溶液 1ml；④配制时需在无菌条件下进行，4℃保存。

（3）无血清 RPMI1640 培养基（100ml）：①RPMI1640 培养液 99ml；②含青霉素（10 000U/ml）、链霉素（10mg/ml）双抗的抗生素溶液 1ml；③配制时需在无菌条件下进行，4℃保存。

（4）锥虫蓝染液：①称取 0.2g 锥虫蓝；②加入 100ml 细胞培养用 1×PBS 后搅拌溶解；

③用 0.22μm 滤器过滤除菌，于室温保存。

（5）佛波酯（PMA）的配制：①取一支密封瓶中规格为 1mg 的 PMA；②用针管加入 10ml DMSO，混匀，打开包装；③用 0.22μm 滤器过滤除菌；④100μl/份分装，浓度为 0.1mg/ml，于−20℃保存。

（6）80μg/ml 和 40μg/ml rBmpA 蛋白液的配制：①取出本实验室纯化好的 rBmpA，用微量核酸蛋白检测仪进行蛋白浓度测定，分装，−20℃保存；②用 10%FBS-RPMI1640 培养基将其稀释，浓度分别为 80μg/ml 和 40μg/ml，现配现用。

（7）0.1%DMSO 的配制：①取 100μl DMSO 加入 900μl 10% FBS-RPMI1640 培养基，混匀，此即 10%DMSO；②取 100μl 10%DMSO 加入 900μl 10% FBS-RPMI1640 培养基，混匀，此即 1%DMSO；③取 100μl 1%DMSO 加入 900μl 10% FBS-RPMI1640 培养基，混匀，此即 0.1%DMSO，用 0.22μm 滤器滤过除菌，现用现配。

（8）200μmol/L ISOF 的配制：①用电子天平称取 ISOF 20.5mg，加入 0.22μm 滤器滤过除菌 DMSO 0.5ml 溶解 IOSF，充分混匀，此即 $1×10^5$μmol/L ISOF，20μl 一支分装，置于−20℃保存，备用；②取出−20℃保存的 ISOF 储存液一份（$1×10^5$μmol/L，20μl），置于室温解冻；③加入 980μl 10% FBS-RPMI1640 培养基，混匀，此即 2000μmol/L ISOF；④取 1ml 2000μmol/L ISOF 加入 9ml 10% FBS-RPMI1640 培养基，混匀，此即 200μmol/L ISOF，用 0.22μm 滤器滤过除菌，现用现配。

（9）10%（W/V）过硫酸铵（APS）10ml：①称取 1g 过硫酸铵；②加入 10ml 的 ddH_2O 后搅拌溶解；③于 4℃储存，2 周内可用。

（10）分离胶配制：ResolverA 2ml+ResolverB 2ml+10%APS 20μl+TEMED 2μl→Resolver Solution。

（11）压缩胶配制：StackerA 1ml+StackerB 1ml+10% APS 20μl+TEMED 2μl→Stacker Solution。

（12）电泳液配制（Running buffer 1×）：Tris 3.02g+甘氨酸 18.8g+SDS 1g，定容至 1L。

（13）转膜液（Transfer buffer 1×）：BioRad 5×Transfer buffer 30ml+无水乙醇 30ml+ ddH_2O 90ml。

（14）TBST 洗液（1×）：TBS（20×）25ml+ Tween 20 500μl+ ddH_2O 475ml。

（15）5%封闭液：脱脂奶粉 2.5g+1×TBST 50ml。

（二）实验方法

1. THP-1 细胞的复苏、传代　同本章第二节所叙述的方法。

2. THP-1 细胞的铺板、饥饿、刺激　将传代 2~3 次的细胞取出，充分混匀后转移至新的 50ml 离心管，250×g 离心 5 min 后弃上清液。加入 3ml 完全培养基，轻柔吹打混匀。吸取 10μl 细胞液，再加入 10μl 锥虫蓝染液。充分混匀计数，计数 3 次，得出细胞活率和活细胞数（cells/ml）的平均值。当细胞活率大于 90%时，证明细胞状态良好且适宜后续实验。

经本实验室前期工作发现，THP-1 细胞最适铺板浓度为 $6×10^5$cells/ml，PMA 的铺板浓度为 600ng/ml，将计好数的细胞悬液用含 10% FBS-RPMI 1640 培养基稀释到需要浓度，与同样调整好浓度的含 10% FBS-RPMI 1640 培养液的 PMA 均匀混合，进行铺板。由于本实验使用 6 孔板铺板。每孔 2ml，最终每孔细胞为 $1.2×10^6$，PMA 为 1200ng。铺板后进行"十字画法"，使培养板中的细胞均匀平铺在培养板中，随后置于 37℃、5%CO$_2$ 的细胞培养箱中进行培养。

THP-1 细胞能被适当浓度的 PMA 诱导成为贴壁的巨噬细胞。观察细胞生长情况，待细胞充分贴壁后吸掉上清液，在每孔加入 2ml 无血清 RPMI 1640 培养基。放入培养箱中 37℃、5%CO$_2$ 培养 12h，使细胞在加药刺激前同步化，以进行下一步刺激试验。

试验设计 4 个组，按照不同组别处理方式刺激细胞：PBS 组的巨噬细胞中加入 10%FBS-RPMI 培养基和 PBS 缓冲液各 1ml；DMSO 组的巨噬细胞中只加入 0.1%DMSO 溶液 2ml；rBmpA 组的巨噬细胞中加入 rBmpA 的终浓度为 40μg/ml 的 10% FBS-RPMI 培养液 2ml；ISOF 与 rBmpA 组的巨噬细胞中同时加入 rBmpA 的终浓度为 40μg/ml 的含 10% FBS 的 RPMI1640 培养基 1ml 和终浓度为 100μmol/L 的 ISOF 溶液 1ml。

3. 巨噬细胞的收集　分别在 6h、12h、24h、48h 的细胞刺激时间结束时，弃各组孔中上清液，50μl/孔加入含 1mmol/L PMSF RIPA 裂解液，冰上裂解，充分裂解后用移液枪转移至标记好的 1.5ml 离心管后进行低温离心，离心条件为 4℃，12 000r/min，10min，离心后取上清液，弃沉淀，–20℃条件下冻存备用。

4. 巨噬细胞总蛋白浓度的测定　BCA 法是近年来广为应用的蛋白定量方法，其原理是在碱性条件下，Cu^{2+} 可以被蛋白质还原成 Cu$^+$，Cu$^+$ 可以和 BCA 相互作用，两分子的 BCA 螯合一分子 Cu$^+$，形成紫色的络合物，该复合物为水溶性，在 562nm 处显示强吸光性，在一定浓度范围内，吸光度与蛋白质含量呈良好的线性关系，可用于制作标准曲线，因此可以根据待测蛋白在 562nm 处的吸光度值计算待测蛋白浓度。操作步骤如下：

（1）工作试剂配制：将试剂盒中 50 体积 BCA Reagent 与 1 体积 Cu Reagent 混合即为 WR 工作试剂。

（2）标准蛋白溶液配制：用 RIPA 进行倍比稀释。20μl 4000μg/ml BSA+30μlRIPA=50μl（BSA=1600μg/ml），从中取 25μl 连续倍比稀释，得到 BSA 标准溶液 1600μg/ml、800μg/ml、400μg/ml、200μg/ml、100μg/ml、50μg/ml、25μg/ml，各 25μl。

（3）加样：设置复孔，每孔加入 200μlWR 工作试剂和标准或待测蛋白溶液 25μl，终反应体积 225μl。

（4）测定：37℃反应 30min，测定 562nm 处 OD 值。

5. Western blot 检测

（1）SDS PAGE 电泳及总蛋白成像：清洁配胶所用的玻璃、梳子，根据说明书配胶（配制时及时充分混匀，避免分离胶和压缩胶在灌注到玻璃槽中前迅速发生聚合）。下层顺着一边缓慢灌注分离胶，上层缓慢来回滑动灌注压缩胶，插入梳子，室温静置 30～40min 待凝固。

根据 BCA 法测定所有样品的蛋白浓度，按照 4×Loading buffer 与样品上样体积为 1∶3 的比例加入 4×Loading buffer 和蛋白样品，置于 1.5ml 离心管中，用沸水煮 15min，迅速放入 4℃冰箱，再平衡至室温，加样前进行简短离心。根据计算结果，上样浓度为 60ug/μl，根据胶槽规格确定总上样量为 20μl，计算出上样量，后用 1×Loading buffer 补足至 20μl。将配制好的样品及 Maker 加入胶孔中，连接电泳仪进行电泳，电泳条件为 110V，25min；150V，35min。电泳结束后，将胶取出，置于 Bio-Rad 成像系统，使用 Image 软件 Lab 采集总蛋白图像并保存。

（2）转膜：将免染胶在 Marker 指示下进行切胶，根据切胶的大小剪裁滤纸（2 张）和 PVDF 膜（1 张）。将滤纸置转膜液中浸泡 10min；将 PVDF 膜置甲醇溶液中浸泡 30s，取出后转浸入转膜液中浸泡。

　　按照从上到下依次为滤纸→免染胶→PVDF 膜→滤纸的顺序在抽屉中进行排列,用滚筒将气泡赶出,并用转膜液进行润湿,完成后用力按下盖子上锁,将抽屉推回。转膜条件为 25V,4min。

　　(3)封闭、孵育成像:转膜完成后取出 PVDF 膜,放入装有 10ml 5%脱脂奶粉封闭液的槽盒中,置于水平摇床以 1 秒/次的频率进行摇晃封闭,总时间 2h。封闭后弃去封闭液,将已配制好的一抗加入槽盒,4℃过夜后将膜放入含有 TBST 的清洗盒中洗膜,水平摇床清洗,频率为 1 秒/次,共 10min,洗完更换洗膜液,连续重复 3 次。洗后将已配制好的二抗加入槽盒,孵育 2h 后重复洗膜。洗膜后按照 1:1 的比例配制显影剂(ECL 显影),将膜取出置于显影剂中浸泡 5min。在 ChemiDocTMXRS+with Image LAB™ 成像系统进行显影,并进行总蛋白定量。一抗稀释比例为 1:1000;二抗稀释比例为 1:5000。

　　6. 统计学描述　用统计软件 GraphPad Prism 6.0 对数据进行双因素方差分析,实验数据用均数±标准差进行统计描述。统计结果用 P 值的范围进行描述:$P<0.05$ 表示差异有统计学意义,$P<0.01$ 表示差异有显著统计学意义;$P<0.0001$ 表示差异有极显著统计学意义;$P>0.05$ 则表示差异无统计学意义。

三、实　验　结　果

　　总蛋白定量结果分析　分别在处理细胞 6h、12h、24h、48h 四个时间点收集各组细胞,提取细胞总蛋白,进行 Western blot 检测。实验如图 6-6 和图 6-7 显示:ISOF 与 rBmpA 组 SIGIRR(TIR-8)的蛋白表达量在 6h、12h、24h、48h 均高于对照 rBmpA 组,且在 12h、24h 两个时间点最高;PBS 组及 DMSO 组的蛋白表达量两组间均无差异。

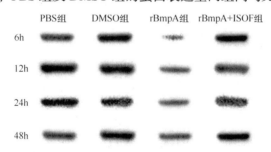

图 6-6　不同时间不同组别巨噬细胞中 SIGIRR 蛋白条带

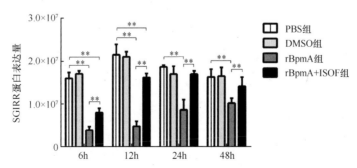

图 6-7　不同时间不同组别巨噬细胞中 SIGIRR 蛋白表达量的比较

*. 组间差异有统计学意义,$P<0.05$;**. 组间差异有显著统计学意义,$P<0.01$

第三节 雪胆甲素对 rBmpA 作用人类巨噬细胞后 *SIGIRR* mRNA 表达量的影响

一、QRT-PCR 检测 Cu II a 对 rBmpA 作用人类巨噬细胞后 *SIGIRR* mRNA 表达量的影响

本部分实验采用 QRT-PCR（Taqman）技术在基因表达层面对 Cu II a 对 rBmpA 作用人类巨噬细胞后 *SIGIRR* mRNA 的绝对表达量进行分析。

（一）实验材料

1. 主要仪器（表 6-10）

表 6-10　主要仪器

仪器名	厂商
Thermo 超低温冰箱（907）	Thermo Fisher Scientific（Gibico）公司
Haier 卧式低温冷柜（DW 40W100）	青岛海尔医用低温科技有限公司
Haier 立式冷藏柜（SC-316）	青岛海尔特种电冰柜有限公司
双人单面净化工作台（SW-CJ-2FD）	苏州净化设备有限公司
立式压力灭菌锅	上海博迅医疗生物仪器股份有限公司
电子天平 Heal Force Water	梅特勒-托利得仪器（上海）有限公司
PurificationSyste（NW10VF）（AL204）	Shanghai Canrex Analytic Instrument Co，Ltd
低速离心机（LC-4012）	科大创新股份有限公司中佳分公司
SIGMA 小型台式高速离心机（1-14）	德国 Sigma 公司
细胞间大离心机 2-16KL	德国 Sigma 公司
高速离心机	力康生物医疗科技控股有限公司
电热恒温水温箱（HH-W21-Cu600）	上海医疗器械七厂
7200 型可见分光光度计	尤尼柯上海仪器有限公司
SHP-250 型生化培养箱	上海森信实验仪器有限公司
单道手动可调移液器	百得实验仪器（苏州）有限公司
FinnpiPette 雷勃手动 8 道移液器	美国 Thermo 公司
微量蛋白核酸检测仪	Thermo Fisher Scientific（Gibico）公司
Mshot 倒置显微镜（MI12）	广州明美科技有限公司
Countstar 细胞计数仪（IC1000）	上海睿钰生物科技有限公司
0.22μm 滤器	Millipore 公司
注射器	上海康寿医疗器械有限公司
一次性吸量管	美国 Kirgen 公司
50ml/10ml 离心管	Corning，New York
24 孔培养板	Corning，New York
PCR 仪（C1000 Touch）	美国 Bio-Rad 公司
Real-time PCR 仪（CFX Connect）	美国 Bio-Rad 公司

2. 主要试剂（表 6-11）

表 6-11　主要试剂

试剂	厂商
人单核巨噬细胞株 THP-1 细胞	中国科学院昆明动物研究所惠赠
重组 BmpA（rBmpA）	由本实验室纯化获得
RPMI1640 培养基（11875500）	Thermo Fisher Scientific（Gibico）公司
青霉素/链霉素溶液（BS732-10ml）	生工生物工程（上海）股份有限公司
胎牛血清（FBS，SV30087.02-500ml）	ThermoFisherScientific（Gibico）公司
锥虫蓝（TT1140-10g）	生工生物工程（上海）股份有限公司
佛波酯（PMA，P1585-1mg）	德国 Sigma 公司
二甲基亚砜（DMSO）	德国 Sigma 公司
Trizol	天根生化科技（北京）有限公司
氯仿	天津市化学试剂一厂
75%乙醇消毒液	昆明南天化工药业有限公司
异丙醇	天津市风船化学试剂科技有限公司
无水乙醇	天津市大茂化学试剂厂
RNase-free water	宝生物工程（大连）有限公司
cDNA 第一链合成试剂盒	宝生物工程（大连）有限公司
TaqMan 荧光定量试剂	宝生物工程（大连）有限公司
引物合成	上海生工生物工程股份有限公司

3. 主要试剂配制

（1）FBS：①将 FBS 分装至 15ml 的离心管中，冷冻保存（-20℃）；②使用前由-20℃取出所需用量，置于 37℃解冻，用 0.22μm 滤器过滤除菌后加入培养基中。

（2）10% FBS-RPMI1640 培养基（100ml）：①RPMI1640 培养液 89ml；②FBS10ml；③含青霉素（10000U/ml）、链霉素（10mg/ml）双抗的抗生素溶液 1ml；④配制时需在无菌条件下进行，4℃保存。

（3）无血清 RPMI1640 培养基（100ml）：①RPMI1640 培养液 99ml；②含青霉素（10000U/ml）、链霉素（10mg/ml）双抗的抗生素溶液 1ml；③配制时需在无菌条件下进行，4℃保存。

（4）锥虫蓝染液：①称取 0.2g 锥虫蓝；②加入 100ml 细胞培养用 1×PBS 后搅拌溶解；③用 0.22μm 滤器过滤除菌，于室温保存。

（5）佛波酯（PMA）的配制：①取一支密封瓶中规格为 1mg 的 PMA；②用针管加入 10ml DMSO，混匀，打开包装；③用 0.22μm 滤器过滤除菌；④100μl/份分装，浓度为 0.1mg/ml，于-20℃保存。

（6）80μg/ml 和 40μg/ml rBmpA 蛋白液的配制：①取出本实验室纯化好的 rBmpA，用微量核酸蛋白检测仪进行蛋白浓度测定，分装，-20℃保存；②用 10%FBS-RPMI1640 培养基将其稀释，浓度分别为 80μg/ml 和 40μg/ml，现配现用。

（7）0.1%DMSO 的配制：①取 100μl DMSO 加入 900μl 10% FBS-RPMI1640 培养基，混匀，此即 10%DMSO；②取 100μl 10%DMSO 加入 900μl 10% FBS-RPMI1640 培养基，

混匀，此即 1%DMSO；③取 100μl 1%DMSO 加入 900μl 10% FBS-RPMI1640 培养基，混匀，此即 0.1%DMSO，用 0.22μm 滤器滤过除菌，现用现配。

（8）200μmol/L CuⅡa 的配制：①用电子天平称取 CuⅡa 28.1mg，加入 0.22μm 滤器滤过除菌 DMSO 0.5ml 溶解药物，充分混匀，此即 1×10^5μmol/L CuⅡa，20μl 一支分装，置于-20℃保存，备用；②取出-20℃保存的 CuⅡa 储存液一份（1×10^5μmol/L 20μl），置于室温解冻；③加入 980μl 10% FBS-RPMI1640 培养基，混匀，此即 2000μmol/L CuⅡa；④取 1ml 2000μmol/L CuⅡa 加入 9ml 10% FBS-RPMI1640 培养基，混匀，此即 200μmol/L ISOF，0.22μm 滤器滤过除菌，现用现配。

（二）实验方法

1. **THP-1 细胞的复苏、传代** 同本章第二节所叙述的方法。

2. **THP-1 细胞的铺板、饥饿、刺激** 将传代 2～3 次的细胞取出，充分混匀后转移至新的 50ml 离心管，250×g 离心 5 min 后弃上清液。加入 3ml 完全培养基，轻柔吹打混匀。吸取 10μl 细胞液再加入 10μl 锥虫蓝染液。充分混匀计数，计数 3 次，得出细胞活率和活细胞数（cells/ml）的平均值。当细胞活率大于 90%时，证明细胞状态良好且适宜后续实验。

经本实验室前期工作发现，THP-1 细胞最适铺板浓度为 6×10^5/ml，PMA 的铺板浓度为 600ng/ml，将计好数的细胞悬液用含 10% FBS-RPMI 1640 培养基稀释到需要浓度，与同样调整好浓度的含 10% FBS-RPMI 1640 培养基的 PMA 均匀混合，进行铺板。由于本实验使用 6 孔板铺板。每孔 2ml，最终每孔细胞为 1.2×10^6，PMA 为 1200ng。铺板后进行"十字画法"使培养板中的细胞均匀平铺在培养板中，随后置于 37℃，5%CO_2 的细胞培养箱中进行培养。

THP-1 细胞能被适当浓度的 PMA 诱导成为贴壁的巨噬细胞。观察细胞生长情况，待细胞充分贴壁后吸掉上清液，在每孔加入 2ml 无血清 RPMZ1640 培养基。放入培养箱中 37℃，5%CO_2 培养 12h，使细胞在加药刺激前同步化，以进行下一步刺激试验。

THP-1 细胞能被适当浓度的 PMA 诱导成为贴壁的巨噬细胞。观察细胞生长情况，待细胞充分贴壁后吸掉上清液，在每孔加入 2ml 无血清 RPMI1640 培养基。放入培养箱中 37℃，5%CO_2 培养 12h，使细胞在加药刺激前同步化，以进行下一步刺激试验。

试验设计 5 个试验组。按照不同组别处理方式刺激细胞，5 个试验组如下：PBS 组的巨噬细胞中加入 10%FBS-RPMI 培养基和 PBS 缓冲液各 250μl；DMSO 组的巨噬细胞中只加入 0.1%DMSO 溶液 500μl；rBmpA 组的巨噬细胞中加入 rBmpA 的终浓度为 40μg/ml 的 10% FBS-RPMI 培养基 500μl；CuⅡa 与 rBmpA 组的巨噬细胞中同时加入 rBmpA 的终浓度为 40μg/ml 的含 10% FBS-RPMI1640 培养基 250μl 和终浓度为 100μmol/L 的 CuⅡa 溶液 250μl；CuⅡa 与 rBmpA 共同处理组的巨噬细胞中同时加入 rBmpA 的终浓度为 40μg/ml 的含 10%μmol/L RPMI1640 培养基 250μl 和终浓度为 50μmol/L 的 CuⅡa 溶液 250μl。

3. **巨噬细胞的收集** 分别在进行刺激后 6h、12h、24h 和 48h，吸掉上清液，以 500μl/孔的量加入 Trizol，室温静置 5min 后吹打混匀，转移至冰上事先标记好的冻存管内。所有 Trizol 样品放入-80℃冰箱保存备用。

4. **巨噬细胞总 RNA 的提取和逆转录及 QRT-PCR 检测试验** 与本章第二节所叙述的方法相同。

5. **统计学处理** 使用 GraphPad Prism 6.0 专业统计软件进行数据的统计分析与作图，各组实验数据用均数±标准差进行统计描述，组间对比分析使用单因素方差分析统计。统

计结果用 P 值表示。$P<0.05$ 表示差异有统计学意义,$P<0.01$ 表示差异有显著统计学意义;$P>0.05$ 表示差异无统计学意义。

(三)实验结果

1. 实时定量 RT-PCR 扩增曲线和标准曲线图像 同本章第二节实验结果。

2. Cu Ⅱ a 对 rBmpA 导致的人类巨噬细胞分泌抑制因子 SIGIRR 的影响 对各试验组 QRT-PCR 检测抑制因子 SIGIRR 差异的统计分析结果如表 6-12 所示。

表 6-12 *SIGIRR* 基因的绝对表达量(均数 ± 标准差)

时间(h)	PBS 组	DMSO 组	rBmpA 组	rBmpA+Cu Ⅱ a (50μmol/L)组	rBmpA+Cu Ⅱ a (100μmol/L)组
6	7.21±0.30	6.59±1.22	0.20±0.05	1.46±0.48	3.49±0.91
12	8.93±1.01	6.93±1.15	0.61±0.19	7.89±0.96	9.09±0.27
24	8.32±0.70	9.04±0.39	1.56±0.28	5.40±1.22	7.62±0.18
48	8.36±1.87	8.19±1.96	3.90±0.74	3.85±0.98	5.82±1.15

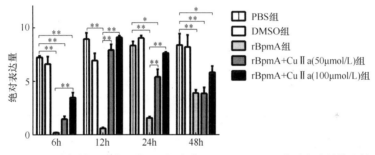

图 6-8 不同时间不同组别巨噬细胞中 *SIGIRR* mRNA 绝对表达量的比较

在 6h、12h、24h、48h 处理试验中:DMSO 组与 PBS 组均无统计学差异($P>0.05$);rBmpA 组与 PBS 组均有显著统计学差异($P<0.01$)。其中,在 6h 处理试验中:rBmpA+Cu Ⅱ a(100μmol/L)组与 rBmpA 组有显著统计学意义($P<0.01$);在 12h 和 24h 处理试验中:rBmpA+Cu Ⅱ a(50μmol/L)组与 rBmpA 组均有显著统计学意义($P<0.01$)。结论:rBmpA+Cu Ⅱ a(100μmol/L)组与 rBmpA 组均有显著统计学意义($P<0.01$)(图 6-8)。

二、Western blot 检测 CuIIa 对 rBmpA 作用人类巨噬细胞后 SIGIRR 蛋白表达量的影响

(一)实验材料

1. 主要仪器(表 6-13)

表 6-13 主要仪器

仪器名	厂商
Thermo 超低温冰箱(907)	Thermo Fisher Scientific(Gibico)公司
Haier 卧式低温冷柜(DW 40W100)	青岛海尔医用低温科技有限公司
Haier 立式冷藏柜(SC-316)	青岛海尔特种电冰柜有限公司

仪器名	厂商
双人单面净化工作台（SW-CJ-2FD）	苏州净化设备有限公司
立式压力灭菌锅	上海博迅医疗生物仪器股份有限公司
电子天平 Heal Force Water	梅特勒-托利得仪器有限公司
低速离心机（LC-4012）	科大创新股份有限公司中佳分公司
SIGMA 小型台式高速离心机（1-14）	德国 Sigma 公司
iMark 酶标仪	美国 Bio-Rad 公司
细胞间大离心机	德国 SIGMA 公司
高速离心机	力康生物医疗科技控股有限公司
SHP-250 型生化培养箱	上海森信实验仪器有限公司
单道手动可调移液器	百得实验仪器（苏州）有限公司
FinnpiPette 雷勃手动 8 道移液器	美国 Thermo 公司
微量蛋白核酸检测仪	Thermo Fisher Scientific（Gibico）公司
Mshot 倒置显微镜（MI12）	广州明美科技有限公司
Countstar 自动细胞计数仪（IC1000）	上海睿钰生物科技有限公司
0.22μm 滤器	美国 Millipore 公司
一次性吸量管	美国 Kirgen 公司
50ml/10ml 离心管	Corning，New York
6 孔培养板	Corning，New York
旋转摇床	海门市其林贝尔仪器制造有限公司
胶槽（Mini PROTEAN Tetra Cell）	美国 Bio-Rad 公司
电泳仪（Baygene 600i）	北京百晶生物技术有限公司
滤纸（Bio-Rad Extra thick blot paper Filter paper）	美国 Bio-Rad 公司
ChemiDoc™ MP 全能型成像系统	美国 Bio-Rad 公司
PVDF 转印膜（0.45μm）	美国 Millipore 公司
Trans-Blot® Turbo™ 全能型蛋白转印仪	美国 Bio-Rad 公司
多用途旋转摇床 QB-206	海门市其林贝尔仪器制造有限公司
Bio-Rad 厚滤纸（7.5cm×10cm）	美国 Bio-Rad 公司

2. 主要试剂（表 6-14）

表 6-14 主要试剂

试剂	厂商
细胞株：人单核巨噬细胞株 THP-1 细胞	购自中国科学院昆明动物研究所
重组 BmpA（rBmpA）	由本实验室纯化获得
RPMI1640 培养基（11875500）	Thermo Fisher Scientific（Gibico）公司
1×磷酸盐缓冲液（SH30256.01B）	赛默飞世尔生物化学制品有限公司
青霉素/链霉素溶液（BS732-10ml）	生工生物工程（上海）股份有限公司
胎牛血清（FBS SV30087.02-500ml）	Thermo Fisher Scientific（Gibico）公司
锥虫蓝（TT1140-10g）	生工生物工程（上海）股份有限公司

续表

试剂	厂商
佛波酯（PMA，P1585-1mg）	德国 Sigma 公司
二甲基亚砜（DMSO）	德国 Sigma 公司
BCA 试剂盒	北京普利莱基因技术有限公司
RIPA 裂解液	北京索莱宝科技有限公司
RNase-free water	宝生物工程（大连）有限公司
PMSF 蛋白酶抑制剂	北京索莱宝科技有限公司
过硫酸铵	北京百晶生物技术有限公司
TEMED	生工生物工程（上海）股份有限公司
Tris base	生工生物工程（上海）股份有限公司
甘氨酸（Glycine）	北京鼎国生物技术有限公司
SDS	德国 Sigma 公司
甲醇	生工生物工程（上海）股份有限公司
脱脂奶粉	内蒙古伊利实业集团股份有限公司
Marker	美国 Bio-Rad 公司
BioRad 5×Transfer buffer	美国 Bio-Rad 公司
一抗（Anti-SIGIRR antibody ab177937）	艾博抗（上海）贸易有限公司
二抗［Goat Anti-Rabbit IgG H&L（HRP）ab6721］	艾博抗（上海）贸易有限公司
ECL	美国 Bio-Rad 公司
免染胶	美国 Bio-Rad 公司
TBS	北京索莱宝科技有限公司
4×Loading buffer	宝生物工程（大连）有限公司

3. 主要溶液试剂配制

（1）FBS：①将 FBS 分装至 15ml 的离心管中，冷冻保存（-20℃）；②使用前由-20℃取出所需用量，置于 37℃解冻，用 0.22μm 的滤器过滤除菌后加入培养基中。

（2）10% FBS-RPMI1640 培养基（100ml）：①RPMI1640 培养液 89ml；②FBS10ml；③含青霉素（10 000U/ml）、链霉素（10mg/ml）双抗的抗生素溶液 1ml；④配制时需在无菌条件下进行，4℃保存。

（3）无血清 RPMI1640 培养基（100ml）：①RPMI1640 培养液 99ml；②含青霉素（10 000U/ml）、链霉素（10mg/ml）双抗的抗生素溶液 1ml；③配制时需在无菌条件下进行，4℃保存。

（4）锥虫蓝染液：①称取 0.2g 锥虫蓝；②加入 100ml 细胞培养用 1×PBS 后搅拌溶解；③用 0.22μm 的滤器过滤除菌，于室温保存。

（5）佛波酯（PMA）的配制：①取一支密封瓶中规格为 1mg 的 PMA；②用针管加入 10ml DMSO，混匀，打开包装；③用 0.22μm 滤器过滤除菌；④100μl/份分装，浓度为 0.1mg/ml，于-20℃保存。

（6）80μg/ml 和 40μg/ml rBmpA 蛋白液的配制：①取出本实验室纯化好的 rBmpA，用微量核酸蛋白检测仪进行蛋白浓度测定，分装，-20℃保存；②用 10%FBS-RPMI1640 培养基将其稀释，浓度分别为 80μg/ml 和 40μg/ml，现配现用。

（7）0.1%DMSO 的配制：①取 100μl DMSO 加入 900μl 的 10%含量 FBS-RPMI1640 培养基，混匀，此即 10%DMSO；②取 100μl 10%DMSO 加入 900μl 10% FBS-RPMI1640 培养基，混匀，此即 1%DMSO；③取 100μl 1%DMSO 加入 900μl 10% FBS-RPMI1640 培养基，混匀，此即 0.1%DMSO，用 0.22μm 滤器滤过除菌，现用现配。

（8）200μmol/LCuⅡa 的配制：①用电子天平称取 CuⅡa 28.1mg，加入 0.22μm 滤器滤过除菌 DMSO 0.5ml 溶解药物，充分混匀，此即 1×10^5μmol/L CuⅡa，20μl 一支分装，置于−20℃保存，备用；②取出−20℃保存的 CuⅡa 储存液一份（1×10^5μmol/L 20μl），置于室温解冻；③加入 980μl 10% FBS-RPMI1640 培养基，混匀，此即 2000μmol/L CuⅡa；④取 1ml 2000μmol/L CuⅡa 加入 9ml 10% FBS-RPMI1640 培养基，混匀，此即 200μmol/L ISOF，用 0.22μm 滤器滤过除菌，现用现配。

（9）10%（W/V）过硫酸铵（APS）10ml：①称取 1g 过硫酸铵；②加入 10ml 的 ddH$_2$O 后搅拌溶解；③于 4℃贮存，2 周内可用。

（10）分离胶配制：ResolverA 2ml+ResolverB 2ml+10%APS 20μl+TEMED 2μl→Resolver Solution。

（11）压缩胶配制：StackerA 1ml+StackerB 1ml+10% APS 20μl+TEMED 2μl→Stacker Solution。

（12）电泳液配制（Running buffer 1×）：Tris 3.02g+甘氨酸 18.8g+SDS 1g，定容至 1L。

（13）转膜液（Transfer buffer 1×）：BioRad 5×Transfer buffer 30ml+无水乙醇 30ml+ddH$_2$O 90ml。

（14）TBST 洗液（1×）：TBS（20×）25ml+吐温 20 500μl+ddH$_2$O 475ml。

（15）5%封闭液：脱脂奶粉 2.5g+1× TBST 50ml。

（二）实验方法

1. THP-1 细胞的复苏、传代 同本章第二节所叙述的方法。

2. THP-1 细胞的铺板、饥饿、刺激 将传代 2~3 次的细胞取出，充分混匀后转移至新的 50ml 离心管，250×g 离心 5 min 后弃上清液。加入 3ml 完全培养基，轻柔吹打混匀。吸取 10μl 细胞液再加入 10μl 锥虫蓝染液。充分混匀计数，计数 3 次，得出细胞活率和活细胞数（cells/ml）的平均值。当细胞活率大于 90%时，证明细胞状态良好适宜后续实验。

经本实验室前期工作发现，THP-1 细胞最适铺板浓度为 6×10^5/ml，PMA 的铺板浓度为 600ng/ml，将计好数的细胞悬液用含 10% FBS-RPMI 1640 培养基稀释到需要浓度，与同样调整好浓度的含 10% FBS-RPMI 1640 培养液的 PMA 均匀混合，进行铺板。由于本实验使用 6 孔板铺板。每孔 2ml，最终每孔细胞数为 1.2×10^6，PMA 为 1200ng。铺板后进行"十字画法"使培养板中的细胞均匀平铺在培养板中，随后置于 37℃，5%CO$_2$ 的细胞培养箱中进行培养。

THP-1 细胞能被适当浓度的 PMA 诱导成为贴壁的巨噬细胞。观察细胞生长情况，待细胞充分贴壁后吸掉上清液，在每孔加入 2ml 无血清 RPMI1640 培养基。放入培养箱中 37℃，5%CO$_2$ 培养 12h，使细胞在加药刺激前同步化，以进行下一步刺激试验。

THP-1 细胞能被适当浓度的 PMA 诱导成为贴壁的巨噬细胞。观察细胞生长情况，待细胞充分贴壁后吸掉上清液，在每孔加入 2ml 无血清 1640 培养基。放入培养箱中 37℃，5%CO$_2$ 培养 12h，使细胞在加药刺激前同步化，以进行下一步刺激试验。

　　试验设计 5 个试验组。按照不同组别处理方式刺激细胞，5 个试验组如下：PBS 组的巨噬细胞中加入 10%FBS-RPMI 培养基和 PBS 缓冲液各 1ml；DMSO 组的巨噬细胞中只加入 0.1%DMSO 溶液 2ml；rBmpA 组的巨噬细胞中加入 rBmpA 的终浓度为 40μg/ml 的 10%FBS-RPMI 培养基 2ml；rBmpA+CuⅡa（100μmol/L）组的巨噬细胞中同时加入 rBmpA 的终浓度为 40μg/ml 的含 10%FBS-RPMI1640 培养基 1ml 和终浓度为 100μmol/L 的 CuⅡa 溶液 1ml；rBmpA+CuⅡa（50μmol/L）组的巨噬细胞中同时加入 rBmpA 的终浓度为 40μg/ml 的含 10%FBS-RPMI1640 培养基 1ml 和终浓度为 50μmol/L 的 CuⅡa 溶液 1ml。

　　3. 巨噬细胞的收集　分别在 6h、12h、24h、48h 的细胞刺激时间结束时，弃各组孔中上清液，50μl/孔加入含 1mmol/L PMSF RIPA 裂解液，冰上裂解，充分裂解后用移液枪转移至标记好的 1.5ml 离心管进行低温离心，离心条件为 4℃，12 000r/min，10min，离心后取上清液，弃沉淀，-20℃条件下冻存备用。

　　4. 巨噬细胞总蛋白浓度的测定和 Western blot 检测　与第一部分所叙述的方法一致。

　　5. 统计学描述　用 GraphPad Prism 6.0 专业统计软件对数据进行双因素方差分析，实验数据用均数±标准差进行统计描述。统计结果用 P 值的范围进行描述：$P<0.05$ 表示差异有统计学意义，$P<0.01$ 表示差异有显著统计学意义，$P<0.0001$ 表示差异有极显著统计学意义；$P>0.05$ 则表示差异无统计学意义。

（三）实验结果

　　分别在处理细胞 6h、12h、24h、48h 四个时间点收集各组细胞，提取细胞总蛋白，进行 Western blot 检测。检测结果如图 6-9 和 6-10 所示：rBmpA+CuⅡa（50μmol/L）组与 rBmpA+CuⅡa（100μmol/L）组 SIGIRR（TIR-8）的蛋白表达量在 6h、12h、24h 均高于 rBmpA 组，且除 12h 以外 rBmpA+CuⅡa（50μmol/L）组 SIGIRR（TIR-8）的蛋白表达量均低于 rBmpA+CuⅡa（100μmol/L）组；PBS 组及 DMSO 组的蛋白表达量两组间均无差异。

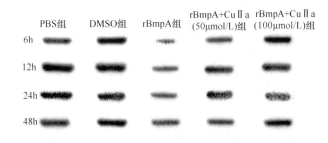

图 6-9　不同时间不同组别巨噬细胞中 SIGIRR 蛋白条带

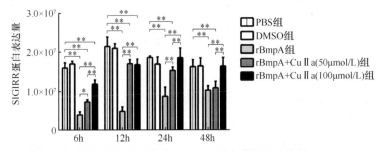

图 6-10　不同时间不同组别巨噬细胞中 SIGIRR 蛋白表达量的比较 **$P<0.01$；*$P<0.05$

第四节　讨　论

莱姆病是一种蜱传播的全球性动物源性疾病，抗生素治疗在莱姆病的早期感染阶段会起到一定的效果[29]。但是对晚期中枢神经系统发生实质性受累患者治疗效果不佳，而大量使用抗生素在一定程度上会使莱姆病螺旋体产生抗性，对治疗造成困难。口服抗生素治疗患者也可能产生神经性关节炎等后遗症[30]。因此，我们迫切地需要探索新的治疗药物。

异佛司可林是云南特有的毛喉鞘蕊花植物中含量较高的主要活性成分之一，具有降低血压、眼压，松弛呼吸道平滑肌等作用。2011 年杨为民等发现用异佛司可林可减轻 LPS 诱导的急性肺损伤模型，并参与下调炎症反应和促炎细胞因子 TNF-α、IL-1β、IL-6 和 IL-8 的表达[31]。在我们前期研究中发现，异佛司可林可以抑制由 LPS 和莱姆病螺旋体外膜蛋白 BmpA 激活的鼠巨噬细胞和人类巨噬细胞的促炎性细胞因子 IL-6 和 TNF-α 产生[26, 27, 32]。而 SIGIRR（TIR8）是 TLR/IL-1R 信号通路负性调控分子之一，可能以配体依赖方式与 MyD88、IRAK、TRAF6、IL-1R 短暂结合而抑制下游 NF-κB 激活，最终下调 IL-1、IL-6、IL-8、TNF-α 和 IFN-γ 等细胞因子的转录和分泌[21]。因此我们用异佛司可林处理已被 BmpA 刺激后的人类巨噬细胞，检测 SIGIRR（TIR8）表达量，探索异佛司可林能否通过调控 SIGIRR（TIR8）表达从而抑制 BmpA 相关信号通路，发挥抗炎作用。

在本研究中，我们利用 QRT-PCR 技术和 Western blot 技术分别从基因水平和蛋白水平检测 SIGIRR（TIR8）的表达量，结果显示，异佛司可林与 rBmpA 共同处理组人类巨噬细胞组的 *SIGIRR*（TIR8）基因表达量和蛋白表达量均比 rBmpA 对照组明显提高。说明异佛司可林可能对莱姆关节炎有抗炎治疗的作用。其中 rBmpA 对照组随着时间的延长，SIGIRR（TIR8）蛋白表达量呈现逐渐上升的趋势。我们猜想一方面可能与细胞应激反应减退有关，时间延长后细胞应激反应减退，负调控因子 SIGIRR（TIR8）为维持稳态，开始提高自身表达量以调控炎性反应；另一方面可能与 rBmpA 刺激力随时间延长而降低有关。

在我国，雪胆属植物约有 20 种，分布于湖北、四川、云南、贵州和广西等地，其中 2/3 的品种产于云南。我们前期探讨了雪胆甲素对被 BmpA 刺激后的人类巨噬细胞中 SIGIRR（TIR8）表达量的影响，探索雪胆甲素能否对莱姆关节炎发挥抗炎作用。本研究的第三节使用雪胆甲素处理已被 BmpA 刺激后的人类巨噬细胞，检测 *SIGIRR*（TIR8）基因 mRNA 表达量和蛋白表达量。结果均显示 *SIGIRR*（TIR8）mRNA 表达量在雪胆甲素作用下显著提高，且呈现浓度依赖性趋势，说明雪胆甲素对莱姆关节炎有抗炎治疗的潜力。

该实验中异佛司可林和雪胆甲素能够显著提升 SIGIRR（TIR8）的表达量，进而影响 TLR 信号通路的传递，发挥抗炎作用。这为深入探索莱姆关节炎发生发展的机制及异佛司可林、雪胆甲素的抗炎功能和这两种药应用于莱姆关节炎临床治疗作出重要贡献。同时本实验目前只是初步验证 SIGIRR 负调控机制。其详细作用机制有待进一步研究。

第五节　结　论

一、ISOF 对 rBmpA 导致的 THP-1 细胞中负调控因子 SIGIRR（TIR8）有明显的诱导作用

本研究第二节实验利用 QRT-PCR 技术和 Western blot 技术分别从基因水平和蛋白质水

平检测 ISOF 对 BmpA 刺激后的 THP-1 细胞中负调控因子 SIGIRR（TIR8）表达变化情况。结果显示在 rBmpA 刺激后 THP-1 细胞中负调控因子 SIGIRR（TIR8）mRNA 表达量和蛋白质表达量均显著下降，而 ISOF 对 rBmpA 刺激 THP-1 细胞中负调控因子 SIGIRR（TIR8）有明显增加的作用。综合实验结果，ISOF 对 rBmpA 导致的 THP-1 细胞中负调控因子 SIGIRR（TIR8）有明显的诱导作用，ISOF 具有可治疗莱姆关节炎的潜力。

二、雪胆甲素对 rBmpA 导致的 THP-1 细胞中负调控因子 SIGIRR（TIR8）有明显的上调作用

本研究第三节实验利用 QRT-PCR 技术和 Western blot 技术分别从基因水平和蛋白水平检测雪胆甲素对 BmpA 刺激后的 THP-1 细胞中负调控因子 SIGIRR（TIR8）表达变化情况。结果显示在 rBmpA 刺激后 THP-1 细胞中负调控因子 SIGIRR（TIR8）mRNA 表达量和蛋白表达量均显著下降，而雪胆甲素对 rBmpA 刺激 THP-1 细胞中负调控因子 SIGIRR（TIR8）有明显增加的作用，并且 SIGIRR（TIR8）表达量和雪胆甲素呈现出浓度正相关依赖趋势。综合实验结果，雪胆甲素对 rBmpA 导致的 THP-1 细胞中负调控因子 SIGIRR（TIR8）有明显的上调作用，这为治疗莱姆关节炎提供了新的思路和方向。

参 考 文 献

[1] Singh SK，Girschick HJ. Toll-like receptors in *Borrelia burgdorferi*-induced inflammation. Clinical Microbiology & Infection，2006，12（8）：705-717.

[2] Dennis VA，Dixit S，O'Brien SM，et al. Live *Borrelia burgdorferi* Spirochetes Elicit Inflammatory Mediators from Human Monocytes via the Toll-Like Receptor Signaling Pathway. Infection & Immunity，2009，77（3）：1238-1245.

[3] Bernardino AL，Myers TA，Alvarez X，et al. Toll-like receptors：insights into their possible role in the pathogenesis of lyme neuroborreliosis. Infection & Immunity，2008，76（10）：4385-4395.

[4] Riva F，Bonavita E，Barbati E，et al. TIR8/SIGIRR is an Interleukin-1 Receptor/Toll Like Receptor Family Member with Regulatory Functions in Inflammation and Immunity. Frontiers in Immunology，2012，3（3）：322.

[5] Li X，Qin J. Modulation of Toll-interleukin 1 receptor mediated signaling. Journal of Molecular Medicine，2005，83（4）：258-266.

[6] Säemann MD，Weichhart T，Zeyda M，et al. Tamm-Horsfall glycoprotein links innate immune cell activation with adaptive immunity via a Toll-like receptor-4-dependent mechanism. Journal of Clinical Investigation，2005，115（2）：468-475.

[7] Lissauer ME，Johnson SB，Bochicchio GV，et al. Differential expression of toll-like receptor genes：sepsis compared with sterile inflammation 1 day before sepsis diagnosis. Shock，2009，31（3）：238.

[8] Akira S，Uematsu S，Takeuchi O. Pathogen recognition and innate immunity. Cell，2006，124（4）：783-801.

[9] Trinchieri G，Sher A. Cooperation of Toll-like receptor signals in innate immune defence. Nature Reviews Immunology，2007，7（3）：179-190.

[10] 黄勋. SIGIRR 在固有免疫中的负性调节作用. 现代医药卫生，2011，27（5）：710-712.

[11] O'Neill LA. SIGIRR puts the brakes on Toll-like receptors. Nature Immunology，2003，4（9）：823-824.

[12] Wald D，Qin J，Zhao Z，et al. SIGIRR，a negative regulator of Toll-like receptor-interleukin 1 receptor signaling. Nature Immunology，2003，4（9）：920.

[13] Polentarutti N，Rol GP，Muzio M，et al. Unique pattern of expression and inhibition of IL-1 signaling by the IL-1 receptor family member TIR8/SIGIRR. European Cytokine Network，2003，14（4）：211.

[14] Wang DY，Su C，Chen GM，et al. The decreased frequency of SIGIRR-positive CD4+ T cells in peripheral blood of patients with SLE and its correlation with disease activity. Molecular Biology Reports，2015，42（2）：423-430.

[15] Thomassen E，Renshaw BR，Sims JE. Identification and characterization of SIGIRR，a molecule representing a novel subtype of the IL-1R superfamily. Cytokine，1999，11（6）：389-399.

[16] Anselmo A，Riva F，Gentile S，et al. Expression and function of IL-1R8(TIR8/SIGIRR)，a regulatory member of the IL-1 receptor

family in platelets. Cardiovascular Research，2016，111（4）：373-384.

[17] Garlanda C，Di LD，Vecchi A，et al. Damping excessive inflammation and tissue damage in Mycobacterium tuberculosis infection by Toll IL-1 receptor 8/single Ig IL-1-related receptor, a negative regulator of IL-1/TLR signaling. Journal of Immunology，2007，179（5）：3119.

[18] Riva F，Polentarutti N，Tribbioli G，et al. The expression pattern of TIR8 is conserved among vertebrates. Veterinary Immunology & Immunopathology，2009，131（1-2）：44.

[19] Garlanda C，Anders HJ，Mantovani A. TIR8/SIGIRR：an IL-1R/TLR family member with regulatory functions in inflammation and T cell polarization. Trends in Immunology，2009，30（9）：439.

[20] 周秋格，刘畅，刘玉辉，等. SIGIRR 对 IL-1R/TLRs 信号通路的负性调控作用研究进展. 中国畜牧兽医，2016，43（10）：2640-2647.

[21] 蒋克国，王德光，周海胜，等. 稳定敲低 SIGIRR 的人肾小管上皮细胞的构建及其初步功能的研究. 安徽医科大学学报，2015，（2）：129-135.

[22] 陈旭昕. SIGIRR 与 TLRs 信号通路. 四川医学，2011，32（3）：428-430.

[23] 宝福凯，柳爱华，Fikrig E. 小鼠模型中伯氏疏螺旋体组织载量的定量研究. 中国媒介生物学及控制杂志，2009，20（3）：234-237.

[24] 单玉培，孔令义. 毛喉鞘蕊花中的萜类成分.中国天然药物，2006，4（4）：271-274.

[25] 强东进，张敏，陈国珍，等. 滇产毛喉鞘蕊花提取成分对缓激肽诱导豚鼠肺微血管渗漏的影响. 昆明医科大学学报，2008，29（5）：29-32.

[26] Yang W，Qiang D，Zhang M，et al. Isoforskolin pretreatment attenuates lipopolysaccharide-induced acute lung injury in animal models. International Immunopharmacology，2011，11（6）：683-692.

[27] 朱自伟. 莱姆病螺旋体毒力因子 BmpA 在刺激 THP-1 细胞产生趋化因子中的作用.昆明：昆明医科大学，2016.

[28] 陈维新，聂瑞麟，陈毓群，等. 园果雪胆中雪胆甲素和雪胆乙素的结构. 化学学报，1975，33（1）：49-55.

[29] Hajdušek O，Šíma R，Ayllón N，et al. Interaction of the tick immune system with transmitted pathogens. Frontiers in Cellular & Infection Microbiology，2013，3（3）：26.

[30] 于培发，刘志杰，牛庆丽，等. 莱姆病的研究进展. 安徽农业科学，2015，（35）：160-163.

[31] Yang W，Qiang D，Zhang M，et al. Isoforskolin pretreatment attenuates lipopolysaccharide-induced acute lung injury in animal models. International Immunopharmacology，2011，11（6）：683-692.

[32] Zhao H，Liu A，Shen L，et al. Isoforskolin downregulates proinflammatory responses induced by Borrelia burgdorferi basic membrane protein A. Experimental & Therapeutic Medicine，2017，14（6）：5974.

第七章 异佛司可林对 BmpA 刺激人巨噬细胞后 TLRs 信号通路关键分子的影响

第一节 概　　述

前期国内外研究和我们的探索发现，BmpA、Toll 样受体信号通路和趋化因子之间的相互作用在莱姆病的发生过程中起着重要作用：伯氏疏螺旋体毒力因子 rBmpA 刺激小鼠神经胶质细胞 BV_2 后，NF-κB 抑制剂表达量降低，NF-κB 表达量升高，引起趋化因子 CXCL2、CXCL5、CXCL22 过表达[1]。rBmpA 刺激人巨噬细胞后，TLR1、TLR2 和 MyD88 的 mRNA 及蛋白表达量明显升高，蛋白芯片检测促炎趋化因子的分泌也呈上升趋势。我们认为 rBmpA 作用于 TLR1 和 TLR2，通过接头蛋白髓样分化因子 88（MyD88）与相应配体结合后，启动 TLRs 信号通路，最终活化 NF-κB，导致促炎细胞因子基因转录，引发一系列炎症反应。

目前，对莱姆病一般给予口服药物治疗，多西环素、阿莫西林、头孢呋辛均为首选药物，治疗时间为 1～2 个月，也可考虑给予头孢菌素静脉滴注，治疗剂量为每天 2g（成人）。但是，有些患者疗效不佳，特别对于晚期治疗常有困难。因此，寻找有效的抗炎药物治疗莱姆病、特别是抗生素治疗不敏感莱姆关节炎具有重要意义。

异佛司可林是药用植物毛喉鞘蕊花的主要活性成分之一。主要产于印度和我国云南，具有较强活化腺苷酸环化酶的能力，通过升高 cAMP 水平，参与调节多种细胞功能[2]。一些学者对异佛司可林的药理作用进行了总结，认为异佛司可林作为一种治疗心血管疾病、充血性心力衰竭、肿瘤转移、青光眼、支气管哮喘、皮肤病等的新药具有良好的应用前景[3, 4]，其作用机制主要与调节机体免疫功能，抑制炎症抵抗疾病相关。本实验团队体外细胞实验研究发现，ISOF 能够抑制 rBmpA 诱导小鼠巨噬细胞、人巨噬细胞及人树突细胞活化分泌释放系列炎性细胞因子。动物实验研究发现，ISOF 能够抑制 rBmpA 注射小鼠胫跗关节后莱姆关节炎的发生[5]。所以，深入探索 ISOF 对莱姆病的抗炎治疗作用及其机制具有重要的意义。

第二节 莱姆螺旋体毒力因子 BmpA 对人巨噬细胞中 TLRs 信号通路关键分子的影响

一、rBmpA 上调人巨噬细胞中 TLRs 信号通路关键分子 IRAK1、IRAK2 及 TRAF6 的基因表达

我们选择以人的巨噬细胞为研究对象。巨噬细胞属免疫细胞，有多种功能，在免疫反应中发挥着关键作用，能够保护生物体对抗感染，调控组织炎症发展，是研究细胞吞噬、细胞免疫和分子免疫学的重要对象。但是，巨噬细胞属不繁殖细胞群，在条件适宜下仅可

生活 2～3 周，多用作原代培养，难以长期生存。所以本课题使用人单核巨噬细胞（THP-1 细胞）来代替原代细胞。该细胞株是从一位患有急性单核细胞白血病的 1 岁男婴外周血中分离得到。并且在早期研究中发现：THP-1 细胞是未成熟单核细胞，可被 PMA 诱导分化为巨噬细胞[6]。

我们在前期研究中已成功构建出莱姆病毒力因子 BmpA 蛋白的原核表达体系，经扩增、表达、纯化后，可获得 rBmpA。我们前期研究表明：在人巨噬细胞中，rBmpA 作用于 TLR1 和 TLR2，通过接头蛋白髓样分化因子 88（MyD88）与相应配体结合后，启动 TLRs 信号通路，导致促炎细胞因子分泌，引发系列炎症反应。IRAK1、IRAK2、TRAF6 是 TLRs 信号通路的关键分子，在 TLRs 信号转导中起着中间桥梁作用。其中，TRAF6 至关重要，它作为 MyD88 依赖的信号转导途径中的必需连接分子，在信号活化后，一方面与 MyD88-IRAKs 磷酸化复合体结合，另一方面诱导 TAK1 的活化，将信号传递至下游，引起炎症反应。因此，研究 TLRs 信号通路关键分子对阐述莱姆关节炎的致病机制至关重要。本部分实验以经PMA诱导THP-1细胞分化的人巨噬细胞为研究对象，分别以 PBS、rBmpA、LPS 处理细胞，检测各组细胞中 Toll 样受体信号通路关键分子 IRAK1、IRAK2、TRAF6 mRNA 水平和 TRAF6 蛋白水平的表达量变化。研究 BmpA 蛋白诱发促炎细胞因子风暴的发生机制，为莱姆病和莱姆关节炎的预防与治疗提供思路。

（一）实验材料

1. 主要仪器（表 7-1）

表 7-1 主要仪器

仪器	厂商
单道手动可调移液器	百得实验仪器（苏州）有限公司
电泳仪	北京百晶生物技术有限公司
50ml/10ml 离心管	Corning，New York
6 孔细胞培养板	Corning，New York
24 孔细胞培养板	Corning，New York
75cm^2 细胞培养瓶	Corning，New York
SIGMA 小型台式高速离心机（1-14）	德国 Sigma 公司
Mshot 倒置显微镜（MI12）	广州明美科技有限公司
旋转摇床	海门市其林贝尔仪器有限公司
低速离心机（LC-4012）	科大创新股份有限公司中佳分公司
高速离心机	力康生物医疗科技控股有限公司
0.22μm 滤器	Millipore 公司
电子天平 Heal Force Water	梅特勒-托利得仪器有限公司
一次性吸量管	美国 Kirgen 公司
PCR 仪（C1000 Touch）	美国 Bio-Rad 公司
Real-time PCR 仪（CFX Connect）	美国 Bio-Rad 公司
成像仪	美国 Bio-Rad 公司
转膜仪	美国 Bio-Rad 公司
Haier 立式冷藏柜（SC-316）	青岛海尔特种电冰柜有限公司
立式压力灭菌锅	上海博迅医疗生物仪器股份有限公司

续表

仪器	厂商
注射器	上海康寿医疗器械有限公司
Countstar 自动细胞计数仪（IC1000）	上海睿钰生物科技有限公司
电热恒温水温箱（HH-W21-Cu600）	上海医疗器械七厂
双人单面净化工作台（SW-CJ-2FD）	苏州净化设备有限公司
Thermo 超低温冰箱（907）	Thermo Fisher Scientific（Gibico）公司
微量蛋白核酸检测仪	Thermo Fisher Scientific（Gibico）公司

2. 主要试剂（表 7-2）

表 7-2　主要试剂

试剂	厂商
细胞株：人单核巨噬细胞株 THP-1 细胞	购自中国科学院昆明动物研究所
重组 BmpA（rBmpA）	由本实验室纯化获得
RPMI1640 培养基（11875500）	Thermo Fisher Scientific（Gibico）公司
胎牛血清（FBS, SV30087.02-500ml）	Thermo Fisher Scientific（Gibico）公司
青霉素/链霉素溶液（BS732-10ml）	生工生物工程（上海）股份有限公司
锥虫蓝（TT1140-10g）	生工生物工程（上海）股份有限公司
TEMED	生工生物工程（上海）股份有限公司
Tris	生工生物工程（上海）股份有限公司
佛波酯（PMA, P1585-1mg）	德国 Sigma 公司
脂多糖（LPS, L-2880-10mg）	德国 Sigma 公司
二甲基亚砜（DMSO）	德国 Sigma 公司
SDS	德国 Sigma 公司
cDNA 第一链合成试剂盒	宝生物工程（大连）有限公司
SYBR 荧光定量试剂	宝生物工程（大连）有限公司
4×Loading buffer	宝生物工程（大连）有限公司
引物合成	昆明硕擎生物科技有限公司
BCA 试剂盒	北京普利莱基因技术有限公司
RIPA 裂解液	北京索莱宝科技有限公司
PMSF 蛋白酶抑制剂	北京索莱宝科技有限公司
过硫酸铵	北京百晶生物技术有限公司
全蛋白分子标准（All blue marker）	美国 Bio-Rad 公司
20×Bio-Rad 快速转膜液	美国 Bio-Rad 公司
ECL 显色液	美国 Bio-Rad 公司
免染胶	美国 Bio-Rad 公司
PVDF 膜	美国 Bio-Rad 公司
一抗（Anti-TRAF6 antibody ab2064）	Abcam（上海）贸易有限公司
二抗（Goat Anti-Rabbit HRP ab6721）	Abcam（上海）贸易有限公司

3.溶液配制

（1）FBS：①将新购入 FBS 4℃解冻后，经 0.22μm 滤器滤过除菌，10ml/支分装；②置于–20℃保存，备用。

（2）10%FBS-RPMI 1640 培养基：①量取 RPMI1640 培养基 89ml、FBS 10ml、青霉素/链霉素溶液 1ml；②无菌环境下操作，充分混匀，置于 4℃保存、备用。

（3）无血清 RPMI1640 培养基（100ml）：①量取 RPMI1640 培养基 99ml、青霉素/链霉素溶液 1ml；②无菌环境下操作，充分混匀，置于 4℃保存、备用。

（4）0.1mg/ml PMA：称取 PMA 1mg，加入 10ml DMSO，以 100μl/支分装，置于−20℃保存。

（5）0.2%锥虫蓝染液：取锥虫蓝 0.2g，加入 100ml 1×PBS，经 0.22μm 滤器滤过除菌，室温保存。

（6）rBmpA 蛋白液：①按需要取制备好的已知浓度 rBmpA 蛋白储存液，4℃解冻；②用已配制的 10%FBS-RPMI 1640 培养基稀释，现配现用。

（7）分离胶配制：ResolverA 2ml+ResolverB 2ml+10%APS 20μl+TEMED 2μl。

（8）压缩胶配制：StackerA 1ml+StackerB 1ml+10% APS 20μl+TEMED 2μl。

（9）电泳液配制（Running buffer 1×）：称取 Tris 3.02g+甘氨酸 18.8g+SDS 1g，加 ddH$_2$O 定容至 1L。

（10）转膜液（Transfer buffer 1×）：30ml 20×Bio-Rad 快速转膜液+无水乙醇 30ml+超纯水 90ml。

（11）TBST 洗液：25ml 20×TBS+ 500μl 吐温 20+超纯水 475ml。

（12）5%封闭液：5g 脱脂奶粉+100ml TBST。

（二）实验方法

1. rBmpA 对人巨噬细胞中 Toll 样受体信号通路关键分子 IRAK1、IRAK2 及 TRAF6 mRNA 表达量的影响

（1）人 THP-1 细胞株的复苏、传代：从液氮罐取出一份 THP-1 细胞，37℃解冻。1000r/min 离心 5min 后弃上清液，加入 10% FBS-RPMI 1640 培养基 10ml，轻柔吹打混匀，完成一次细胞清洗。再清洗细胞 2 次，充分清除细胞冻存液中的 DMSO。加入 12ml 10% FBS-RPMI 1640 培养基，移入 75cm^2 细胞培养瓶。置于培养箱中培养，条件为 37℃，5%CO$_2$。

细胞密度达到 70%～80%时，培养基颜色稍有变黄。收集细胞悬液，以 1000r/min，离心 5min，弃上清液，加入 24ml 10% FBS-RPMI 1640 培养基，吹打混匀后平均分装至两个 75cm^2 细胞培养瓶，此步骤为细胞传代扩增 1 次，一周传代 2 次。

（2）人 THP-1 细胞株的计数、铺板，诱导为人巨噬细胞：传代 2～3 次的 THP-1 细胞状态好，活率高。收集细胞悬液，以 1000r/min，离心 5min，弃上清液，加入 10% FBS-RPMI 1640 培养基 5ml，松瓶盖放入培养箱备用。按锥虫蓝∶细胞悬液体积比 1∶1 混合，进行细胞染色计数。调整细胞浓度，配制细胞浓度为 6×10^5/ml、PMA 浓度为 0.6ng/μl 的细胞悬液。24 孔细胞培养板中加入细胞悬液，500μl/孔，即 3×10^5/孔。在 37℃，5% CO$_2$ 培养箱中培养，观察细胞生长情况。待细胞充分贴壁后吸掉上清液，加入 RPMI 1640 培养基，500μl/孔，饥饿细胞 12h，使细胞在刺激前同步化，以进行下一步刺激实验。

（3）rBmpA 刺激人巨噬细胞：实验分为 3 组，阴性对照组（PBS 组），阳性对照组（LPS 组）和实验组（40μg/ml rBmpA 组），各组干预措施如表 7-3 所示。

表 7-3 各实验组干预措施

组别	刺激液浓度	刺激液体积
PBS 组	50%PBS	500μl/孔
LPS 组	1.2μg/ml LPS	500μl/孔
rBmpA 组	40μg/ml rBmpA	500μl/孔

按分组设定，分别加入刺激液。于 37℃，5% CO_2 培养箱中培养。

分别于刺激 6h、12h、24h、48h 后取出细胞板，吸掉上清液，按 500μl/孔加入 Trizol 裂解液，吹打混匀后收集得到细胞裂解液，放入−20℃冰箱保存备用。

（4）巨噬细胞总 RNA 的提取：−20℃冰箱取出待提取样本，4℃冰箱解冻后，按 200μl/ml Trizol 比例加入氯仿，振荡 15s，室温静置 15min 后，将样品放入离心机，经 4℃ 12 000r/min 离心 10min，管中液体出现清晰分层，小心吸取上层水相，转移至新离心管中；加入等体积异丙醇，室温静置 15min；再次 4℃ 12 000r/min 离心 10min，弃上清液；按 150μl 75% 乙醇/ml Trizol 加入 75%乙醇，温和振荡离心管，悬浮 RNA 沉淀；再次将样品 4℃ 5000r/min 离心 4min，尽量弃去上清液；室温晾干 5min 后加入 35μl 经 DEPC 处理的 ddH_2O 溶解 RNA 样品，放置 5min 后用核酸蛋白检测仪测定浓度和纯度。RNA 纯品在 OD_{260} 处有显著吸收峰，检测后选择 OD_{260}/OD_{280} 的值在 1.7～2.1 的 RNA 作为继续下一步逆转录为 cDNA 的样本。

（5）巨噬细胞总 RNA 逆转录为 cDNA：使用宝生物工程（大连）有限公司反转录试剂盒，全程在冰上完成此实验操作。实验操作如下：

体系一（去除基因组 DNA 残留的反应体系）：

gDNA Eraser	1μl
Total RNA+ddH_2O	7μl
5×gDNA Eraser Buffer	2μl
Total	10μl

反应条件为 42℃，2min。

体系二（逆转录反应体系）：

PrimeScript RT Enzyme Mix I	1μl
RT Primer Mix	1μl
5×PrimeScript Buffer 2（for Real Time）	4μl
RNase Free dH_2O	4μl
体系一	10μL
Total	20μl

配好的体系置于逆转录仪进行，反应条件：37℃，15min，然后 85℃，5s。最后得到的 cDNA 样品置于−20℃条件下保存。

（6）Real-time PCR 检测

1）引物设计与合成：通过 "NCBI" 网站中的 GeneBank 查找目的基因的完整序列，根据 "Primer3 version 4.0.0" 网页版引物设计软件按实验要求设计引物，将设计好的引物输入 "NCBI" 网站 "Primer-BLAST" 数据库，验证引物特异性。挑选特异性良好的引物交由昆明硕擎生物科技有限公司进行合成。

选用引物如表7-4：

表7-4 选用引物

目的基因	正向引物（5′-3′）	反向引物（5′-3′）	产物长度
IRAK1	5′-GTACATCAAGACGGGAAGGC-3′	5′-CAGCCAAGGTCTCTAGCACT-3′	77 bp
IRAK2	5′-AGTGGGCTTTCTGAGGGTAC-3′	5′-GCTGGAATTGTCAACGTCGT-3′	72 bp
TRAF6	5′-ACGCCACCTACAAGAGAACA-3′	5′-CCAGATCGGGTATAACGCT-3′	84 bp
β-actin	5′-TGGCATCCACGAAACTACCT-3′	5′-CAATGCCAGGGTACATGGTG-3′	113 bp

2）配制 Real-time PCR 绝对定量标准品：以获得的总 cDNA 为模板，用针对人类 *IRAK1*、*IRAK2*、*TRAF6* 基因及内参基因 *β-actin* 的引物分别进行 PCR 扩增。

PCR 反应体系配制如下：

EmeraldAmp MAX PCR Master Mix	25μl
cDNA 模板	＜500ng
正向引物（10μmol/L）	1μl
反向引物（10μmol/L）	1μl
RNase Free dH$_2$O	补足至 50μl
Total	50μl

反应条件：经98℃，30s，55℃，30s，72℃，6s 循环 40 次。

PCR 反应结束后，将产物进行核酸电泳，验证产物纯度。用 TAE 溶液配制 4% 琼脂糖凝胶。电泳条件为 110V，38min。将凝胶置于紫外光下，观察到单一目标分子量条带，待验证 PCR 产物纯度良好，得到人类 *IRAK1*、*IRAK2*、*TRAF6* 基因及内参基因 *β-actin* 的标准品。微量核酸蛋白检测仪分别检测其 DNA 浓度。根据各浓度计算出目的片段的拷贝数。计算公式如下：

拷贝数（copies/μl）=cDNA 浓度（ng/μl）×6.02×10^{23}×10^{-9}/分子量

分子量=碱基对数目×660

用 Real-time PCR 标准品稀释试剂将 PCR 产物进行 10 倍系列倍比稀释，选择 8 个稀释度，涵盖待测样本中的目的基因可能出现的全部浓度范围。最终，得到稀释好的人类 *IRAK1*、*IRAK2*、*TRAF6* 基因及内参基因 *β-actin* 的标准品。

3）Real-time PCR 绝对定量目的基因拷贝数：以总 cDNA 样品和（上述 2）中各基因的标准品为模板进行 SYBR Real-time PCR 扩增。每个样品设一个副孔。

反应体系（25μl）：

SYBR *Premix Ex Taq* Ⅱ	12.5μl
RNase-free dH$_2$O	8.5μl
正向引物（10μmol/L）	1μl
反向引物（10μmol/L）	1μl
cDNA 模板	2μl
Total	25μl

SYBR Real-time PCR 反应条件（两步法）：

预变性	95℃	15s
PCR 反应	58.5℃	15s
	72℃	45s }40个循环
熔解	65～95℃	

4）结果判定标准：经 SYBR Real-time PCR 扩增后，当 Bio-Rad CFX96™ 软件显示样品熔解曲线平稳，熔解峰为单峰，说明扩增产物单一，引物特异；标准曲线的相关性（R^2）大于 0.98 且扩增效率（E）在 95%～105% 时，表示标准品质量良好，可用于后续 Real-time PCR 绝对定量实验；且待测样本目的基因 Ct 值范围为 15～35，内参基因 Ct 值范围为 15～25 时，绝对定量 Real-time PCR 的检测结果可靠。

（7）统计学处理：利用 GraphPad Prism 6.0 软件进行数据作图和统计分析，数据以均数±标准差（$\bar{x} \pm s$）描述，采用双因素方差分析进行比较。统计结果用 P 值范围进行描述：$P<0.05$，表示差异有统计学意义；$P<0.01$，表示差异有显著统计学意义；$P>0.05$，表示差异无统计学意义。

2. rBmpA 对人巨噬细胞中 Toll 样受体信号通路关键分子 TRAF6 蛋白表达量的影响

（1）人 THP-1 细胞株的复苏、传代、计数、铺板及诱导为人巨噬细胞：按照 1.部分对人 THP-1 细胞株的复苏、传代、铺板及诱导为人巨噬细胞。根据细胞计数结果，调整细胞浓度为 6×10^5/ml、PMA 浓度为 0.6ng/μl 的细胞悬液。6 孔细胞培养板中加入细胞悬液，2ml/孔，即 1.2×10^6/孔。在 37℃，5% CO_2 培养箱中在培养 24h。细胞充分贴壁，吸掉上清液，加入 RPMI 1640 培养基，2ml/孔，饥饿细胞 12h，使细胞在刺激前同步化。

（2）rBmpA 刺激人巨噬细胞：实验分为 3 组。阴性对照组（PBS 组）、阳性对照组（LPS 组）和实验组（40μg/ml rBmpA 组），各组干预措施如表 7-5 所示。

表 7-5　各组干预措施

组别	刺激液浓度	刺激液体积
PBS 组	50%PBS	2ml/孔
LPS 组	1.2μg/ml LPS	2ml/孔
rBmpA 组	40μg/ml rBmpA	2ml/孔

按分组设定，分别加入刺激液，于 37℃，5% CO_2 培养箱中培养。

分别于刺激 6h、12h、24h、48h 后取出细胞板，吸掉上清液，2ml/孔加入 PBS 清洗，加入蛋白裂解液（RIPA 裂解液）和 PMSF（蛋白酶抑制剂），30μl/孔，于冰上裂解，收集裂解液，-20℃ 条件下冻存备用。

（3）BCA 法测定巨噬细胞中的总蛋白浓度

1）工作溶液配制：按 BCA 试剂：Cu 试剂为 50：1 配制，得到 WR 工作试剂。

2）标准蛋白溶液配制：40μl 4000μg/ml BSA 标准品+60μl RIPA 裂解液=100μl（BSA=1600μg/ml），取其中 50μl 继续倍比稀释，得到 BSA 标准溶液 1600μg/ml、800μg/ml、400μg/ml、200μg/ml、100μg/ml、50μg/ml、25μg/ml，各 50μl。

3）加样：每孔加入 200μlWR 工作试剂和标准或待测蛋白体积 25μl。

4）测定：于 37℃反应 30min，用酶标仪测定 562nm OD 值。

（4）Western blot 实验步骤

1）煮蛋白和计算上样量：按照 4×Loading buffer 与样品上样体积为 1∶3 的比例加入 4×Loading buffer 和蛋白质样品，置于离心管中，沸水煮沸 15min，使蛋白质完全变性和解聚，形成棒状结构，同时使整个蛋白质带上负电荷，电泳时凝胶中所含的 SDS 负电荷多肽复合物向正极泳动。煮沸后立即将蛋白质样品置于–20℃冰箱备用。

根据 BCA 法测定所得样品的蛋白浓度，经 1×Loading buffer 将煮好的样品上样量定至 60µg/孔，根据胶槽规格确定总上样量为 20µl。

2）配制 Bio-Rad 免染预混胶，充分混匀，倒胶：先沿一侧一次性缓慢加入分离胶，再缓慢来回滑动加入压缩胶，缓慢插入梳子，避免气泡产生，静置 30～40min。

3）SDS-PAGE 电泳（聚丙烯酰胺凝胶电泳）及总蛋白成像：将免染胶放入电泳槽，加入电泳液至电泳槽 4Gels 刻度处，缓慢拔掉梳子，用 1ml 枪头冲洗胶孔中的胶丝，在胶孔中加入蛋白样品及 Marker，进行电泳，电泳条件为 110V，25min；150V，35min。电泳完成后，取出免染胶，置于 Bio-Rad 成像系统，使用 Image Lab 采集总蛋白图像并保存。

4）切胶、剪裁滤纸和 PVDF 膜后浸泡：按照目的蛋白预测分子量（根据 Marker 指示），根据加样泳道的宽度对胶进行裁剪，同时裁剪适合大小的滤纸（2 张）和 PVDF 膜（1 张）。将 PVDF 膜放至甲醇溶液中浸泡 30～60s（打通 PVDF 膜上的分子通道，便于吸附蛋白质）后，取出转入转膜液，与滤纸一同浸泡 10min。

5）转膜（半干转）：按照从上到下依次为滤纸→免染胶→PVDF 膜→滤纸顺序放置"三明治"结构，用滚筒将层间气泡赶出，用转膜液进行润湿，完成后按下盖子上锁，将抽屉放回转膜仪上。设置转膜电压和时间（TRAF6：15V，7min），进行转膜。

6）封闭及一抗孵育：打开转膜仪，取出 PVDF 膜，放入 5%脱脂奶粉封闭液中，水平摇床以 1 次/秒的频率摇晃封闭 2h 后，按照 TRAF6 一抗与封闭液体积比为 1∶3000 配制 TRAF6 一抗工作液，放入 PVDF 膜，4℃过夜孵育，使抗原抗体进行充分反应。

7）洗膜：将膜放入含有 TBST 的清洗盒中洗膜，水平摇床摇晃清洗 10min，洗完更换洗膜液，重复三次。

8）二抗孵育：按照二抗与封闭液体积比为 1∶3000 配制二抗工作液，放入 PVDF 膜，室温孵育 2h，使抗原抗体进行充分反应。

9）洗膜：步骤同 7）。

10）显影及成像：按照 1∶1 的比例配制显影剂（ECL 显影），将膜置于显影剂中浸泡 5min。用 ChemiDocTMXRS+with Image LAB™ 成像系统进行显影，并进行总蛋白定量。

（5）统计学处理：利用 GraphPad Prism 6.0 软件进行数据作图和统计分析，采用双因素方差分析进行比较。统计结果用 P 值范围进行描述：$P<0.05$，表示差异有统计学意义；$P<0.01$，表示差异有显著统计学意义；$P>0.05$，表示差异无统计学意义。

（三）实验结果

1. rBmpA 上调人巨噬细胞中 Toll 样受体信号通路关键分子 IRAK1、IRAK2 及 TRAF6 的 mRNA 表达

（1）Real-time PCR 熔解曲线、标准曲线和扩增曲线图像

　　1）人类 β-actin mRNA 熔解曲线、标准曲线和扩增曲线图像：如图 7-1 所示，样品熔解曲线平稳，熔解峰为单峰，说明扩增产物单一，引物特异；如图 7-2 所示，标准曲线的相关性（R^2）为 0.990 且扩增效率（E）为 99.8%，标准品质量良好，可用于后续 Real-time PCR 绝对定量实验；如图 7-3 所示，标准品和样品扩增曲线平滑，且相邻浓度的两个标准品 Ct 值之差接近 3.32，符合标准品稀释倍数的理论 Ct 差值。因此，可以认为此次实验结果稳定可靠。

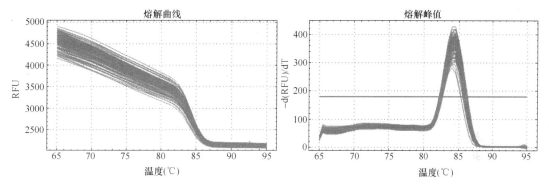

图 7-1　人类 β-actin Real-time PCR 熔解曲线

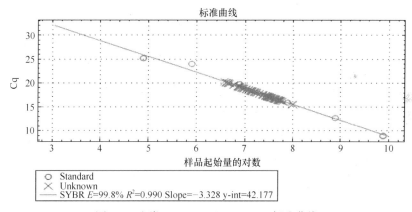

图 7-2　人类 β-actin Real-time PCR 标准曲线

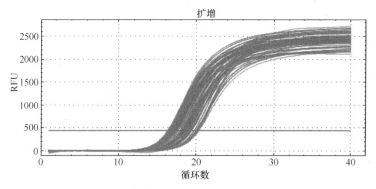

图 7-3　人类 β-actin Real-time PCR 扩增曲线

　　2）人类 IRAK1 mRNA 熔解曲线、标准曲线和扩增曲线图像：如图 7-4 所示，样品熔解曲线平稳，熔解峰为单峰，说明扩增产物单一，引物特异；如图 7-5 所示，标准曲线的相关性（R^2）为 0.999 且扩增效率（E）为 100.6%，标准品质量良好，可用于后续 Real-time

PCR 绝对定量实验；如图 7-6 所示，标准品和样品扩增曲线平滑。因此，可以认为此次实验结果稳定可靠。

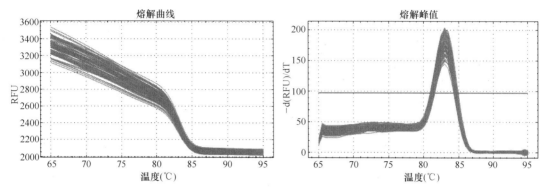

图 7-4　人类 IRAK1 Real-time PCR 熔解曲线

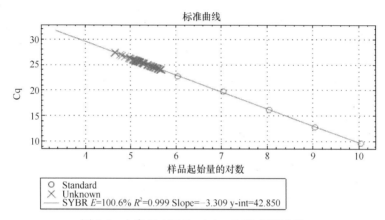

图 7-5　人类 IRAK1 Real-time PCR 标准曲线

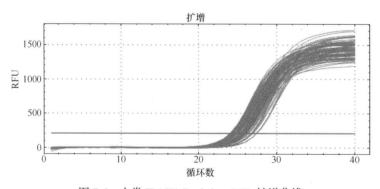

图 7-6　人类 IRAK1 Real-time PCR 扩增曲线

3）人类 IRAK2 mRNA 熔解曲线、标准曲线和扩增曲线图像：如图 7-7 所示，样品熔解曲线平稳，熔解峰为单峰，说明引物特异，扩增产物单一；如图 7-8 所示，标准曲线的相关性（R^2）为 0.997 且扩增效率（E）为 99.3%，标准品质量良好，可用于后续 Real-time PCR 绝对定量实验；如图 7-9 所示，标准品和样品扩增曲线平滑。因此，可以认为此次实验结果稳定可靠。

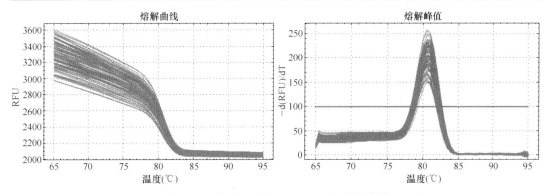

图 7-7　人类 IRAK2 Real-time PCR 熔解曲线

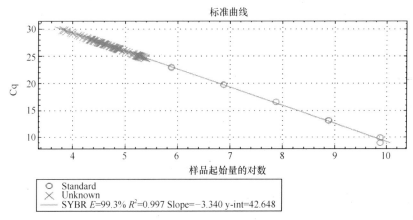

图 7-8　人类 IRAK2 Real-time PCR 标准曲线

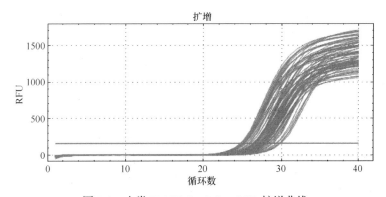

图 7-9　人类 IRAK2 Real-time PCR 扩增曲线

4）人类 TRAF6 mRNA 熔解曲线、标准曲线和扩增曲线图像：如图 7-10 所示，样品熔解曲线平稳，熔解峰为单峰，说明扩增产物单一，引物特异；如图 7-11 所示，标准曲线的相关性（R^2）大于 98%且扩增效率（E）在 95%～105%时，表示标准品质量良好，可用于后续 Real-time PCR 绝对定量实验；如图 7-12 所示，标准品和样品扩增曲线平滑。因此，可认为此次实验结果稳定可靠。

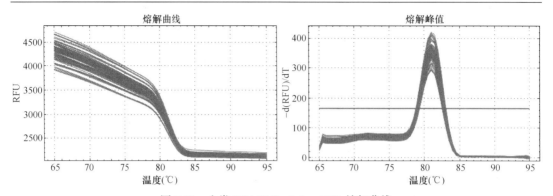

图 7-10　人类 TRAF6 Real-time PCR 熔解曲线

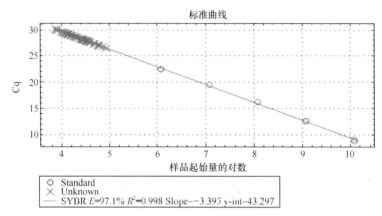

图 7-11　人类 TRAF6 Real-time PCR 标准曲线

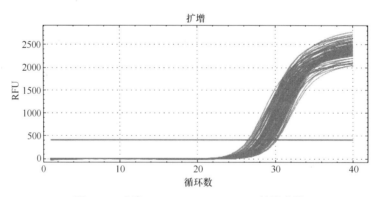

图 7-12　人类 TRAF6 Real-time PCR 扩增曲线

（2）rBmpA 上调巨噬细胞中 Toll 样受体信号通路关键分子 IRAK1 的 mRNA 转录水平：在 6h、12h、24h、48h 时间点内，巨噬细胞经 rBmpA 刺激后，分别比较 rBmpA 组和 PBS 组的 IRAK1 mRNA 表达量，rBmpA 显著上调 IRAK1 mRNA 的表达，6h、12h、24h 时间点内差异均有显著统计学意义（$P<0.01$），与 LPS 组的上调作用及作用趋势相同（表 7-6、图 7-13）。

表 7-6 IRAK1 的 mRNA 表达量（均数±标准差）

时间（h）	PBS 组	rBmpA 组	LPS 组
6	16.424±0.934	25.899±0.949 [a]	28.404±1.417 [a]
12	15.167±1.511	37.258±1.366 [a]	40.764±2.059 [a]
24	16.062±1.263	24.940±1.074 [a]	25.846±0.691 [a]
48	16.487±1.226	19.677±0.868	22.236±0.713 [a]

a 与 PBS 组相比，$P<0.01$

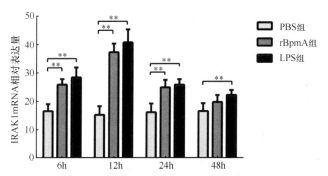

图 7-13 同一时间点内不同样品组之间 IRAK1 mRNA 表达量的比较

注：**. 组间差异有显著统计学意义，$P<0.01$

（3）rBmpA 上调巨噬细胞中 Toll 样受体信号通路关键分子 IRAK2 的 mRNA 转录水平：在 6h、12h、24h、48h 时间点内，人巨噬细胞经 rBmpA 刺激后，与 PBS 组比较，细胞中 IRAK2 mRNA 过表达，6h、12h、24h 时间点内差异均有显著统计学意义（$P<0.01$），rBmpA 的上调作用及其趋势与 LPS 组相同（表 7-7、图 7-14）。

表 7-7 IRAK2 的 mRNA 表达量（均数±标准差）

时间（h）	PBS 组	rBmpA 组	LPS 组
6	12.512±1.192	42.095±4.165 [a]	58.141±2.936 [ac]
12	11.502±0.970	78.235±6.562 [a]	88.609±6.311 [a]
24	10.563±2.246	27.987±0.503 [a]	34.915±2.181 [a]
48	12.423±1.124	21.491±1.625	23.123±1.879 [b]

a 与 PBS 组相比，$P<0.01$；b 与 PBS 组相比，$P<0.05$；c 与 rBmpA 组相比，$P<0.01$

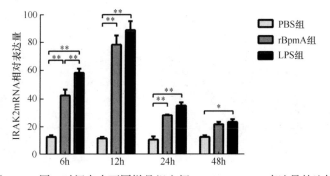

图 7-14 同一时间点内不同样品组之间 IRAK2 mRNA 表达量的比较

注：* $P<0.05$，** $P<0.01$

（4）rBmpA 上调巨噬细胞中 Toll 样受体信号通路关键分子 TRAF6 的 mRNA 转录水平：在 6h、12h、24h 和 48h 时间点内，rBmpA 刺激人巨噬细胞后，与 PBS 组相比，细胞中 TRAF6 mRNA 表达量升高，12h 内两者差异具有显著的统计学意义（$P<0.01$），rBmpA 的上调作用及其趋势与 LPS 组相同（表 7-8、图 7-15）。

表 7-8 TRAF6 的 mRNA 表达量（均数±标准差）

时间（h）	PBS 组	rBmpA 组	LPS 组
6	4.680±0.152	8.742±0.188	17.936±2.695 [ab]
12	5.071±0.483	14.098±1.914 [a]	32.807±3.818 [ab]
24	4.887±0.212	8.160±0.490	17.627±2.206 [ab]
48	4.901±0.532	7.271±0.286	8.611±1.061

a 与 PBS 组相比，$P<0.01$；b 与 rBmpA 组相比，$P<0.01$

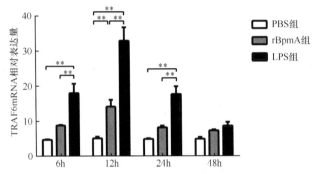

图 7-15 同一时间点内不同样品组之间 TRAF6 mRNA 表达量的比较

注：** $P<0.01$

2. rBmpA 诱导人巨噬细胞中 Toll 样受体信号通路关键分子 TRAF6 的蛋白表达 在 6h、12h、24h 时间点内，人巨噬细胞经 rBmpA 刺激后，比较 PBS 组，rBmpA 诱导细胞中 TRAF6 蛋白的表达，12h 和 24h 时间点内差异有统计学意义（$P<0.01$ 或 $P<0.05$），rBmpA 的上调作用及其趋势与 LPS 组相同。rBmpA 及 LPS 作用至 48h，TRAF6 蛋白表达趋于平稳，同 PBS 组（图 7-16）。

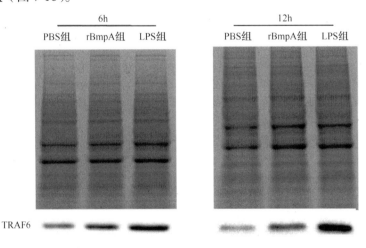

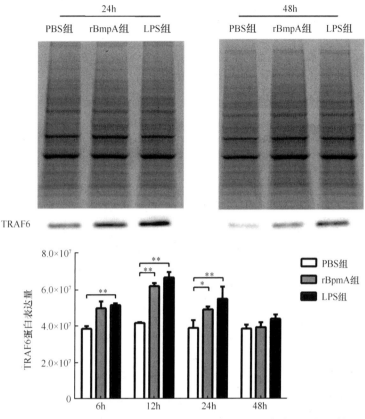

图 7-16　同一时间点内不同样品组之间 TRAF6 蛋白表达量的比较

注：＊$P<0.05$，＊＊$P<0.01$

二、ISOF 干预后进一步上调 rBmpA 刺激人巨噬细胞后 Toll 样受体信号通路关键分子 IRAK1、IRAK2 及 TRAF6 的基因表达

ISOF 是云南特有天然药物毛喉鞘蕊花的主要活性成分。已有研究表明，异佛司可林作为一种治疗心血管疾病、充血性心力衰竭、肿瘤转移、青光眼、支气管哮喘、皮肤病等的新药具有良好的应用前景。本实验团队前期体外细胞实验研究发现 ISOF 能够抑制 rBmpA 诱导小鼠巨噬细胞、人巨噬细胞及人树突细胞活化分泌释放系列炎性细胞因子。动物实验研究发现，ISOF 能够抑制 rBmpA 注射小鼠胫跗关节后莱姆关节炎的发生。所以，深入探索 ISOF 对莱姆关节炎的抗炎治疗作用及其机制具有重要的意义。

通过本节第一部分实验，发现 rBmpA 可显著上调人巨噬细胞中 Toll 样受体信号通路关键分子 IRAK1、IRAK2 及 TRAF6 的 mRNA 和 TRAF6 蛋白的表达，说明 rBmpA 刺激人巨噬细胞后，作用于 TLR1 和 TLR2，通过接头蛋白 MyD88 与相应配体结合，信号依次通过 IRAK1、IRAK2、TRAF6 传递至下游，导致促炎趋化因子分泌，引发系列炎症反应。因此，我们提出假说，ISOF 可通过抑制 TLRs 信号通路传递，抑制促炎细胞因子分泌，抑制莱姆关节炎的发生。本部分实验以经 PMA 诱导 THP-1 细胞分化的人巨噬细胞为研究对象，分别用 PBS、DMSO、rBmpA、rBmpA+ISOF 处理细胞后，检测各组细胞中 Toll 样受体信号通路关键分子 IRAK1、IRAK2、TRAF6 mRNA 水平和蛋白水平的表达量变化。

探索 ISOF 对 BmpA 致莱姆炎症的抑制作用，为莱姆病和莱姆关节炎的治疗提供理论依据和治疗的可能。

（一）实验材料

1. 主要仪器（表 7-9）

表 7-9　主要仪器

仪器	厂商
单道手动可调移液器	百得实验仪器（苏州）有限公司
电泳仪	北京百晶生物技术有限公司
50ml/10ml 离心管	Corning，New York
6 孔细胞培养板	Corning，New York
24 孔细胞培养板	Corning，New York
75cm^2 细胞培养瓶	Corning，New York
SIGMA 小型台式高速离心机（1-14）	德国 Sigma 公司
Mshot 倒置显微镜（MI12）	广州明美科技有限公司
旋转摇床	海门市其林贝尔仪器有限公司
低速离心机（LC-4012）	科大创新股份有限公司中佳分公司
高速离心机	力康生物医疗科技控股有限公司
0.22μm 滤器	Millipore 公司
电子天平 Heal Force Water	梅特勒-托利得仪器有限公司
一次性吸量管	美国 Kirgen 公司
PCR 仪（C1000 Touch）	美国 Bio-Rad 公司
Real-time PCR 仪（CFX Connect）	美国 Bio-Rad 公司
成像仪	美国 Bio-Rad 公司
转膜仪	美国 Bio-Rad 公司
Haier 立式冷藏柜（SC-316）	青岛海尔特种电冰柜有限公司
立式压力灭菌锅	上海博迅医疗生物仪器股份有限公司
注射器	上海康寿医疗器械有限公司
Countstar 自动细胞计数仪（IC1000）	上海睿钰生物科技有限公司
电热恒温水温箱（HH-W21-Cu600）	上海医疗器械七厂
双人单面净化工作台（SW-CJ-2FD）	苏州净化设备有限公司
Thermo 超低温冰箱（907）	Thermo Fisher Scientific（Gibico）公司
微量蛋白核酸检测仪	Thermo Fisher Scientific（Gibico）公司

2. 主要试剂（表 7-10）

表 7-10　主要试剂

试剂	厂商
细胞株：人单核巨噬细胞株 THP-1 细胞	购自中国科学院昆明动物研究所
异佛司可林（ISOF）	昆明医科大学杨为民教授惠赠
重组 BmpA（rBmpA）	由本实验室纯化获得
RPMI1640 培养基（11875500）	Thermo Fisher Scientific（Gibico）公司
胎牛血清（FBS，SV30087.02-500ml）	Thermo Fisher Scientific（Gibico）公司

续表

试剂	厂商
青霉素/链霉素溶液（BS732-10ml）	生工生物工程（上海）股份有限公司
锥虫蓝（TT1140-10g）	生工生物工程（上海）股份有限公司
TEMED	生工生物工程（上海）股份有限公司
Tris	生工生物工程（上海）股份有限公司
佛波酯（PMA，P1585-1mg）	德国 Sigma 公司
脂多糖（LPS，L-2880-10mg）	德国 Sigma 公司
二甲基亚砜（DMSO）	德国 Sigma 公司
SDS	德国 Sigma 公司
cDNA 第一链合成试剂盒	宝生物工程（大连）有限公司
SYBR 荧光定量试剂	宝生物工程（大连）有限公司
4×Loading buffer	宝生物工程（大连）有限公司
引物合成	昆明硕擎生物科技有限公司
BCA 试剂盒	北京普利莱基因技术有限公司
RIPA 裂解液	北京索莱宝科技有限公司
PMSF 蛋白酶抑制剂	北京索莱宝科技有限公司
All blue marker	美国 Bio-Rad 公司
20×Bio-Rad 快速转膜液	美国 Bio-Rad 公司
ECL 显色液	美国 Bio-Rad 公司
免染胶	美国 Bio-Rad 公司
PVDF 膜	美国 Bio-Rad 公司
一抗（Anti-TRAF6 antibody ab2064）	Abcam（上海）贸易有限公司
二抗（Goat Anti-Rabbit HRP ab6721）	Abcam（上海）贸易有限公司

3. 溶液配制

（1）10%FBS-RPMI 1640 培养基（100ml）：①量取 RPMI1640 培养基 89ml、FBS 10ml、青霉素/链霉素溶液 1ml；②无菌环境下操作，充分混匀，置于 4℃保存、备用。

（2）无血清 RPMI1640 培养基（100ml）：①量取 RPMI1640 培养基 99ml、青霉素/链霉素溶液 1ml；②无菌环境下操作，充分混匀，置于 4℃保存、备用。

（3）0.1mg/ml PMA：称取 PMA 1mg，加入 10ml DMSO，以 100μl/支分装，置于–20℃保存。

（4）0.2%锥虫蓝染液：取锥虫蓝 0.2g，加入 100ml 1×PBS，经 0.22μm 滤器滤过除菌，室温保存。

（5）rBmpA 蛋白液：①按需要取制备好的已知浓度 rBmpA 蛋白储存液，4℃解冻；②用已配制的 10%FBS-RPMI 1640 培养基稀释，现配现用。

（6）ISOF 溶液：①ISOF 分子式为 $C_{22}H_{34}O_7$，分子量为 410；②取 ISOF 20.5mg，加入 DMSO 0.5ml，混匀，为 100mol/L ISOF，–20℃保存；③用已配制的 10%FBS-RPMI 1640 培养基稀释，现配现用。

（7）分离胶配制：ResolverA 2ml+ResolverB 2ml+10%APS 20μl+TEMED 2μl。

（8）压缩胶配制：StackerA 1ml+StackerB 1ml+10% APS 20μl+TEMED 2μl。

（9）电泳液配制（Running buffer 1×）：称取 Tris 3.02g+甘氨酸 18.8g+SDS 1g，加 ddH$_2$O 定容至 1L。

（10）转膜液（Transfer buffer 1×）：30ml 20×Bio-Rad 快速转膜液+无水乙醇 30ml +超纯水 90ml。

（11）TBST 洗液：25ml 20×TBS+ 500μl 吐温 20+超纯水 475ml。

（12）5%封闭液：5g 脱脂奶粉+100ml TBST。

（二）实验方法

1. ISOF 干预对 rBmpA 刺激人巨噬细胞中 Toll 样受体信号通路关键分子 IRAK1、IRAK2 及 TRAF6 mRNA 表达量的影响

（1）人 THP-1 细胞株的复苏、传代、计数、铺板及诱导为人巨噬细胞：按照本节上部分实验对 THP-1 细胞进行复苏、传代、铺板及诱导。根据细胞计数结果，调整细胞浓度，配制细胞浓度为 $6×10^5$/ml、PMA 浓度为 0.6ng/μl 的细胞悬液。6 孔细胞培养板中加入细胞悬液，2ml/孔，即 $1.2×10^6$/孔。于 37℃，5% CO$_2$ 培养箱中培养 24h。待细胞充分贴壁，吸掉上清液，加入 RPMI 1640 培养基，2ml/孔，饥饿细胞 12h，使细胞在刺激前同步化。

（2）ISOF 和 rBmpA 共同处理人巨噬细胞：实验分为 4 组，阴性对照组（PBS 组），溶剂对照组（DMSO 组），阳性对照组（rBmpA 组）和药物实验组（rBmpA+ISOF 组），各组干预措施如表 7-11 所示：

表 7-11　各组干预措施

组别	刺激液浓度	刺激液体积
PBS 组	50%PBS	500μl/孔
DMSO 组	0.12%DMSO	500μl/孔
rBmpA 组	40μg/ml rBmpA	500μl/孔
rBmpA+ISOF 组	40μg/ml rBmpA+600μmol/L ISOF	500μl/孔

按分组设定，分别加入刺激液。于 37℃，5% CO$_2$ 培养箱中培养。

分别刺激 6h、12h、24h、48h 后，收集上清液；细胞按 500μl/孔加入 Trizol 裂解液，吹打混匀后收集。将细胞上清液及裂解液放入–20℃冰箱保存备用。

（3）巨噬细胞总 RNA 的提取：于–20℃冰箱中取出样本，4℃解冻，按 200μl /ml Trizol 比例加入氯仿，振荡 15s，室温静置 15min 后，4℃ 12 000r/min 离心 10min，管中液体出现清晰分层后，小心吸取上层水相，转移至新离心管中；加入等体积异丙醇，室温静置 15min；4℃ 12 000r/min 离心 10min，弃上清液；按 150μl 75%乙醇/ml Trizol 加入 75%乙醇，温和振荡离心管，悬浮 RNA 沉淀；再次将样品 4℃ 5000r/min 离心 4min，尽量弃去上清液；室温晾干 5min 后加入 35μl ddH$_2$O 溶解 RNA 样品，放置 5min 后用核酸蛋白检测仪测定浓度和纯度。选择 OD$_{260}$/OD$_{280}$ 的值在 1.7～2.1 的 RNA 作为继续下一步逆转录为 cDNA 的样本。

（4）巨噬细胞总 RNA 逆转录为 cDNA：使用宝生物工程（大连）有限公司反转录试剂盒，全程冰上完成此实验操作。实验操作如下：

体系一（去除基因组 DNA 残留的反应体系）：

gDNA Eraser	1μl
Total RNA+ddH₂O	7μl
5×gDNA Eraser Buffer	2μl
Total	10μl

反应条件为 42℃，2min。
体系二（逆转录反应体系）：

PrimeScript RT Enzyme Mix I	1μl
RT Primer Mix	1μl
5×PrimeScript Buffer 2（for Real Time）	4μl
RNase Free dH₂O	4μl
体系一	10μl
Total	20μl

配好的反应体系置于逆转录仪进行，反应条件：37℃，15min，然后 85℃，5s。最后得到的 cDNA 样品置于−20℃条件下保存。

（5）Real-time PCR 检测

1）设计引物、配制 Real-time PCR 绝对定量标准品：通过本节第一部分实验，获得人类 *IRAK1*、*IRAK2*、*TRAF6* 基因及内参基因 *β-actin* 的引物及其标准品。经过验证，引物特异，标准品质量良好，可用于后续 Real-time PCR 绝对定量实验。

选用引物如表 7-12 所示。

表 7-12 选用引物

目的基因	正向引物（5′-3′）	反向引物（5′-3′）	产物长度
IRAK1	5′-GTACATCAAGACGGGAAGGC-3′	5′-CAGCCAAGGTCTCTAGCACT-3′	77 bp
IRAK2	5′-AGTGGGCTTTCTGAGGGTAC-3′	5′-GCTGGAATTGTCAACGTCGT-3′	72 bp
TRAF6	5′-ACGCCACCTACAAGAGAACA-3′	5′-CCAGAGTCGGGTATAACGCT-3′	84 bp
β-actin	5′-TGGCATCCACGAAACTACCT-3′	5′-CAATGCCAGGGTACATGGTG-3′	113 bp

2）Real-time PCR 绝对定量目的基因拷贝数：以总 cDNA 样品和（2）中各基因的标准品为模板进行 SYBR Real-time PCR 扩增。每个样品设一个副孔。

反应体系（25μl）：

SYBR *Premix Ex Taq* II	12.5μl
RNase-free dH₂O	8.5μl
正向引物（10μmol/L）	1μl
反向引物（10μmol/L）	1μl
cDNA 模板	2μl
Total	25μl

SYBR Real-time PCR 反应条件（两步法）：

预变性	95℃	15s
PCR 反应	58.5℃	15s⎫
	72℃	45s⎭40个循环
熔解	65～95℃	

（6）统计学处理：利用 GraphPad Prism 6.0 软件进行数据作图和统计分析，数据以均数±标准差（$\bar{x} \pm s$）描述，采用双因素方差分析进行比较。统计结果用 P 值范围进行描述：$P < 0.05$，表示差异有统计学意义；$P < 0.01$，表示差异有显著统计学意义；$P > 0.05$，表示差异无统计学意义。

2. ISOF 干预对 rBmpA 刺激人巨噬细胞中 Toll 样受体信号通路关键分子 TRAF6 蛋白表达量的影响

（1）人 THP-1 细胞株的复苏、传代、计数、铺板及诱导为人巨噬细胞：按照本节第一部分实验对 THP-1 细胞进行复苏、传代、铺板及诱导。根据细胞计数结果，调整细胞浓度，配制细胞浓度为 6×10^5/ml、PMA 浓度为 0.6ng/μl 的细胞悬液。6 孔细胞培养板中加入细胞悬液，2ml/孔，即 1.2×10^6/孔。于 37℃，5% CO_2 培养箱中培养，观察细胞生长情况。待细胞充分贴壁后吸掉上清液，加入 RPMI 1640 培养基，2ml/孔，饥饿细胞 12h，使细胞在刺激前同步化。

（2）rBmpA 刺激人巨噬细胞：实验分为 4 组，阴性对照组（PBS 组），溶剂对照组（DMSO 组），阳性对照组（rBmpA 组）和药物实验组（rBmpA+ISOF 组），各组干预措施如表 7-13 所示：

表 7-13　各组干预措施

组别	刺激液浓度	刺激液体积
PBS 组	50%PBS	2ml/孔
DMSO 组	0.12% DMSO	2ml/孔
rBmpA 组	40μg/ml rBmpA	2ml/孔
rBmpA+ISOF 组	40μg/ml rBmpA+600μmol/L ISOF	2ml/孔

按分组设定，分别加入刺激液。于 37℃，5% CO_2 培养箱中培养。

分别于刺激 6h、12h、24h、48h 后取出细胞板，吸掉上清液，2ml/孔加入 PBS 清洗液，加入蛋白裂解液（RIPA 裂解液）和 PMSF（蛋白酶抑制剂），30μl/孔，于冰上裂解，收集裂解液，–20℃条件下冻存备用。

（3）BCA 法测定巨噬细胞中的总蛋白浓度：根据预实验结果，蛋白裂解液样品稀释 20 倍后可正常进行实验。样品稀释及 BCA 实验步骤按试剂盒说明书指示进行。

（4）Western blot 实验步骤

1）煮蛋白和计算上样量：按照 4×Loading buffer 与样品上样体积为 1:3 的比例加入 4×Loading buffer 和蛋白样品，置于离心管中，用沸水煮 15min，使蛋白质完全变性和解聚，形成棒状结构，同时使整个蛋白带上负电荷，电泳时凝胶中所含的 SDS 负电荷多肽复合物向正极泳动。煮沸后立即将蛋白样品置于–20℃冰箱备用。

根据 BCA 法测定所得样品的蛋白浓度，经 1×Loading buffer 将煮好的样品上样量定至 60μg/孔，根据胶槽规格确定总上样量为 20μl。

2）配制 Bio-Rad 免染预混胶，充分混匀，倒胶：先沿一侧一次性缓慢加入分离胶，再缓慢来回滑动加入压缩胶，缓慢插入梳子，避免气泡产生，静置 30～40min。

3）SDS-PAGE 电泳（聚丙烯酰胺凝胶电泳）及总蛋白成像：将免染胶放入电泳槽，加入电泳液至电泳槽 4Gels 刻度处，缓慢拔掉梳子，用 1ml 枪头冲洗胶孔中的胶丝，在胶孔中加入蛋白样品及 Marker，进行电泳，电泳条件：110V，25min；150V，35min。电泳完成后，取出免染胶，置于 Bio-Rad 成像系统，使用 Image Lab 采集总蛋白图像并保存。

4）切胶、剪裁滤纸和 PVDF 膜后浸泡：按照目的蛋白预测的分子量（根据 Marker 指示）和加样泳道的宽度对胶进行裁剪，同时裁剪适合大小的滤纸（2 张）和 PVDF 膜（1 张）。将 PVDF 膜放至甲醇溶液中浸泡 30～60s（打通 PVDF 膜上的分子通道，便于吸附蛋白质）后，取出转入转膜液，与滤纸一同浸泡 10min。

5）转膜（半干转）：按照从上到下依次为滤纸→免染胶→PVDF 膜→滤纸顺序放置"三明治"结构，用滚筒将层间气泡赶出，用转膜液进行润湿，完成后按下盖子上锁，将抽屉放回转膜仪上。设置转膜电压和时间（TRAF6：15V，7min），进行转膜。

6）封闭及一抗孵育：打开转膜仪，取出 PVDF 膜，放入 5%脱脂奶粉封闭液中，水平摇床以 1 次/秒的频率摇晃封闭 2h 后，按照 TRAF6 一抗与封闭液体积比为 1∶3000 配制 TRAF6 一抗工作液，放入 PVDF 膜，4℃过夜孵育，使抗原抗体进行充分反应。

7）洗膜：将膜放入含有 TBST 的清洗盒中洗膜，水平摇床摇晃清洗 10min，洗完更换洗膜液，重复三次。

8）二抗孵育：按照二抗与封闭液体积比为 1∶3000 配制二抗工作液，放入 PVDF 膜，室温孵育 2h，使抗原抗体进行充分反应。

9）洗膜：步骤同 7）。

10）显影及成像：按照 1∶1 的比例配制显影剂（ECL 显影），将膜置于显影剂中浸泡 5min。用 ChemiDocTMXRS+with Image LAB™ 成像系统进行显影，并进行总蛋白定量。

（5）统计学处理：利用 GraphPad Prism 6.0 软件进行数据作图和统计分析，采用双因素方差分析进行比较。统计结果用 P 值范围进行描述：$P<0.05$，表示差异有统计学意义；$P<0.01$，表示差异有显著统计学意义；$P>0.05$，表示差异无统计学意义。

（三）实验结果

1. ISOF 进一步上调 rBmpA 刺激人巨噬细胞中 Toll 样受体信号通路关键分子 IRAK1 的 mRNA 转录水平　　在 6h、12h、24h 和 48h 时间点内，比较 DMSO 组与 PBS 组 IRAK1 mRNA 表达水平，差异均无统计学意义；ISOF 干预经 rBmpA 刺激的人巨噬细胞后，与 rBmpA 组相比，细胞中 IRAK1 mRNA 表达量进一步升高，12h 内两者差异具有显著的统计学意义（$P<0.01$），rBmpA+ISOF 的上调作用及其趋势与 rBmpA 组相同（表 7-14、图 7-17）。

表 7-14　IRAK1 的 mRNA 表达量（均数±标准差）

时间（h）	PBS 组	DMSO 组	rBmpA 组	rBmpA+ISOF 组
6	14.855±1.031	14.162±0.907	25.812±1.143[ab]	31.414±2.444[ab]
12	14.124±0.994	14.132±2.587	37.389±1.098[ab]	51.488±4.989[abc]
24	12.740±0.989	13.297±0.937	24.828±0.737[ab]	29.780±2.378[ab]
48	14.285±1.148	13.258±1.824	18.209±0.787	19.943±1.680

a 与 PBS 组相比，$P<0.01$；b 与 DMSO 组相比，$P<0.01$；c 与 rBmpA 组相比，$P<0.01$

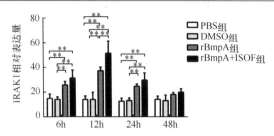

图 7-17 同一时间点内不同样品组之间 IRAK1 mRNA 表达量的比较

注：** $P<0.01$

2. ISOF 进一步上调 rBmpA 刺激人巨噬细胞中 Toll 样受体信号通路关键分子 IRAK2 的 mRNA 转录水平　在 6h、12h、24h 和 48h 时间点内，比较 DMSO 组与 PBS 组 IRAK1 mRNA 表达水平，差异均无统计学意义；ISOF 干预经 rBmpA 刺激的人巨噬细胞后，与 rBmpA 组相比，进一步诱导细胞中 IRAK2 mRNA 过表达，12h 内两者差异具有显著的统计学意义（$P<0.01$），rBmpA+ISOF 的上调作用及其趋势与 rBmpA 组相同（表 7-15、图 7-18）。

表 7-15　IRAK2 的 mRNA 表达量（均数±标准差）

时间（h）	组别			
	PBS 组	DMSO 组	rBmpA 组	rBmpA+ISOF 组
6	12.387±1.145	14.197±1.113	40.960±3.903[ab]	52.601±4.954[ab]
12	12.381±0.904	12.775±0.939	71.397±8.581[ab]	97.464±2.333[abc]
24	12.183±1.041	12.779±1.895	33.006±5.663[ab]	36.943±1.537[ab]
48	12.770±1.864	12.735±1.923	19.225±2.901	23.459±3.102

a 与 PBS 组相比，$P<0.01$；b 与 DMSO 组相比，$P<0.01$；c 与 rBmpA 组相比，$P<0.01$

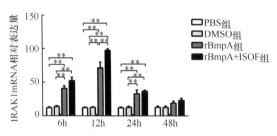

图 7-18 同一时间点内不同样品组之间 IRAK2 mRNA 表达量的比较

注：** $P<0.01$

3. ISOF 进一步上调 rBmpA 刺激人巨噬细胞中 Toll 样受体信号通路关键分子 TRAF6 的 mRNA 转录水平　在 6h、12h、24h 和 48h 时间点内，比较溶剂 DMSO 组与 PBS 组 TRAF6 mRNA 表达量，差异均无统计学意义；ISOF 干预经 rBmpA 刺激的人巨噬细胞后，与 rBmpA 组相比，细胞中 TRAF6 mRNA 进一步上调，12h 内两者差异具有统计学意义（$P<0.05$），rBmpA+ISOF 的上调作用及其趋势与 rBmpA 组相同（表 7-16、图 7-19）。

表 7-16　TRAF6 的 mRNA 表达量（均数±标准差）

时间（h）	PBS 组	DMSO 组	rBmpA 组	rBmpA+ISOF 组
6	5.053±0.305	5.087±0.140	8.962±0.456[bd]	9.766±0.945[bd]
12	4.842±0.507	4.066±0.170	14.098±1.914[ac]	18.236±1.867[ace]
24	5.275±0.419	5.130±0.330	8.685±0.498	9.027±0.713[bd]
48	5.334±0.598	5.472±1.334	6.408±0.967	7.169±1.811

a 与 PBS 组相比，$P<0.01$；b 与 PBS 组相比，$P<0.05$；c 与 DMSO 组相比，$P<0.01$；d 与 DMSO 组相比，$P<0.05$；e 与 rBmpA 组相比，$P<0.05$

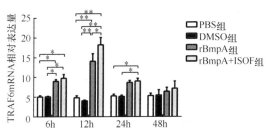

图 7-19　同一时间点内不同样品组之间 TRAF6 mRNA 表达量的比较

注：* $P<0.05$，** $P<0.01$

4. ISOF 对 rBmpA 刺激人巨噬细胞中 TLRs 信号通路关键分子 TRAF6 的蛋白表达的影响　在 6h、12h、24h 和 48h 时间点内，比较溶剂 DMSO 组与 PBS 组 TRAF6 mRNA 表达量，差异均无统计学意义；与 rBmpA 组相比，ISOF 干预经 rBmpA 刺激的人巨噬细胞后，进一步诱导细胞中 TRAF6 蛋白表达，6h、12h 及 24h 内两者差异均有显著的统计学意义（$P<0.01$），rBmpA+ISOF 的上调作用及其趋势与 rBmpA 组相同（图 7-20）。

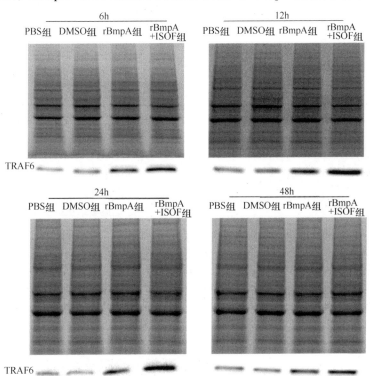

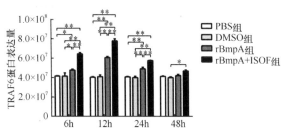

图 7-20　同一时间点内不同样品组之间 TRAF6 蛋白表达量的比较

注：$*P<0.05$，$**P<0.01$

三、ISOF 干预后抑制经 rBmpA 刺激的人巨噬细胞分泌炎性细胞因子 TNF-α、IL-6

本课题研究发现：rBmpA 可上调人巨噬细胞中 Toll 样受体信号通路关键分子 *IRAK1*、*IRAK2* 及 *TRAF6* 的基因表达。随后，对巨噬细胞给予 ISOF 药物干预后，发现人 rBmpA+ISOF 可进一步诱导 *IRAK1*、*IRAK2* 及 *TRAF6* 的基因表达。而课题组前期研究表明：ISOF 具有显著的抗炎作用，它可抑制人和小鼠的巨噬细胞分泌炎性细胞因子。因此，实验将本节"二、"中样本的上清液通过 ELISA 检测，检测其炎性细胞因子 TNF-α 及 IL-6 含量，证实 ISOF 是否具有抗炎作用。

（一）实验材料

1. 主要仪器（表 7-17）

表 7-17　主要仪器

仪器	厂商
Thermo 超低温冰箱（907）	Thermo Fisher Scientific（Gibico）公司
Haier 立式冷藏柜（SC-316）	青岛海尔特种电冰柜有限公司
低速离心机（LC-4012）	科大创新股份有限公司中佳分公司
SIGMA 小型台式高速离心机（1-14）	德国 Sigma 公司
Mshot 倒置显微镜（MI12）	广州明美科技有限公司
Countstar 自动细胞计数仪（IC1000）	上海睿钰生物科技有限公司
一次性吸量管	美国 Kirgen 公司
50ml/10ml 离心管	Corning，New York
24 孔细胞培养板	Corning，New York
75cm² 细胞培养瓶	Corning，New York
iMark 酶标仪	美国 Bio-Rad 公司
洗板机（ImmunoWash 1575）	美国 Bio-Rad 公司

2. 主要试剂（表 7-18）

表 7-18　主要试剂

试剂	厂商
细胞株：人单核巨噬细胞株 THP-1 细胞	购自中国科学院昆明动物研究所
异佛司可林（ISOF）	昆明医科大学杨为民教授惠赠
重组 BmpA（rBmpA）	由本实验室纯化获得
RPMI1640 培养基（11875500）	Thermo Fisher Scientific（Gibico）公司
胎牛血清（FBS，SV30087.02-500ml）	Thermo Fisher Scientific（Gibico）公司
青霉素/链霉素溶液（BS732-10ml）	生工生物工程（上海）股份有限公司
锥虫蓝（TT1140-10g）	生工生物工程（上海）股份有限公司
Human TNF-α ELISA kit	北京达科为生物技术有限公司
Human IL-6 ELISA kit	北京达科为生物技术有限公司
佛波酯（PMA，P1585-1mg）	德国 Sigma 公司
二甲基亚砜（DMSO）	德国 Sigma 公司

3. 溶液配制

（1）10%FBS-RPMI 1640 培养基（100ml）：①量取 RPMI1640 培养基89ml、FBS 10ml、青霉素/链霉素溶液 1ml；②无菌环境下操作，充分混匀，置于4℃保存、备用。

（2）无血清 RPMI1640 培养基（100ml）：①量取 RPMI1640 培养基99ml、青霉素/链霉素溶液 1ml；②无菌环境下操作，充分混匀，置于4℃保存、备用。

（3）0.1mg/ml PMA：称取 PMA 1mg，加入 10ml DMSO，以 100µl/支分装，置于−20℃保存。

（4）0.2%锥虫蓝染液：取锥虫蓝 0.2g，加入 100ml 1×PBS，经 0.22µm 滤器滤过除菌，室温保存。

（5）rBmpA 蛋白液：①按需要取制备好的已知浓度 rBmpA 蛋白储存液，4℃解冻；②用已配制的 10%FBS-RPMI 1640 培养基稀释，现配现用。

（6）ISOF 溶液：①ISOF 分子式为 $C_{22}H_{34}O_7$，分子量为 410；②取 ISOF 20.5mg，加入 DMSO 0.5ml，混匀，为 100mol/L ISOF，−20℃保存；③用已配制的 10%FBS-RPMI 1640 培养基稀释，现配现用。

（二）实验方法

1. **人 THP-1 细胞株的复苏、传代、铺板及诱导为人巨噬细胞**　按照本节二、（二）部分对 THP-1 细胞进行复苏、传代、铺板及诱导。

2. **ISOF 和 rBmpA 共同处理人巨噬细胞**　实验分为 4 组，阴性对照组（PBS 组），溶剂对照组（DMSO 组），阳性对照组（rBmpA 组）和药物实验组（rBmpA+ISOF 组），各组干预措施如表 7-19 所示：

表 7-19　各组干预措施

组别	刺激液浓度	刺激液体积
PBS 组	50%PBS	500µl/孔
DMSO 组	0.12% DMSO	500µl/孔
rBmpA 组	40µg/ml rBmpA	500µl/孔
rBmpA+ISOF 组	40µg/ml rBmpA+600µmol/L ISOF	500µl/孔

按分组设定，分别加入刺激液。于 37℃，5%CO_2 培养箱中培养。

分别于刺激 6h、12h、24h、48h 后取出细胞板，冰上收集细胞上清液，放入 -20℃冰箱保存备用。

3. **检测细胞上清中 TNF-α 和 IL-6 含量** 根据预实验结果，将细胞上清样品稀释 10 倍后可正常进行实验。样品稀释及 ELISA 实验步骤按试剂盒说明书指示进行。本实验检测细胞上清样品为本节二、（二）中 2.部分所述细胞上清样品。

4. **统计学处理** 利用 GraphPad Prism 6.0 软件进行数据作图和统计分析，采用双因素方差分析进行比较。统计结果用 P 值范围进行描述：$P < 0.05$，表示差异有统计学意义；$P < 0.01$，表示差异有显著统计学意义；$P > 0.05$，表示差异无统计学意义。

（三）实验结果

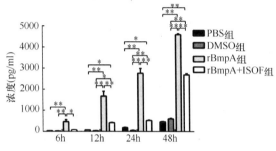

图 7-21 同一时间点内不同样品组之间 TNF-α 浓度的比较

注：* $P < 0.05$，** $P < 0.01$

1. **ISOF 干预后抑制炎性细胞因子 TNF-α 分泌** 在 6h、12h、24h、48h 时间点内，比较 DMSO 组与 PBS 组的炎性细胞因子 TNF-α 分泌量，其差异均无统计学意义；将 rBmpA 组分别与 PBS、DMSO 组比较，rBmpA 对 TNF-α 分泌具有明显的诱导作用（$P < 0.01$）；加入 ISOF 干预后，比较 rBmpA 组，rBmpA+ISOF 组显著抑制 TNF-α 的分泌（$P < 0.01$）（图 7-21）。

2. **ISOF 干预后抑制炎性细胞因子 IL-6 分泌** 在 6h、12h、24h、48h 时间点内，比较 DMSO 组与 PBS 组的炎性细胞因子 IL-6 分泌量，其差异均无统计学意义；在 12h、24h、48h 时间点内将 rBmpA 组分别与 PBS、DMSO 组比较，rBmpA 对 IL-6 分泌具有明显的诱导作用（$P < 0.01$）；加入 ISOF 干预后，比较 rBmpA 组，rBmpA+ISOF 组显著抑制 IL-6 的分泌（$P < 0.01$）（图 7-22）。

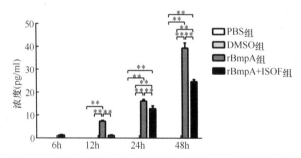

图 7-22 同一时间点内不同样品组之间 IL-6 浓度的比较

注：** $P < 0.01$

第三节 讨 论

莱姆病流行广泛，临床表现复杂。目前我国对莱姆病的研究主要集中在流行病学和病原学方面，关于其发生机制尚不十分清楚，研究莱姆病发病机制具有重要的意义。前期国内外研究，结合我们课题组探索发现：BmpA、Toll 样受体信号通路和趋化因子之间的相互作用在莱姆病的发生过程中起着重要作用[7, 8]。

　　目前发现的 TLRs 有 13 种之多，其中存在于人类细胞的有 10 种。由于伯氏疏螺旋体为胞外病原体，可推测其优势表达膜蛋白毒力因子 BmpA 主要通过定位在胞膜的 TLRs，即 TLR1、TLR2、TLR5 或 TLR6。因此课题组前期针对 TLR1、TLR2、TLR5、TLR6 这四种 TLRs 展开了研究。研究发现特异性抗体封闭人巨噬细胞 TLR1 和 TLR2 后，经 rBmpA刺激，产生的促炎趋化因子浓度明显降低；进一步，使用 QRT-PCR 和 Western blot 技术研究 rBmpA 对 TLRs 表达量的影响，结果显示 rBmpA 可通过作用于巨噬细胞中 TLR1、TLR2，诱发细胞产生促炎趋化因子，导致一系列炎症反应。由于所有 TLRs 中，除 TLR3 外，其他所有 TLRs 均经由 MyD88 接头蛋白传递上游信号，且团队研究发现 rBmpA 也可上调MyD88 的表达，我们由此认为 rBmpA 是通过作用于 TLR1 和 TLR2，激活下游 MyD88 信号通路引起人单核巨噬细胞株 THP-1 产生大量促炎细胞因子，从而引发一系列炎症反应。

　　那么 MyD88 下游的信号通路是怎么传递信号，引起促炎细胞因子释放呢？IRAK1、IRAK2、TRAF6 为 TLRs 信号通路中的关键分子，为了深入研究人莱姆病发病的机制，本课题对培养的经 PMA 诱导 THP-1 细胞产生巨噬细胞给予 BmpA 蛋白刺激，通过 SYBR 染料法 QRT-PCR 检测巨噬细胞中 TLRs 信号通路关键分子 IRAK1、IRAK2、TRAF6 mRNA水平表达量；蛋白质印迹 Western Blot 检测 TRAF6 蛋白水平的表达量变化。从 mRNA 水平和蛋白水平结果显示：rBmpA 刺激人巨噬细胞，可导致其 IRAK1、IRAK2 及 TRAF6 表达量升高。因此认为接头蛋白 MyD88 活化后，募集 IRAKs 形成复合物，继而活化 TRAF6，通过一系列磷酸化反应激活，产生大量生物效应分子，引发系列炎症反应。

　　前期研究中我们发现云南特色天然药物 ISOF 在体外可显著抑制人巨噬细胞、人树突细胞及小鼠巨噬细胞分泌炎性细胞因子；在体内可有效抑制 BmpA 诱发小鼠莱姆关节炎。在此基础上，我们进一步研究 ISOF 抑制细胞因子风暴的分子机制。为此，本课题对培养的经 PMA 诱导 THP-1 细胞产生的巨噬细胞给予 BmpA+ISOF 药物干预，通过 SYBR 染料法 QRT-PCR 检测巨噬细胞中 TLRs 信号通路关键分子 IRAK1、IRAK2、TRAF6 mRNA 水平表达量；蛋白质印迹 Western blot 检测 TRAF6 蛋白水平的表达量变化，结果发现rBmpA+ISOF 药物干预组对比 rBmpA 组有显著上调作用。随后，我们将上述检测样本的上清进行 ELISA 检测，通过检测其细胞因子 TNF-α 及 IL-6 的含量，发现 rBmpA+ISOF 药物干预组的表达量呈明显降低趋势，证实 ISOF 对 rBmpA 具有较强的抗炎作用。推测原因可能为：已有研究表明，ISOF 具有活化腺苷酸环化酶的能力，通过大量 cAMP 进而抑制炎症的发生；此外，TLRs 超家族成员 TIR8 是一种负调控因子，与炎症的发生密切相关，本课题组成员研究发现，ISOF 可导致 TIR8 表达从而抑制炎症。ISOF 的作用机制和作用靶点有待我们进一步探索。

　　综上所述，Toll 样受体信号通路关键分子 IRAK1、IRAK2 和 TRAF6 参与了 rBmpA 刺激人巨噬细胞引发的促炎细胞因子风暴。ISOF 能够抑制经 rBmpA 刺激的人巨噬细胞中促炎细胞因子的发生，但并未通过 Toll 样受体信号通路关键分子 IRAK1、IRAK2、TRAF6。其药理作用的具体靶点，有待于进一步探究。

参 考 文 献

[1] Zhao Z, Tao L, Liu A, et al. NF-kB is a key modulator in the signaling pathway of *Borrelia burgdorferi* BmpA induced inflammatory chemokines in murine microglia BV2 cells. Molecular Medicine Reports, 2018, 17（4）: 4953-4958.

[2] Robson RL，Westwick J，Brown Z. Interleukin-1-induced IL-8 and IL-6 gene expression and production in human mesangial cells is differentially regulated by cAMP. Kidney International，1995，48（6）：1767-1777.

[3] 赵继坤，杨为民，杨之斌，等. 佛司可林及异佛司可林的一般药理学初步研究. 昆明医科大学学报，2014，35（7）：37-40.

[4] 李新华，聂玲辉，杨为民. 异佛司可林和佛司可林对兔高眼压模型的降眼压作用. 中华眼科杂志，2000，36（4）：292-294.

[5] Zhao H，Liu A，Shen L，et al. Isoforskolin downregulates proinflammatory responses induced by *Borrelia burgdorferi* basic membrane protein A. Experimental & Therapeutic Medicine，2017，14（6）：5974.

[6] 黄勋. SIGIRR 在固有免疫中的负性调节作用. 现代医药卫生，2011，27（5）：710-712.

[7] Singh SK，Girschick HJ. Toll-like receptors in *Borrelia burgdorferi*-induced inflammation. Clinical Microbiology & Infection，2006，12（8）：705-717.

[8] 汪玉娇，宝福凯，柳爱华. Toll 样受体和趋化因子与莱姆关节炎发病的相关性. 中国热带医学，2012，12（11）：1412-1415.

第八章 IL-10 调节抗炎信号通路关键分子 SOCS-3 抑制 BmpA 的致炎作用

一、概　述

关于莱姆病的发病机制还不完全清楚，研究者普遍认为是螺旋体刺激某些炎性细胞因子而引起。近年研究发现伯氏疏螺旋体膜蛋白 BmpA 是莱姆螺旋体的重要致病物质，有着很强的致炎作用[1, 2]。

IL-10 能抑制许多免疫细胞产生和释放促炎因子，具有较强的抗炎及免疫抑制活性，可减少 MHC-Ⅱ类分子的表达，下调多种炎性细胞因子，减轻炎症反应，从而保护机体。细胞因子信号抑制蛋白-3（suppressors of cytokine signaling 3，SOCS-3）是细胞因子信号通路的负反馈抑制分子，SOCS-3 可能直接作用于促炎细胞因子的 JAK/STAT 通路。在细胞中随着 SOCS-3 蛋白的表达，出现了 JAK 和 STAT 的磷酸化受阻，促炎细胞因子的信号通路抑制现象。而刺激 IL-10 信号通路可诱导 SOCS-3，故认为 SOCS-3 是 IL-10 的抗炎活性介体，是 IL-10 抑制炎性细胞因子机制的一个环节。对于 IL-10 抗炎作用通过 SOCS-3 这一活性介体来实现这一可能的机制，目前国内尚缺乏实验对其进行验证。因此本研究旨在证实 IL-10 可抑制 BmpA 对炎性细胞的刺激，下调 IL-1、IL-6、IL-8、TNF-α 等炎性因子的表达，并且证明 IL-10 可能通过调节 SOCS-3 发挥抗炎作用。

二、材料与方法

（一）实验材料

1. **主要仪器**　超低温冰箱（-80℃，中科美菱低温科技有限公司），手动可调移液器（百得实验仪器有限公司），台式高速离心机（美国 Sigama 公司），净化工作台（苏州净化设备有限公司），二氧化碳培养箱（上海森信实验仪器有限公司），Countstar 自动细胞计数仪（上海睿钰生物科技有限公司），iMark 酶标仪（美国 Bio-Rad 公司），PCR 仪（美国 Bio-Rad 公司）。

2. **主要试剂**　伯氏疏螺旋体膜蛋白液（BmpA）（50μg/ml，本实验室提取），ELISA 试剂盒（深圳达科为生物技术有限公司），小鼠巨噬细胞株 RAW264.7（中国科学院昆明动物研究所惠赠），DMEM 高糖[生工生物工程（上海）股份有限公司]，胎牛血清 FBS[生工生物工程（上海）股份有限公司]，胰酶[生工生物工程（上海）股份有限公司]，1×PBS（实验室自配），青霉素/链霉素（10 000U/ml 或 10mg/ml）[生工生物工程（上海）股份有限公司]，Trizol 总 RNA 提取试剂、RNA 反转录试剂盒、RNase-free water、SYBR Ⅱ 荧光染料[宝生物工程（大连）有限公司]，引物合成[生工生物工程（上海）股份有限公司]，Mouse IL-6 precoated ELISA kit、Mouse IL-17precoated ELISA kit、Mouse TNF-αprecoated ELISA kit（深圳达科为生物技术有限公司）。

（二）实验方法

1. **小鼠巨噬细胞株 RAW264.7 的培养** 配制 10%FBS-DMEM（高糖）培养基，于 4℃ 保存备用。将细胞株从液氮取出后复苏，置于 75cm² 培养瓶上，在二氧化碳培养箱中进行培养，传代至长满 8 个 75cm² 培养瓶的细胞数时即可将细胞铺于 96 孔板上进行实验分组培养。当细胞传代至所需数目时，弃去培养基，用 1×PBS 洗涤残留培养基，加入 4ml 胰酶于 37℃ 消化 3min，加入 2ml 10%FBS-DMEM（高糖）培养基终止消化，将所有细胞移至 50ml 离心管内，250×g 离心 10min，弃上清液后加入适量 10%FBS-DMEM（高糖）培养基悬浮细胞，洗涤残留胰酶，再次 250×g 离心 10min，反复洗涤 3 次。以 Countstar 自动细胞计数仪检测细胞浓度，根据检测结果，以 10%FBS-DMEM（高糖）培养基调整细胞浓度为 $1×10^5$/ml，100μl/孔加至 96 孔板上，37℃、5%CO₂ 培养箱中培养 6～12h 待其充分贴壁。

2. **细胞分组刺激实验** 上述细胞培养 6～12h 充分贴壁后进行分组刺激试验，将细胞分为 4 个组。A 组：正常对照组，不做处理；B 组：20μg/ml BmpA 组，以含 20μg/ml BmpA 的 10%FBS-DMEM（高糖）培养基培养；C 组：20μg/ml BmpA+10ng/ml IL-10 组，以含 20μg/ml BmpA 和 10ng/ml IL-10 的 10%FBS-DMEM（高糖）培养基培养；D 组：20μg/ml BmpA+20ng/ml IL-10 组，以含 20μg/ml BmpA 和 20ng/ml IL-10 的 10%FBS-DMEM（高糖）培养基培养。细胞分组处理后继续于 37℃、5%CO₂ 培养箱中培养。

3. **标本收集与保存** 上述各组细胞分别于培养后 12h、24h 时间点进行标本收集，吸取细胞培养孔内上清液于 –80℃ 保存备用，待测 IL-6、TNF-α 浓度。向收集完上清液的孔中每孔加入 Trizol 250ml，裂解细胞 5min，于冰上低温操作，–80℃ 保存备用作为总 RNA 提取样本。以常规方法提取细胞总 RNA，以微量紫外分光光度计测所提取 RNA 浓度及纯度，用 RNA 反转录试剂盒严格按照说明书进行 RNA 反转录，将反转录后所得 cDNA 样本于 –20℃ 保存备用。

4. **ELISA 法测 IL-6、TNF-α 浓度** 用 ELISA 试剂盒测所存上清液 IL-6、TNF-α 浓度，严格按照说明书操作，每个样本均设复孔，用酶标仪读取 450nm 波长处吸光度值（OD₄₅₀），根据标准品浓度及相应 OD₄₅₀ 用 Curve Expert1.3 软件制作标准曲线，并计算各组样品细胞因子浓度。

5. **实时荧光定量 PCR（QRT-PCR）测定 SOCS-3 mRNA 相对表达量**

引物序列：SOCS-3 上游引物 5′-GTCACCCACAGCAAGTTTCC-3′，SOCS-3 下游引物 5′-TCCAGTAGAATCCGCTCTCC-3′，GAPDH 上游引物 5′-TCCCAGAGCTGAACGGGAAG-3′，GAPDH 下游引物 5′-TCAGTGGGCCCTCAGATGC-3′。

QRT-PCR 反应体系：SYBR Ⅱ 荧光染料 10μl，ROX 0.5μl，上游引物 0.5μl，下游引物 0.5μl，RNase-free water 6.5μl，cDNA 2μl。反应条件（两步法）：预变性为 50℃ 2min，95℃ 10min，PCR 反应为 95℃ 15s，60℃ 30s，共 40 个循环，熔解 65℃ 至 95℃。每个样品设复孔，按上述条件加样后用 PCR 仪进行扩增，到时间后记录相应 Ct 值，并计算相对表达量。

6. **统计学分析** 结果以均数±标准差（$\bar{x}±s$）表示，采用 GraphPad Prism 6.0 统计软件进行单因素方差分析。$P<0.05$ 时差异有统计学意义。

三、实 验 结 果

1. 细胞上清液 IL-6、TNF-α 浓度 于 12h、24h 收集细胞上清液，用 ELISA 法测定各组细胞培养上清液细胞因子浓度。结果显示，两时间点 BmpA 组 IL-6、TNF-α 浓度均较正常对照组明显升高，差异有统计学意义（$P<0.05$）。两时间点 BmpA+IL-10 组 IL-6、TNF-α 浓度均较 BmpA 组显著降低，差异有统计学意义（$P<0.05$），且随着 IL-10 浓度的增加，细胞因子浓度下降更多，但 C、D 组差异均无统计学意义。结果见图 8-1、图 8-2。

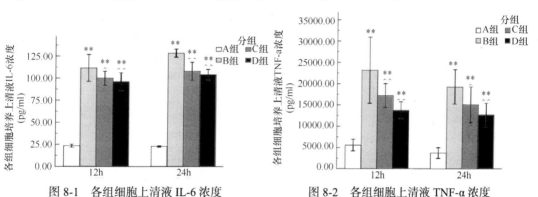

图 8-1 各组细胞上清液 IL-6 浓度
注：与正常对照组相比，**$P<0.01$，与 BmpA 组相比，^$P<0.05$，^^$P<0.01$

图 8-2 各组细胞上清液 TNF-α 浓度
注：与正常对照组相比，**$P<0.01$，与 BmpA 组相比，^$P<0.05$，^^$P<0.01$

2. 各组细胞 SOCS-3 mRNA 相对表达量 于分组刺激后的 12h、24h 以 Trizol 裂解细胞提取总 RNA 并反转录，再进行 QRT-PCR 测 SOCS-3 mRNA 相对表达量。结果显示，B、C、D 组 SOCS-3 mRNA 相对表达量均较正常对照组明显升高，差异有统计学意义（$P<0.05$），在加入了 IL-10 的 C、D 两组升高较 B 组更为显著，且随 IL-10 浓度梯度升高，表达量相应梯度升高，但 C、D 两组差异无统计学意义，详见图 8-3。

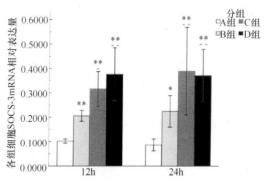

图 8-3 各组细胞 SOCS-3 mRNA 相对表达量
注：与正常对照组相比，*$P<0.05$，**$P<0.01$，与 BmpA 组相比，^$P<0.05$，^^$P<0.01$

四、讨 论

莱姆病主要分布于美国、欧洲和亚洲，具有分布广、传播快、致残率高等特点，严重威胁人类健康，成为全球公共卫生问题，引起全球关注[2]。莱姆病的详细发病机制尚不完全清楚，但近几年越来越多的研究表明众多的细胞因子在莱姆病的发病中扮演着重要角色，如白细胞介素家族 IL-1、IL-6、IL-8、IL-10、IL-32 等，以及 TNF-α。其中 IL-1、IL-6、TNF-α 是启动炎症反应的关键因子，被称为促炎因子。近年一些学者认为伯氏疏螺旋体的致病物质主要是菌体表面的脂蛋白，这些脂蛋白有较强的致炎作用，通过病理性免疫反应发挥作用，与莱姆病螺旋体的致病性有关，作为抗原又能刺激机体产生抗体，可作为莱姆病诊断的依据。本实验室前期研究表明，伯氏疏螺旋体膜蛋白 BmpA 可以上调小鼠巨噬细胞 IL-6、TNF-α 等众多促炎因子，有着较强的致炎作用。在莱姆病致病机制中，BmpA 分子发挥着重要作用[2~4]。

宿主抗感染依赖于宿主免疫应答的启动。然而，过度的免疫应答和炎症也会造成机体损伤。因此免疫调节机制对于控制感染和避免免疫损伤就显得尤为重要。IL-10 是一个调节先天性免疫和适应性免疫的重要细胞因子。一方面，IL-10 阻止了机体对于急性和慢性炎症的过度应答所造成的免疫病理损害；另一方面，它也通过对固有免疫和适应性免疫的精确调节促进对细菌和病毒的清除。故认为 IL-10 有免疫抑制和免疫调节的双重作用。其免疫抑制机制表现在对抗原提呈细胞尤其是巨噬细胞有着显著的抑制作用[5~7]。

IL-10 作为一种抗炎因子主要对单核巨噬细胞产生影响，抑制后者的黏附、激活及多种细胞因子的生成。IL-10 抑制细胞因子的生成和效应的可能的信号转导机制如下：IL-10 与其受体结合后，激活细胞内 JAK1 和 TyK2，激活的 JAK1 使 IL-10 受体胞内区的酪氨酸残基 Y446 和 Y496 磷酸化，磷酸化的酪氨酸残基即成为暂时的转录因子的锚定位点。STAT3 通过其 SH2 区域锚定于磷酸化的酪氨酸残基上，从而被 JAK1 活化，STAT3 一经激活即与受体分离，转位至核内，启动某些基因表达，其中包括 SOCS-3[8, 9]。SOCS-3 是最近发现的 JAK/STAT 抑制基因家族新成员，反馈抑制细胞因子诱导的 JAK/STAT 信号的启动，而 IL-10 能快速启动 SOCS-3 基因转录（在 IL-10 刺激后 15min 即出现 SOCS-3 的 mRNA 表达），从而抑制单核巨噬细胞多种炎症因子的生成及其效应。

近年研究表明，SOCS-3 具有抑制和阻断信号转导通路的作用，是多种细胞因子的负反馈抑制剂。正常情况下 SOCS-3 在细胞内的表达很低，而细胞因子通过 JAK/STAT 通路诱导 SOCS-3 的基因表达，其表达产物又特异性地抑制细胞因子介导的 JAK/STAT 通路。SOCS-3 的 N 端具有一个激酶抑制区（KIR），可以抑制 JAK 的活性。其机制有可能是 KIR 作为假底物对 JAK 产生竞争性拮抗作用。另外，SOCS 家族所共有的 SH-2 核心区也可以通过与 JAK 的磷酸化的酪氨酸残基结合来抑制其活性。同时 SOCS-3 可以受细胞因子 IL-6 调控，通过反馈调节机制抑制 STAT3 的激活，从而对信号转导过程进行负调节[10~19]。

观察本实验的结果，在分组刺激后的不同时间点，BmpA 组 IL-6、TNF-α 浓度均较正常对照组明显升高，差异有统计学意义，再次验证了本实验室前期研究结果，证明 BmpA 对小鼠巨噬细胞有较强的刺激作用，可以促进其分泌炎性因子，为伯氏疏螺旋体致病的关键物质之一。而在 BmpA+IL-10 组，IL-6、TNF-α 浓度均较 BmpA 组明显降低，差异有统计学意义，则验证了 IL-10 对 BmpA 致炎性有抑制作用，且可能通过下调炎性细胞因子的分泌来发挥作用，可作为该病发生过程中的保护性因子，减轻过度的炎症反应对机体的损害。而 C、D 两组细胞因子浓度差异并无统计学意义，有可能 IL-10 下调炎性细胞因子的能力并不随其浓度的增高而增高，但具体原因还有待深入研究。在 BmpA+IL-10 组，随着 SOCS-3 mRNA 相对表达量增高，IL-6、TNF-α 浓度的下降，这一结果支持我们之前所作假设，IL-10 有可能通过 SOCS-3 的表达来抑制炎性因子的信号通路。IL-10 通过与其受体结合启动胞内信号转导途径，以 JAK/STAT 途径最为常见，从而启动基因转录，表达

SOCS-3,该因子可对其他炎性细胞因子信号转导起阻遏作用,从而进行负性调控。就 BmpA 组而言,虽未加入外源性 IL-10,但 SOCS-3 mRNA 相对表达量增高仍比对照组升高,且差异有统计学意义。原因可能是,细胞自身具有一定的免疫调控能力,当炎性作用过强时,细胞自身仍可通过分泌 IL-10 等抗炎性因子来降低炎症反应,减轻对自身的损害从而保护机体。因此,SOCS-3 mRNA 的上调主要是由细胞自身分泌的 IL-10 所引起。

综上所述,IL-10 作为机体的抗炎性细胞因子,对 BmpA 的致炎作用有抑制活性,可通过减少 IL-6、TNF-α 等炎性因子的分泌而发挥作用。IL-10 有可能通过启动 SOCS-3 基因转录,上调 SOCS-3 的表达来抑制炎性通路而发挥作用,SOCS-3 有可能为 IL-10 的抗炎活性分子,为其抗炎机制的一个环节,但详细的机制尚有待进一步研究。

参 考 文 献

[1] Salazar JC, Duhnam-Ems S, La Vake C, et al. Activation of human monocytes by live *Borrelia burgdorferi* generates TLR2-dependent and -independent responses which include induction of IFN-beta. PLoS Pathog, 2009, 5(5): e1000444.

[2] 宝福凯, 赖明耀, 文霞, 等.莱姆病螺旋体优势抗原 BmpA 分子克隆、高效表达与亚细胞定位.中国病原生物学杂志, 2012(11): 801-806.

[3] 王艳红.伯氏疏螺旋体重组膜蛋白 A 对小鼠巨噬细胞株 RAW264.7 的体外作用研究.昆明医科大学, 2014, 5

[4] 宝福凯, 赖名耀, 张云波, 等. 伯氏疏螺旋体膜蛋白 BmpA 研究进展.生命科学研究, 2012, 16(16): 462-465.

[5] Aarti G, Saurabh D, Monica E, et al. Different patterns of expression and of IL-10 modulation of inflammatory mediators from macrophages of Lyme disease resistant and susceptible mice. PLoS One, 2012, 7(9): 1-13.

[6]王美芳, 杨文涛, 杨桂连, 等.白细胞介素-10 的免疫调节作用及临床应用.中国免疫学杂志, 2012, 28: 1046-1050.

[7]Mege JL, Meghari S, Honstettre A, et al. The two faces of interleukin-10 in human infectious diseases. Lancet Infec Dis, 2006, 6: 557-569.

[8] Sonderegger FL, Ma Y, Maylor-Hagan H, et al. Localized production of IL-10 suppresses early inflammatory cell infiltration and subsequent development of IFN-g–Mediated Lyme Arthritis. J Immunol, 2012, 188(3): 1381-1393.

[9] 夏春芳, 霍勇.白细胞介素-10 的细胞生物学效应及其信号转导.国外医学·免疫学分册, 2001, 24(5): 269-272.

[10] 王艺颖, 高红亮, 张毅.细胞因子发信号阻抑蛋白 SOCS-3 作用机制及其在相关疾病中的研究.生命的化学, 2005, 25(2): 147-149.

[11] Dennis VA, Dixit S, O'Brien SM, et al. Live *Borrelia burgdorferi* spirochetes elicit inflammatory mediators from human monocytes via the Toll-like receptor signaling pathway. Infect Immun, 2009, 77(3): 1238-1245.

[12] 印彤.细胞因子信号抑制蛋白与细胞因子信号转导.现代免疫学, 2004, 24(2): 164-168.

[13] 林娜, 姚晓光, 李南方.细胞因子信号转导抑制因子-3 的研究进展.中国医学科学院学报, 2012, 34(2): 178-182.

[14] Dennis VA, Jefferson A, Singh SR, et al. Interleukin-10 anti-inflammatory response to *Borrelia burgdorferi*, the agent of Lyme disease: a possible role for suppressors of cytokine signaling 1 and 3. Infect Immun, 2006, 74(10): 5780-5789.

[15] Brown JP, Zachary JF, Teuscher C, et al. Dual role of interleukin 10 in murine Lyme disease: regulation of arthritis severity and host defense. Infect. Immun, 1999, 67(10): 5142–5150.

[16] 苑晓玲, 陈家佩.细胞因子信号转导负调控蛋白—— SOCS 家族研究进展.国外医学·内分泌学分册, 2001, 3(21): 83-85.

[17] Lazarus JJ, Kay MA, McCarter AL, et al. Viable *Borrelia burgdorferi* enhances Interleukin-10 production and suppresses activation of murine macrophages. Infect Immun, 2008, 76(3): 1153-1162.

[18] 李劲涛, 冯时, 李冰雪, 等.白细胞介素-10 在莱姆病中的作用及其机制的研究进展.中国病原生物学杂志, 2014, 9(8): 753-756.

[19] Lazarus JJ, Meadows MJ, Lintner RE, et al. IL-10 deficiency promotes increased *Borrelia burgdorferi* clearance predominantly through enhanced innate immune responses. J Immunol, 2006, 177(10): 7076-7085.